助力人才培养，规范诊治

推进风湿免疫学科建设

积跬步，至千里

扬青春，炼才干

封国生

北京医学会封国生会长题词

北京医学会风湿病学分会病例串串烧优秀集锦

名誉主编　董　怡　曾小峰　赵　岩
主　　编　李梦涛　苏　茵

中国协和医科大学出版社
北　京

图书在版编目（CIP）数据

北京医学会风湿病学分会病例串串烧优秀集锦 / 李梦涛，苏茵主编. —
北京：中国协和医科大学出版社，2021.11

ISBN 978-7-5679-1839-9

Ⅰ. ①北… Ⅱ. ①李… ②苏… Ⅲ. ①风湿性疾病－免疫性疾病－病案
Ⅳ. ①R593.21

中国版本图书馆CIP数据核字（2021）第191034号

北京医学会风湿病学分会病例串串烧优秀集锦

主　　编：李梦涛　苏　茵
策　　划：杨　帆
责任编辑：王　霞
封面设计：许晓晨
责任校对：张　麓
责任印制：张　岱

出版发行：**中国协和医科大学出版社**
　　　　　（北京市东城区东单三条9号　邮编100730　电话010-65260431）
网　　址：www.pumcp.com
经　　销：新华书店总店北京发行所
印　　刷：小森印刷（北京）有限公司

开　　本：710mm×1000mm　　1/16
印　　张：18.5
字　　数：280千字
版　　次：2021年11月第1版
印　　次：2021年11月第1次印刷
定　　价：106.00元

ISBN 978-7-5679-1839-9

北京医学会风湿病学分会病例串串烧优秀集锦

编 委 会

序　一

　　北京医学会风湿病学分会自2015年起在每年大会设立以培养青年风湿病医师为目的的"纷乐病例串串烧"项目。该项目不仅介绍病情确认和合理治疗的过程、结果，也是让青年医师展示面对疑难病例时的分析综合能力。这样的大会演讲也可以活跃与会的其他医师的思想，起到讲者和听者相互提高的作用。该项目开展以来很受欢迎。作为在临床工作许多年的我，听到这些青年学者预赛时的讲述，也颇有收获，并为他们对病人问题的认真、追求解决的精神所折服。

　　自2015年到2020年，"纷乐病例串串烧"这个项目共收到北京地区青年医师投来的论文多篇。涉及多种风湿病及各不相同的疑难问题。每年有4位青年医师被评选为优胜者而获一等奖，被奖励参加该年的国际风湿病学学术大会。

　　今将其中的40篇优秀论文收集成书，可作为青年医师临床工作中的参考。这既是分析病情的思想过程，同时也介绍了病程中所采用的相关检测方法和措施（如影像、病理等）。这样就可以提高所在地区的医疗水平。

　　本项目和本书的出版是由生产纷乐（硫酸羟氯喹）的中西药业全力支持的，这样的医药合作是值得高度赞赏的。我认为风湿病学分会也会为此感谢中西药业的。愿医药合作源源不竭，推动我国医学到更高水平。

2021年8月

序 二

从2015年第一届开始，"纷乐病例串串烧"演讲比赛已经逐渐成为北京医学会风湿病学分会组织的学术品牌活动，即使疫情发生也没有阻挡住我们的脚步，迄今已经坚持做到第七届。在比赛中，优秀的青年风湿病医师不断涌现，大量优秀的临床病例被呈现，令人印象深刻。每年的获奖精彩病例不仅可以走向北京风湿病学年会的大舞台，优胜者们还获得了参加国际风湿病学术会议的机会，为北京地区风湿病学事业的发展以及青年风湿免疫科医师的成长助力良多。

秉承"众人拾柴，青年给力"的原则，怀揣"传承，积淀，创新"的理念，发挥中青年骨干医师思维活跃、对新知识接受力强的特点，"纷乐病例串串烧"演讲比赛为他们提供了充分展示才华的平台，为风湿学界同人提供有益的临床诊疗思路和信息。

为了把这些精彩的病例呈现给更多的风湿免疫科及全科医师，鼓励临床医师养成收集并记录病例的习惯，养成交流学习、取长补短、互通有无的习惯，更好地促进业务水平的提高，更好地为广大患者服务，我们把这些病例总结、成册、出版。患者是我们最好的老师，希望从这些或疑难或危重或罕见或跌宕起伏的精彩病例中，我们的风湿免疫科专科医师可以不断获得启发、获得知识、获得进步，提高风湿免疫学术水平与诊治能力。

2019年，科技部、卫健委、总后勤保障部和药品监督管理局共同颁布了第四批国家临床研究中心，免疫领域非常荣幸地获选。2019年10月21日卫健委发文《综合医院风湿免疫科建设与管理指南（试行）》专门指出，三级医院应该建立独立的风湿免疫科，有条件的二级医院也要建立独立的风湿免疫科。目前还有一些医院没有独立的风湿免疫科，风湿病学科建设还有很多工作要做，其中非常重要的一部分就是人才培养。"纷乐病例串串烧"演讲比赛几年来已经逐渐做成了北京医学会的品牌项目，是培养年轻医师很好的舞台。希望这个比赛可以一直做下去，而且一年比一年办得更好；也希望越来越多的年轻医师不断涌现出来，后浪的势头更胜过前浪；更期待我们串串烧的病例集可以第一集、第二集、第三集陆续出版，做成一个不可替代的、响当当的、可指导我们临床实践的金牌系列丛书。

2021年10月

序 三

  自2015年起，北京医学会风湿病学分会支持举办了"纷乐病例串串烧"比赛，在这期间涌现了非常多的优秀病例和优秀的青年讲者。比赛秉承"众人拾柴，青年给力"的理念，发挥中青年骨干医师思维活跃、对新知识接受力强的特点，提供了展示才华的平台，是培养年轻医师的良好平台，为风湿病学界同人提供了有益的临床诊疗思路。

  经过多年的积累，本次将历届"纷乐病例串串烧"比赛中的优秀病例整理出版，这些病例或跌宕起伏，或纷繁复杂，或疑难罕见。临床中细致的鉴别诊断及治疗过程，亦是推进规范化诊治的交流过程。希望能以系列书的形式不断出版，打造专属于北京医学会风湿病分会的品牌出版物。

2021年10月

前　言

北京医学会风湿病学分会自1999年成立以来，已经走过了20多个年头。从学会主任委员董怡教授、曾小峰教授到赵岩教授，再到一届一届的委员单位和学科带头人，艰苦创业的老一代风湿病学大家造就了北京风湿病学界奋斗的历史，辉煌的篇章。

翻开这本病例集，恰如回望学会的缩影，从字里行间体味学会发展的历程，敬佩之心、欣喜之情、深思之境……学科起步阶段，季度疑难病例讨论是风湿免疫科的"发力点"。各大医院的会议室，大咖也好，精英也好，青苗也好，汇聚在春夏秋冬的北京风湿一家人，共同追寻每一个病例的最终诊断，"假性类风湿""骶髂关节结核""反射性交感神经营养不良"……水滴石穿，各家医院的多学科诊疗终为风湿免疫学科预留下不可或缺的一席，亦为学科预设下永恒的宣传窗口。学科发展阶段，"病例串串烧"演讲比赛是风湿免疫科的"着力点"。北京的各个会场，青苗辈出，精英指导，大咖点评，济济一堂的北京风湿一家人，共同分享每一个病例的成功经验，"弥漫性肺泡出血""噬血细胞综合征""血栓型微血管病变"……日积月累，各家医院的团队为青年指明脱颖而出的方向，亦为学科凝聚源源不断的腾飞动力。此时此刻，我尤其敬佩北京风湿病学前辈的引领布局，欣喜于北京风湿病学的长江后浪推前浪，又要呼吁大家共同深思：学科提升阶段，继续打造风湿免疫科的"聚力点"！

翻看一个个精彩的病例，每一位选手自信的面孔、清晰的思路、关爱的情怀跃然纸上……五届的"病例串串烧"，在传承"学术、创新、务实、和谐"的学会宗旨，传承"服务病人的医德，探索科学的精神"，传承"百花齐放，百家争鸣"的学科氛围。五届的"病例串串烧"，也在坚持创新的理念，从新病种、到新诊断技术，再到新治疗方法，推进"没有最好，只有更好"的发展态势。五届的"病例串串烧"，也在积淀学科的动能，"积跬步，致千里"，青年如斯，学科如斯，厚积而薄发！

　　传承是文化，创新是精髓，积淀是基石。在此，热烈祝贺首部《北京医学会风湿病学分会病例串串烧优秀集锦》的出版，感恩前辈，携手同道，助力青年，但求为健康中国的事业奉献风湿免疫学科的一份绵薄之力！

李梦涛

2021年10月

目　录

第一届病例串串烧优秀集锦

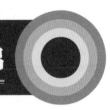

1 步步为营，环环相扣
——皮疹、肌无力、吞咽困难、皮下气肿

病历摘要

患者，男性，48岁。因"皮肤红斑破溃伴肌无力8个月，咽痛、吞咽困难4个月"入院。

现病史：患者8个月前出现眶周、颜面、前胸、双肘关节伸侧红斑，部分破溃，伴四肢近端肌无力，上肢上举、下肢蹲起困难，伴双肩、双腕关节痛，无肿胀、晨僵；当地医院查肌酸激酶（CK）升高（不详），肌电图示肌源性损害，诊为"皮肌炎"，予泼尼松40mg/d治疗后症状好转。4个月前泼尼松减量至10mg/d，皮疹加重，出现咽痛、声音嘶哑并逐渐加重至吞咽困难。1个月前进展至无法进食、饮水，伴发热，体温38℃，咳嗽、咳少量白痰，就诊于北京协和医院急诊，行喉镜检查，示鼻咽、口咽后壁、声带脓苔、白膜（图1-1a）。留置胃管未成功，疑有食管梗阻。为进一步诊治入院。起病后体重下降20kg。

既往史、个人史、婚育史、家族史：无特殊。

体格检查：体温36.5℃，HR 90次/分，呼吸18次/分，BP 95/60mmHg；营养较差，体型偏瘦，颜面、颈部、胸前V区暗红色斑丘疹，头皮脱屑。多个手指指端溃疡、坏死，左手背及左侧肘关节可见新鲜破溃，创面较深，黄色脓苔，右肩部、右肘关节、右手多个近端指间关节、掌指关节、左臀部、双足跟及大足趾近端趾间关节伸面多处斑丘疹、溃疡、结痂。咽后壁深大溃疡，附黄白色脓苔。颈部、右胸部皮肤握雪感。双下肺闻及少量湿啰音。心、腹（－）。双下肢无水肿。双上肢近端肌力Ⅳ级，双下肢近端肌力Ⅴ⁻级。

辅助检查：血常规，白细胞（WBC）$5.45\times10^9/L$，血红蛋白（Hb）111g/L，血小板（PLT）$143\times10^9/L$。血生化，丙氨酸转移酶59U/L，天冬氨酸转移酶34U/L，白蛋白22g/L，肌酐（Cr）62μmol/L，尿素12.25mmol/L；CK 13U/L，乳酸脱氢酶（LDH）293U/L。超敏C反应蛋白（hsCRP）21.49mg/L；红细胞沉降率（ESR）77mm/h；免疫球蛋白、补体、类风湿因子（RF）正常；抗核抗体（ANA）、抗可提取核抗原（ENA）抗体、抗磷脂抗体、肌炎抗体谱，阴性。肿瘤筛查，CA125稍高，余正常。全身骨扫描、腹部CT正常。胸部CT（图1-1b），示双肺间质病变，左肺尖肺大疱，胸膜增厚，右侧胸部皮下、纵隔气肿。超声心动图，示左室顺应性减低，微量心包积液。咽部溃疡活检病理，示急慢性炎，可见炎性渗出坏死及真菌菌丝。六胺银染色（＋）。上消化道造影，示喉咽部瘘，皮下、纵隔显影（图1-2），食管下段可疑狭窄。皮肤破溃处拭子培养，示甲氧西林敏感金黄色葡萄球菌。

诊断与治疗：诊断皮肌炎，肺间质病变，咽部穿孔，咽喉真菌感染，皮下、纵隔气肿。给予甲泼尼龙40mg/d静脉输液，静脉注射环磷酰胺（CTX）每周0.4g治疗，同时给予两性霉素B、头孢美唑等抗感染治疗。CT引导下置入空肠营养管行肠内营养支持，局部皮肤破溃伤口予以每日换药。经近3个月的治疗，患者体温正常，颈部、右前胸皮下握雪感消失，咽部、声带溃疡融合、变浅（图1-3a），声带运动恢复，皮肤红斑、破溃变浅，四

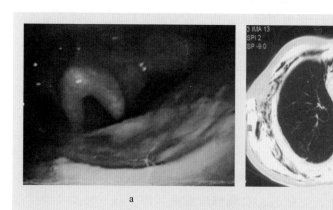

a   b

图1-1　皮肌炎患者治疗前咽部与胸部CT情况

注：a.可见溃疡、脓苔；b.治疗前示皮下、纵隔气肿。

肢肌力好转，复查ESR、hsCRP大致正常，胸部CT肺间质病变好转，皮下、纵隔气肿消失（图1-3b），一般情况改善，拔除空肠营养管，恢复自主饮食，糖皮质激素改为泼尼松50mg/d口服。出院后糖皮质激素规律减量，继续使用CTX静脉注射，每2周0.4～0.6g。随诊1年余，病情稳定，泼尼松已减至5mg/d，CTX 0.05g隔日1次口服，皮肤破溃已痊愈，肌力恢复正常。

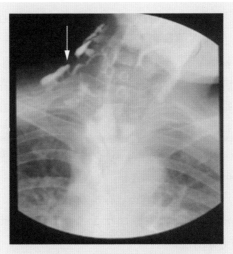

图1-2 治疗前消化道造影

注：箭头处为造影剂颈部皮下显影。

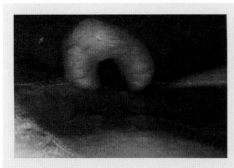

a

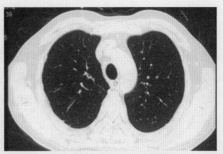

b

图1-3 皮肌炎患者治疗后咽部与胸部CT情况

注：a.治疗后咽部溃疡愈合，脓苔消失；b.治疗后皮下、纵隔气肿消失。

分析与讨论

皮肌炎的病理基础为血管炎，即肌纤维营养血管的非化脓性炎症，导致肌纤维缺血坏死，其特异性肌肉病理改变为"束周萎缩"；其皮肤表现也因皮肤血管炎所致。本例患者为中年男性，慢性病程，病初主要表现：①皮肤，眶周、颜面、胸前区红斑，双肘、多个掌指关节等多处关节伸侧红斑、破溃，创面深大，手指指端缺血、溃疡；②肌肉，四肢近端肌力下降，CK升高，肌电图示肌源性损害；③全身症状，发热、体重下降。由于患者皮肤表现特点典型，出现"向阳疹""V字征""Gottron征"，同时有四肢近端肌肉受累，诊断皮肌炎明确。皮肌炎是结缔组织病中疗效较差、恢复较慢的疾病，多需糖皮质激素足量［1～2mg/（kg·d）］、足疗程（6～8周）并联合免疫抑制剂治疗。

患者经初期糖皮质激素的治疗，病情有短暂好转，在糖皮质激素减量过程中，再次出现皮肤和肌肉病变加重，并新出现了咽痛、吞咽困难、咳嗽、咳痰、皮下积气等情况。

皮肌炎患者咽痛、吞咽困难，首先，最常见的原因为颈部深层司吞咽的肌群受累，此时为防止呛咳诱发吸入性肺炎，常需禁食、留置胃管，肠内营养支持；其次，部分皮肌炎患者可出现由血管炎导致的咽喉部黏膜糜烂、溃疡、白斑、假膜性炎症，类似于咽喉部的"Gottron征"；再次，皮肌炎常伴发恶性肿瘤，原发于咽喉部的肿瘤可引起咽痛、吞咽困难；最后，糖皮质激素和/或免疫抑制剂治疗在维持患者免疫低下状态的同时，会使继发感染概率明显升高，咽喉部的感染也需考虑在内。该患者咽喉部检查见到深大、苔厚、丑陋的溃疡，结合患者前期治疗疗效欠佳，体重下降明显，最先需要除外的是恶性肿瘤，因此病房多次与耳鼻喉科沟通，反复在局部进行活组织病理检查、病原学培养等，但并未找到恶性肿瘤的痕迹，却获得了真菌感染的可靠证据，且抗真菌治疗有效。同时，结合患者全身皮肤血管炎严重，推测可能咽喉部黏膜也是血管炎活动的受害者，最终明确患者咽痛、吞咽困难原因为咽喉部黏膜破坏的基础上，合并了侵袭性真菌感染。

患者有咳嗽、咳痰及皮下积气，胸部影像学示肺间质病变、纵隔气肿。皮肌炎的肺间质病变发生率高，尤其在无或轻肌病的皮肌炎患者，肺间质病变病情重，进展快，严重影响患者生存率。纵隔气肿是皮肌炎较罕见的并发症，好发于有肺间质病变的皮肌炎患者，发生率为0.9%～8.3%，气体可由纵隔蔓延至皮下组织形成皮下气肿。纵隔气肿发病机制不明，可能与血管炎所致的气管或肺泡壁破坏有关，也可能与肺间质病变有关。有研究认为，糖皮质激素治疗使组织脆弱、肺部感染破坏黏膜屏障，也是纵隔气肿发生的诱因。纵隔气肿的出现常是疾病活动的提示，也是预后不良的危险因素，病死率高。积极治疗原发病，尤其是环孢素等免疫抑制剂的应用，可显著改善患者预后。

分析该患者皮下、纵隔气肿的原因，本例肺间质病变相对较轻，而皮肌炎出现纵隔气肿一般情况下提示肺部间质病变严重；患者皮肤表现突出，提示血管炎程度较重，故考虑气肿的发生可能与血管炎有关。而血管炎严重是原发病活动的提示，需加强糖皮质激素和免疫抑制剂的治疗。

患者吞咽困难，虽考虑咽喉部病变为主要原因，但患者曾有留置胃管失败史，为进一步明确是否有消化道梗阻，为患者行消化道造影检查。检查中却有惊奇的发现：吞钡后，造影剂出现于患者皮下，说明患者咽部与皮下出现了贯通伤，推断原发病血管炎的损伤加之真菌较强的侵袭性，导致患者咽部穿孔，引起皮下气肿，并蔓延至纵隔形成纵隔气肿，这种情况在文献中也有报道。至此，本例纵隔、皮下气肿的原因已真相大白，咽部病变损伤是真正的元凶。而咽部损伤，原发病的血管炎是始动因素，继发的侵袭性真菌感染则起了推波助澜、雪上加霜的作用。

由于患者既有原发病活动，又有难治性感染，治疗上存在相对的矛盾。临床中此种情形并不少见，此时通常需"多"管齐下：①积极治疗原发病，以糖皮质激素和CTX有力地阻断血管炎进展；②规范合理的抗感染治疗，控制感染进一步蔓延；③建立肠内营养通路，加强营养支持，改善一般情况，为病情恢复提供坚实基础；④精心护理保证严格有效的皮肤换药、多科室通力合作促进局部愈合的治疗，也起到了重要作用。不宜顾忌感染或创面无法愈合而撤掉应有的原发病治疗，否则无法从根本上获得病情的稳定和好转。

纵观本例诊治的整个病程，皮肌炎诊断明确，皮肤、黏膜血管炎较重，导致咽喉部黏膜损伤、屏障破坏，糖皮质激素和/或免疫抑制剂的使用使得机会性感染乘虚而入，咽喉部侵袭性真菌感染加重了局部黏膜损伤，引发咽部严重的溃疡、穿孔，最终导致皮下、纵隔气肿。此种复杂病情下，医师既要给予积极的抗感染治疗，又要兼顾原发病的控制，还需保证营养支持的加强和局部护理的跟进。经过长期、艰难和耐心的治疗和护理，患者的病情终于稳定和好转，患者的长期生活质量也得以改善。

参考文献

[1] Ernste FC, Reed AM. Idiopathic inflammatory myopathies: current trends in pathogenesis, clinical features, and up-to-date treatment recommendations [J]. Mayo Clin Proc, 2013, 88 (1): 83-105.

[2] Langdon PC, Mulcahy K, Shepherd KL, et al. Pharyngeal Dysphagia in Inflammatory Muscle Diseases Resulting from Impaired Suprahyoid Musculature [J]. Dysphagia, 2012, 27: 408-417.

[3] Rider LG, Atkinson JC. Gingival and periungual vasculopathy of juvenile dermatomyositis [J]. N Engl J Med, 2009, 360: e21.

[4] Le Goff B, Chérin P, Cantagrel A, et al. Pneumomediastinum in interstitial lung disease associated with dermatomyositis and polymyositis [J]. Arthritis Rheum, 2009, 61 (1): 108-118.

[5] Onishi S, Ono F, Hasegawa H, et al. Pneumomediastinum and massive subcutaneous emphysema associated with dermatomyositis [J]. Intern Med, 2012, 51 (24): 3449-3450.

（北京协和医院风湿免疫科 王 立、陈 华、郑文洁、曾小峰、张奉春，

耳鼻喉科 霍 红，消化内科 伍东升）

专家点评

皮肌炎是风湿免疫病中的疑难、危重症之一，诊断相对困难、病情进展迅速、治疗反应不佳……随着风湿免疫科、皮肤科医师对皮肌炎临

床表型的熟悉，尤其是重视典型皮疹的识别，皮肌炎的早期诊断率明显提高，如本例结合患者的皮疹及肌肉受累，在当地既得到及时诊断和治疗，也使得病情在早期得以控制。同时，临床医师也不断关注皮肌炎预后不良的因素，包括肺间质病变、咽喉肌受累、呼吸肌受累、合并肿瘤等。正如本例病情反复时，少见的临床表现让临床医师高度警惕，又陷入深深的思考：咽喉部溃疡，为什么没有出现非常见的咽喉肌受累所致的呛咳、声音嘶哑？皮下、纵隔气肿，为什么未合并严重的肺间质病变？进一步积极从咽喉部病变入手，发现了类似"Gottron征"的黏膜血管炎表现，活检病理则证实了血管炎，又获得了继发侵袭性真菌感染的证据。同时，分析吞咽困难似乎又不能完全用咽喉溃疡解释，上消化道造影终使其"水落石出"：皮肌炎的血管炎基础和感染双重作用引起咽部溃疡，与皮下出现了贯通伤，诱发皮下、纵隔气肿！

本例临床分析环环相扣，在明确诊断后治疗"多"管齐下，不仅控制了病情，挽救了患者生命，并改善了患者长期生活质量，体现了临床医师严谨的思维、缜密的逻辑和高超的医疗水平。值得思考的是，目前肌炎特异性抗体（MSA）助力早期诊断和分子分型，如抗黑色素瘤分化相关基因5（MDA5）与急性间质性肺炎相关，抗转录中介因子1γ（TIF1γ）与肿瘤相关等。那么，MSA是否能预测咽喉溃疡？早期干预是否能避免溃疡继发感染？希望本例成功的经验能使大家更多地思索和分享思路。

（北京协和医院　李梦涛）

2　耳朵为何掉了一块?
——关节肿痛、皮疹、耳郭部分脱落

病历摘要

患者，女性，50岁。因"反复多关节肿痛7年，耳郭部分脱落1年"入院。

现病史：患者7年前无诱因出现双手中指近端指间关节肿痛，渐累及双手近端、远端指间、腕、掌指关节，晨僵约1小时，曾在当地诊断"类风湿关节炎（RA）"，给予洛索洛芬钠片60mg每日2次口服治疗后上述关节肿痛可减轻，停药后反复，渐出现左手第2、第5掌指，第4、第5近端指间，右手第2、第4、第5近端指间关节畸形。5年前无诱因出现面颊部、颈部散在瘀斑，双手指、鼻尖部、耳部遇冷后变紫，冬季发作明显，渐累及双侧大腿，部分融合成片。同时出现双侧耳郭刺痛，夜间明显，无听力下降、耳部分泌物溢出。自述曾多次在当地输注糖皮质激素治疗（具体不详），皮疹数天后消退，常反复，2年前求诊于当地医院，完善Hb 90g/L，ANA、抗ENA抗体、RF、抗环瓜氨酸肽（CCP）抗体均阴性，骨髓细胞学提示浆细胞比例较高（7.5%），考虑"RA"，给予泼尼松10mg每日1次、沙利度胺50mg每日1次口服治疗，患者关节肿痛、皮疹减轻。药物连续服用4个月后自行停药，症状反复，间断在当地服用中药及输注地塞米松控制（共输注地塞米松3～4次，每日用量约10mg，每次10～15日），关节疼痛、皮疹减轻。1年前出现双侧耳郭上端部分坏死，局部有渗液、出血现象，未治疗，致数月后双侧耳郭上端部分脱落。4个月前双侧耳郭病变加重，近耳垂处出现坏死，同时左手第1指，右手第1、第2、第3指甲周、指端、双手掌出现散在点状暗红色丘疹，压之不褪色，局部皮肤无破溃，并出现平路

行走15分钟左右即气促、心悸，休息后可缓解，无心前区压榨感，无端坐呼吸、双下肢肿。患者为求进一步治疗入院。病程中无口腔溃疡、光过敏、雷诺现象，无肌痛，无发热、盗汗。自患病以来精神、食欲可，二便无异常，体重无明显下降。

体格检查：HR 96次/分，律不齐。双侧耳郭外侧上端部分脱落，近耳垂处耳郭外侧部分皱缩，呈黑褐色，边界清楚，无渗液、破溃（图1-4）。左手第1指，右手第1、第2、第3指甲周、指端、双手掌散在点状暗红色丘疹，压之不褪色（图1-5）。双侧大腿散在暗褐色瘀斑，内侧区明显，压之不褪色（图1-6）。左手第3指"天鹅颈"样畸形；左手第4指、右手第5指"纽扣花"样畸形；左手第2、第5掌指关节，第4、第5近端指间关节，右手第2、第4、第5近端指间关节局部肿，膨大变形，皮温稍高，压痛明显，双手握拳、屈伸活动受限（图1-7）。

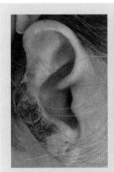
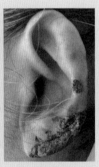

图1-4 患者耳部病变

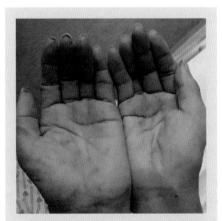

图1-5 患者指端皮肤破溃结痂，大小鱼际点状红斑

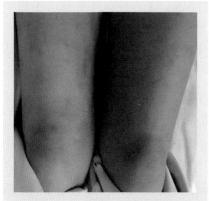

图1-6　患者双侧大腿散在暗褐色瘀斑

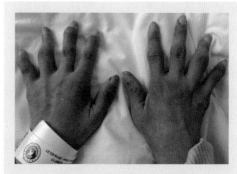

图1-7　患者双手关节畸形

实验室检查：①常规检查，血常规示 WBC 10.58×10^9/L，Hb 101g/L↓；尿常规示尿蛋白（++），生化、凝血全项、粪便常规（含隐血）未见异常。②免疫相关检查，κ轻链22.4g/L↑，κ/λ（总）6.93↑，Coombs试验（++），冷球蛋白（+）。IgA、IgG、IgM正常，CRP 13.60mg/L↑。蛋白电泳（血清），α₁球蛋白0.107↑，β₂球蛋白0.029↓，血M蛋白IgG-κ，尿M蛋白阴性。抗CCP抗体、抗角蛋白抗体（AKA）、抗核周因子抗体（APF）、葡萄糖-6-磷酸异构酶（GPI）、ANA、抗dsDNA抗体、抗ENA抗体、抗中性粒细胞胞质抗体（ANCA）、狼疮抗凝物（LA）、尿轻链定量、辅助性T细胞亚群、血清IgE、贫血组合、甲状腺功能未见异常。③骨髓检查，外周血涂片未见异常。骨髓涂片示浆细胞比例增高（10%）↑（图1-8）。骨髓活检提示骨髓增生性改变。白血病免疫分型单抗，CD38^st+、CD138+细胞占2.45%，表达CD45、CD38、cκ、CD138、CD56、CD9、CXCR4、CD200，不表达CD7、CD10、CD19、CD34、CD33、CD117、cλ、CD13、CD28、CD20、CD22、CD123，为异常克隆性浆细胞。CD20⁺B细胞占0.78%，κ⁺/λ⁺ = 0.36，比值正常，表型正常。染色体核型分析（FISH）无异常。

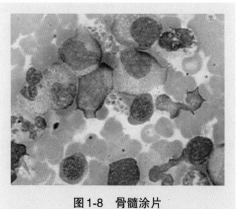

图1-8 骨髓涂片

注：可见浆细胞比例升高。

影像学检查：双手X线片，示双手多发指骨骨端边缘可见大小不等的囊状骨缺损，相应指间关节间隙变窄，周围软组织肿胀（图1-9）。胸部X线片，未见活动病变。超声心动图，示二尖瓣轻度反流，肺动脉收缩压42mmHg。心电图，示窦性心律，频发室性期前收缩。

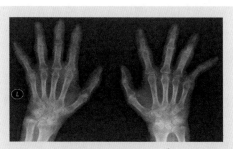

图1-9 患者双手X线片

注：可见指骨关节面下囊性变，指间关节间隙变窄。

诊断与治疗：患者为中年女性，病程7年，以双手小关节炎、暴露部位雷诺现象、耳郭部分脱落为突出表现，实验室检查提示多器官受累，包括血液系统、肾脏，肺动脉高压；双手X线片提示关节面下囊性变、骨质破坏；骨髓穿刺可见浆细胞比例增高，血M蛋白阳性。该患者最终确诊为多发性骨髓瘤（multiple myeloma，MM），冷球蛋白血症，肺动脉高压。入院后开始给予BCD方案化疗即硼替佐米、环磷酰胺、地塞米松，化疗3个疗程，症状好转，随访1年，病情无复发。远期预后有待长期随诊观察。

分析与讨论

患者为中年女性，隐匿起病，双手小关节炎，X线片有典型RA改变，根据1987年RA诊断标准及2010年美国风湿病学会（ACR）分类标准，患者符合RA的诊断。然而，患者病程中RA相关的自身抗体检测始终阴性，且出现耳郭部分脱落，浆细胞比例增高，单纯血清阴性RA无法解释患者病情全貌，进一步检查，血κ链升高，冷球蛋白阳性，血M蛋白阳性，鉴定为IgG-κ型，骨髓浆细胞比例为10%，MM诊断明确。

遵循医学诊断"一元论"的原则，我们在诊断两者合并存在后继续寻找两者可能的相关性，并查阅了许多文献，发现的确有浆细胞病合并酷似RA的关节炎的相关报道。

MM是一种浆细胞克隆性增生的恶性肿瘤，是以单克隆免疫球蛋白升高为特征的恶性浆细胞增殖性疾病。国内有研究发现，MM出现关节痛者仅为4.7%。查阅国内外文献，发现以关节炎为首发表现的MM病例也仅有11例。

MM出现关节炎的原因可能为：①MM继发淀粉样变，发生率为6%～15%，淀粉样物质可以积聚在关节、关节囊及关节软骨下，出现类似于RA和腕管综合征的症状。此外，淀粉样物质积聚在关节周围软组织，可以出现肩垫征。②代谢性因素，亦为关节炎的主要原因之一，瘤细胞代谢产物尿酸盐结晶在关节沉积，可导致痛风性关节炎发作。③单克隆免疫球蛋白在关节腔的沉积，是另一重要原因。Jorgensen等曾经报道了9例浆细胞病患者，病程中出现类似RA的关节肿痛，最终关节组织中找到了单克隆的γ-球蛋白。④细胞因子机制，目前研究证实，参与MM发病的主要细胞因子为IL-1、IL-6、TNF-β等，而这些细胞因子中部分也参与了RA的发病。因此，Ardalan等推断类似的细胞因子，在MM出现RA样关节症状中起了重要作用。

本例患者从发病至确诊历经7年的时间，所以风湿免疫科、血液科及骨科医师应提高对该病的认识。对于血清阴性RA，尤其是伴有皮疹、肾脏受累、炎性指标明显增高的患者，应警惕MM的可能，及时行血尿M蛋白、骨髓穿刺等相关检查，以助诊断。

（北京大学人民医院　李玉慧）

专家点评

临床上血清阴性RA的诊断要非常慎重，尤其需要注意除外感染、肿瘤等可以累及关节的其他疾病。同时，临床医师要注意详细的问诊、查体，细节是诊断疾病的突破口。本例患者为中年女性，虽然是RA的好发人群，且其临床关节受累与RA手部畸形特征极其相似，但我们的医师注意到了这位患者同时存在的皮疹，以及耳部的破溃，这些体征并非是RA可以解释的。进一步抽丝剥茧，患者在出现皮疹、关节炎基础上还伴有贫血及κ轻链升高，因此完善了对于疾病诊断非常关键的骨髓穿刺检查，发现异常克隆浆细胞，从而诊断为MM。

临床上，以关节炎为首发表现的血液系统肿瘤除MM外，尚有白血病、淋巴瘤等。治疗应以肿瘤为主，随着肿瘤的控制关节炎症状可得到改善。此外，该病例值得借鉴的是，患者血M蛋白初次检测为阴性，与血冷球蛋白血症致假阴性有关。因此，临床医师要有"刨根问底"的精神，对于与临床预期不相符的试验结果敢于进一步检查，弄清假阴性的真相。

（北京大学人民医院　苏　茵）

3 细节决定成败
——从一张双手X线片引发的故事

病历摘要

患者，女性，76岁。因"间断多关节肿痛8年，加重20天"入院。

现病史：患者于2007年无明显诱因出现多关节肿痛，累及双踝关节、膝关节、肘关节、腕关节，间断伴有晨僵，持续时间大于1小时，偶有活动受限，症状时轻时重；病程中无张口受限，无频发口腔溃疡，无口干、眼干，无双手遇冷变白变紫，无牙齿块状脱落，无皮疹、脓涕及听力下降，曾于当地查血沉偏快（具体不详），未规律诊治。后关节肿痛间断发作，每年发作2～3次，每次发作持续1周左右，有时伴有膝关节肿痛，伴腘窝处饱满、胀痛，自行口服"镇痛药"后肿痛有所缓解。入院前20天（2015-6-10前后），患者无明显诱因再次出现多关节肿痛，主要累及右腕关节、右肘关节、双膝关节、双踝关节，伴有右手掌屈及背伸受限，握力下降，伴有右手第2～4指末端麻木。于当地行针灸治疗，效果欠佳，口服塞来昔布及外用扶他林治疗后症状稍有缓解，为行进一步诊治收入我院。患者自发病以来，精神、睡眠、饮食尚可，夜尿1～2次/日，大便干燥，体重无明显变化。

既往史：消化性溃疡出血史2年，低钾血症病史2年。否认高血压病、冠心病、糖尿病，否认肾病、脑血管病病史。

体格检查：BP 135/70mmHg，HR 70次/分，体温35.9℃，发育正常，营养中等，全身皮肤黏膜无皮疹、黄染，双耳听力粗测无减退。舌面略干燥，牙龈无出血。齿列整齐。双肺呼吸音清，心律齐，未及杂音。腹平坦，无腹壁静脉曲张，腹软，无压痛，未及腹部包块，肝脾肋下未触及，墨菲（Murphy）征阴性。右腕关节、右肘关节、双膝关节及双踝关节肿胀，压痛阳性；双手远端指间关节可见Heberden结节。双膝关节浮髌试验可疑阳性。握力试验，右手20mmHg，左手130mmHg。

实验室检查：ESR 65mm/h，CRP 56mg/L，RF、抗CCP抗体、AKA、APF、ANCA等均为阴性。

影像学检查：关节超声，示右手腕关节滑膜明显增厚，左手腕关节滑膜局限性增厚，右手第1～5掌指关节滑膜增厚，双侧髌上囊内积液伴周围滑膜增厚，双侧踝关节滑膜局限性增厚伴右侧关节腔积液。双手X线片，示双腕、掌、指间关节骨质改变，考虑退行性骨关节病较其他类型关节炎可能性大；左手第3远侧指间关节半脱位。颈椎正侧双斜位片，示颈椎退行性改变。膝关节正侧位片，示双膝关节退行性骨关节病；双膝胫股关节间隙可见条形钙化影，考虑半月板钙化。骨盆正位片，示双侧骶髂关节及髋关节退行性改变；双侧髋臼旁及耻骨联合多发钙化影，不除外焦磷酸钙沉积症（calcium pyrophosphate deposition disease，CPPD）所致纤维软骨钙化；双侧髂动脉走行区条片状钙化灶，不除外股动脉壁钙化。

关节液检查：关节液常规，淡黄混浊；细胞总数$9.75×10^3/\mu l$，WBC $9.75×10^3/\mu l$，单核10%，多核90%。关节液生化，总蛋白21.3g/L，氯123.8mmol/L，糖2.68mmol/L。关节液涂片，未见结晶。关节液离心沉淀物图片染色+偏振光检测，可见短棒状结晶体，伴偏振光检测阳性。

诊断与治疗：入院后给予塞来昔布抗炎镇痛治疗，效果不佳。考虑CPPD、退行性骨关节病诊断成立，RA诊断依据不足。故给予右腕关节穿刺注射复方倍他米松抗炎治疗、膝关节行关节腔冲洗治疗，并联合塞来昔布0.2g每日2次、雷公藤多苷20mg每日3次、硫酸氨基葡萄糖500mg每日3次联合治疗。患者关节肿痛症状明显好转。随诊半年余，患者关节肿痛无明显反复发作。

分析与讨论

患者为老年女性，慢性病程，以累及腕关节的多关节肿痛为主诉就诊，伴炎症指标明显升高，关节超声提示滑膜增厚、关节积液，初期疑诊RA，但患者RF、AKA、APF、抗CCP抗体等RA特异性抗体均为阴性，且有发作性关节炎的特点，故疑点颇多。因双手X线片示右手尺骨远端及双手掌指关节面可见钙质沉积，结合发作性关节炎特点，分析病因：①老年女性，多关节受累，间断发作，早期好转时可如正常人；②双侧膝关节、腕关节、髋臼、耻骨联合关节间隙均可见平行于关节面的斑点状及条片状钙化影；③关节液镜检可见短棒状结晶，考虑为焦磷酸钙结晶。综上，符合2011年欧盟对CPPD诊断共识推荐的瑞安临床标准，因此诊断为CPPD。

CPPD是一类以关节软骨及其周围组织钙盐沉积为特征的代谢性关节病，影像学有特征性表现，纤维软骨及透明软骨的线性钙质沉积。CPPD的临床表现多样，以单关节起病的，常表现为急性痛风性发作的急性关节炎，因此常被称为假性痛风；同时，也可出现多关节炎表现，常被误诊为骨关节炎（OA）、RA等疾病。CPPD是一种钙磷代谢障碍性疾病，应注意除外如甲状旁腺功能亢进、多发性骨髓瘤、肾功能不全等使磷酸盐潴留的相关疾病。同时通过好发关节、在关节腔沉积部位、影像学特点、晶体性状等可与尿酸盐结晶、碱性磷酸钙结晶等相鉴别。

CPPD发病率较高。有报道，CPPD在80岁以上老年人群的发生率为20%～49%。日本一项尸检发病率研究中，发现成人膝关节CPPD的患病率高达13%。尽管CPPD的发病率高，但由于其无特异性临床表现，常与OA、RA、痛风等疾病相混淆，同时临床医师缺乏诊断的认知度、临床无快速验证晶体方法等现实问题，故CPPD的漏诊率较高。既往研究提示，CPPD的发生与年龄、性别、胫股关节面软骨退变程度相关，因此高龄、合并OA的患者更易发生CPPD。同时CPPD受累关节有其独特的分布特点，膝关节为常受累关节，踝、腕、肘、臀区、肩、胸锁关节等亦可受累，掌指关节和跖趾关节较少见。

诊断方面，重要的两点包括关节液中晶体检测和X线片上软骨面的线性钙质沉积。

关节液涂片找晶体存在诸多困难，此患者通过关节液离心物涂片并染色后观察，快速找到未着染的组织，疑似晶体样物质后，利用偏振光棱镜（代替偏振光显微镜）观察到晶体透光发生明暗变化，确定晶体成分，并通过晶体结构、形态判断为短棒状结晶。

影像学可见平行于软骨下骨的典型的点状、线性钙质沉积，上述特点以X线更优于MRI等检查手段。因此普通的X线检查有其独特的价值。膝关节软骨面的线性钙质沉积是最具特点的影像学表现。但不同关节面的软骨钙质沉积均需要引起临床医师的重视，此患者就是通过手关节X线片中右手尺骨远端及双手掌指关节面的钙质沉积病变，进一步协助明确了CPPD诊断。因此，关注细节至关重要。

治疗上，急性关节炎行关节腔穿刺抽液治疗，可明显缓解症状，在保证严格无菌条件下，可考虑关节腔冲洗治疗。对于有反复关节腔积液的患者，可予关节腔内注射糖皮质激素类药物如倍他米松治疗。同时口服非甾体抗炎药（NSAID）可进一步缓解症状。此患者复方倍他米松注射治疗及口服NSAID等联合治疗效果较佳。

本例患者提示我们，CPPD并不少见，需要引起临床医师的重视。关节液离心涂片染色后寻找晶体，检出率可能更高。关节腔冲洗，以及糖皮质激素注射联合NSAID口服治疗有效。针对影像学有典型钙质沉积等特点的关节炎患者，应注意有无CPPD的存在。

参考文献

［1］Abhishek A，Doherty S，Maciewicz R，et al．Chondrocalcinosis is common in the absence of knee involvement［J］．Arthritis Res Ther，2012，14（5）：R205.

［2］Abreu M，Johnson K，Chung CB，et a1．Calcification in calcium pyrephosphate dehydrate（CPPD）crystalline deposits in the knee：ariatomic，radiographic，MR imaging and histologic study in cadavers［J］．Skeletal Radiol，2004，33（7）：392-398.

［3］Neame RL，Carr AJ，Muir K，et al．UK community prevalence of knee chondrocalcinosis：evidence that correlation with osteoarthritis is through a shared association with osteophyte［J］．Ann Rheum Dis，2003，62（6）：513-518.

［4］Abhishek A．Calcium pyrophosphate deposition disease：a review of epidemiologic findings［J］．Curr Opin Rheumatol，2016，28（2）：133-139.

［5］Ryu K，Iriuchishima T，Oshida M，et al．The prevalence of and factors related to calcium pyrophosphate dihydrate crystal deposition in the knee joint［J］Osteoarthritis and Cartilage，2014，22（7）：975-979.

［6］Rho YH，Zhu Y，Zhang Y，et al. Risk factors for pseudogout in the general population［J］. Rheumatology，2012，51（11）：2070-2074.

［7］Bartels CM，Singh JA，Parperis K，et al. Validation of administrative codes for calcium pyrophosphate deposition：a Veterans Administration study［J］. J Clin Rheumatol，2015，21：189-192.

［8］Zhang W，Doherty M，Bardin T，et al. European League Against Rheumatism recommendations for calcium pyrophosphate deposition. Part Ⅰ：terminology and diagnosis［J］. Ann Rheum Dis，2011，70：563-570.

（首都医科大学附属北京朝阳医院　董　馨）

专家点评

　　CPPD是一类以软骨及其周围组织钙盐沉积为特征的代谢性关节病。CPPD可以单关节起病，也可以出现多关节炎表现。单关节起病通常类似痛风性关节炎发作，称为假性痛风；多关节起病表现则容易和OA、RA等疾病混淆，临床上常会被误诊。

　　本例患者表现为对称性的多关节肿痛、超过1小时的晨僵，又有ESR及CRP等炎性指标的明显增高，以及MRI上的滑膜增厚等表现，表现出了RA的很多特征。但由于其RA相关的抗体均为阴性、临床的间断发作和相对较长时间没有关节畸形等，又让人感觉RA诊断的蹊跷。

　　患者为老年女性，手、膝等关节部位的X线也明确提示了骨关节病的表现，但过于明显的炎症表现似乎也很难用骨关节病全部解释。作者没有囿于习惯性的思维，细心观察到手关节X线片示右手尺骨远端及双手掌指关节面的钙质沉积病变，进一步展开思路，并进行了包括关节液等的检查探索，最终发现有关节液中短棒状的结晶体，而且偏振光检测阳性，最终确诊了CPPD，使得这位8年抗战没有确诊的患者得到了准确的诊断，而且经过治疗取得了满意的效果。

　　和其他关节表现突出的风湿性疾病相比，CPPD发生率不算高，而且由于它可以模拟其他关节炎的表现，因而在临床诊疗中常被医师遗忘和忽略，误诊为其他的如痛风、RA、骨关节病等。

然而本病在普通关节的X线上通常会有钙质在软骨的点状或线状沉积，而且这一特点更优于MRI等新的检查手段，为临床医师提供诊断线索。这例患者的成功诊疗提示我们：在临床工作中，对于疾病基本知识的牢固掌握、对患者资料的认真研读，以及诊疗过程中保持质疑的精神，对做出一个准确的诊断极其重要和关键。

（首都医科大学附属北京朝阳医院　路跃武）

4 腹痛之谜
——系统性红斑狼疮合并胡桃夹综合征

病历摘要

患者，男性，44岁。因"腹痛3个月"入院。

现病史：患者3个月前无诱因出现腹痛，为持续性隐痛，以右腹及上腹部明显，进食后加重，偶向背部放射，屈曲体位能减轻，随时间有逐渐加重趋势，严重时呈强迫蜷缩体位。期间伴间断发热，体温最高38℃。无呕吐、腹泻，曾以"胆石症并胆囊炎"给予抗菌治疗，效果不明显。

既往史：系统性红斑狼疮（SLE）、狼疮肾炎病史3年，间断服用泼尼松、硫酸羟氯喹、来氟米特等药物，病情时轻时重。近半年明显食欲减退和消瘦，体重约减少20kg。

体格检查：体温36.2℃，脉搏104次/分，BP 128/72mmHg，体重63kg，消瘦体型，体重指数（BMI）为22.3（半年前为29.4，正常范围为18.5～24.9），强迫向前弯曲体位。腹平软，无包块，右腹及脐周明显压痛，无反跳痛，肝脾未触及，墨菲征弱阳性。双眼睑及双下肢均有明显水肿，余无异常。

实验室检查：血常规，Hb 110g/L，WBC和PLT正常。尿常规，尿蛋白（++），尿隐血（++），RBC 67.5/μl；24小时尿蛋白定量3g；便常规+隐血正常；补体C3 0.53g/L，C4 0.13g/L；ANA 1：640，抗ds DNA抗体阳性；ESR 30mm/h，CRP 33.9mg/L；肝肾功能指标正常、血、尿淀粉酶正常；结核抗体阴性，结核菌素试验（+），降钙素原正常；发热时检测3次血培养均阴性；癌胚抗原、甲胎蛋白等各项肿瘤标志物均正常。

影像学检查：腹部B超提示胆囊结石，未见肠系膜血管炎的证据；全腹计算机体层摄影血管造影（CTA）提示，肠系膜上动脉与腹主动脉之间夹角为34°（正常范围40°～60°），间距0.6cm，其间左肾静脉局部狭窄，远端呈沙钟样改变。

诊断与治疗：患者诊断为SLE合并胡桃夹综合征（nutcracker syndrome，NCS），经营养支持并给予大剂量糖皮质激素治疗，随访3个月后腹痛逐渐减轻；近2年来仍有轻度腹痛，但可以正常工作。

分析与讨论

NCS又称肾静脉压迫综合征（renal vein entrapment syndrome）或胡桃夹现象，是指左肾静脉回流到下腔静脉过程中，需穿过由腹主动脉和肠系膜上动脉形成的夹角而受到挤压，导致左肾静脉血液回流受阻，而引起的血尿、蛋白尿、左腰痛、腹痛和精索静脉曲张（男性）或盆腔淤血综合征（女性）等一系列临床症状。

NCS好发于青春期至40岁左右的男性，多发年龄见于13～16岁。从解剖上看，右肾静脉径直注入下腔静脉，行程短而直。而左肾静脉穿过腹主动脉和肠系膜上动脉之间的夹角注入下腔静脉，正常这两条动脉构成40°～60°的夹角，因此左肾静脉远较右肾静脉长。正常时，肠系膜上动脉与腹主动脉之间的夹角被肠系膜、脂肪、淋巴结和腹膜等所充塞，使左肾静脉不致受到压挤。当青春期发育较快、身高迅速增长、脊柱过度伸展、体形急剧变化（如短期消瘦）或肾下垂等情况下，左肾静脉会受到挤压，引起血流变化和相应的临床症状。

NCS诊断标准多不统一，较为公认的是：①尿红细胞形态分析示非肾小球源性血尿；②尿钙排泄量比正常（Ca/Cr＜0.20）；③膀胱镜检为左侧输尿管喷血；④肾活检正常或轻微病变；⑤腹部B超、CT和MRI表现为左肾静脉受压、扩张；⑥下腔静脉和左肾静脉测压证实左肾回流障碍，左肾静脉压与下腔静脉压力差＞4mmHg；⑦排除其他可能引起血尿的病因如肿瘤、结石、结核、凝血功能异常、中毒和肾小球疾病等。其核心特征是左肾静脉受压所引发的临床表现。

本文中患者SLE诊断明确，因治疗不规律，病情时好时坏，近半年来明显消瘦、食欲减退，体重下降明显（20kg），有血尿、蛋白尿，有腹痛，低补体血症，ANA及抗ds DNA抗体均阳性，SLE疾病活动指数（SLEDAI）积分8分，提示SLE病情轻度活动。在查找腹痛病因过程中，无意中发现肠系膜上动脉与腹主动脉之间夹角为34°，间距0.6cm，其间左肾静脉局部狭窄，远端呈沙钟样改变，符合NCS表现。由于患者病情限制，不宜进一步行膀胱镜、动脉数字减影血管造影（DSA）及动静脉造影等有创性检查；遗憾的是B超诊断囿于主观和客观条件，未给予左肾静脉压与下腔静脉血流速度及压力差等检查。但结合患者病史、症状、体征及辅助检查NCS诊断是成立的。

目前NCS治疗亦无统一认识，包括保守治疗、介入和手术治疗。本患者考虑到原发病控制不佳，病情活动，消瘦明显，使局部解剖学发生变化，而且未导致严重器质性病变，给予积极糖皮质激素、硫酸羟氯喹及来氟米特等治疗。3个月后，患者体重增加5kg，腹痛减轻，血尿减为（＋），蛋白尿减为（＋），24小时尿蛋白0.4g。考虑患者既往亦有血尿、蛋白尿，曾诊断狼疮肾炎（未行肾活检），故本次发病血尿、蛋白尿二者因素均存在。必要时行肾脏病理检查，进一步评估病情明确诊断。

SLE患者出现腹痛的原因很多，本患者启示我们，SLE患者如出现无法解释的腹痛、血尿、蛋白尿，近期有明显消瘦时要想到NCS的可能。

参考文献

[1] Inal M，Bilgili MYK，Sahin S．Nutcracker syndrome accompanying pelvic congestion syndrome：color doppler sonography and multislice CT findings：a case report［J］．Iranian Journal of Radiology，2014，11（2）：e11075．

[2] Hartung O，Grisoli D，Boufi M，et al．Endovascular stenting in the treatment of pelvic vein congestion caused by nutcracker syndrome：lessons learned from the first five cases［J］．Journal of Vascular Surgery，2005，42（2）：275-280．

[3] Ali-El-Dein B，Osman Y，Shehab El-Din A，et al．Anterior and posterior nutcracker syndrome：a report on 11 cases［J］．European Urdogy Supplements，2003，2（1）：10．

（中国人民解放军总医院第四医学中心　张　清　周惠琼，

北京大学国际医院　李胜光）

专家点评

　　SLE和NCS都是相对比较少见的疾病，但仍有小概率可能会出现二者同时患病，作为风湿免疫科医师，可能很熟悉本专业的疾病诊断及治疗，但有可能忽略同时合并存在的其他专科疾病。

　　本文中患者SLE诊断明确，但因治疗不规律，病情始终控制不佳。正常情况下，肠系膜上动脉与腹主动脉之间的夹角被肠系膜、脂肪、淋巴结和腹膜等所充塞，使左肾静脉不致受到压挤。但该患者由于近半年体重明显下降、消瘦，可能会导致肠系膜上动脉与腹主动脉之间脂肪萎缩，失去周围软组织支撑作用而导致左肾静脉受到挤压，引起相应的临床症状。此外，患者腹痛出现后保持屈曲位可缓解症状，因为屈曲位后腹主动脉及肠系膜上动脉的牵拉作用减弱，从而减轻对左肾静脉的压迫，也从另一个侧面反映NCS的可能。而且我们从超声及CTA上能看到胡桃夹结构的形成，加上患者的临床表现，我们要考虑存在NCS的可能。

　　治疗方面，本例也充分体现了主治医师在原发病诊断确实基础之上的严谨仔细，完善腹部超声、腹部CTA及相关实验室检查之后排除了SLE胃肠道受累及免疫性胰腺炎等高危合并症之后，积极给予原发病的治疗和营养支持治疗，短期内使患者体重增加5kg，既很好地控制SLE疾病活动，又改善了患者营养状态，从而达到缓解患者腹痛症状。

　　值得大家注意的是，在治疗风湿性疾病时，风湿免疫科医师不仅仅只关注风湿病相关的临床表现，还要注意有同时合并其他专科疾病的可能，尤其是在出现本专业疾病的不能完全解释的症状、体征及实验室检查，一定要多考虑其他专科疾病的可能。

（中国人民解放军总医院　李坤鹏）

5 发热、脂肪肌肉萎缩、关节挛缩、肺动脉高压

病历摘要

患者，男性，15岁。因"间断发热、皮疹15年余，发现肺动脉高压5年余"入院。

现病史：15年余前（7～8月龄）患儿出现发热，体温40℃，后出现全身暗红色结节样红斑，直径2cm左右，伴疼痛，皮疹出现后体温渐正常。后发热、皮疹症状反复出现，发作间期不固定，皮疹消退后留有色素沉着。14年前（1岁）出现关节活动受限，无关节肿痛，渐出现关节挛缩，后渐出现消瘦。13年前（2岁）当地发现肝脾大，肝内占位，贫血。11年前（5岁左右）出现双下肢局部皮肤水肿，呈团块状。6年前（10岁）发现肺动脉高压（具体不详），渐出现平卧入睡困难，呼吸急促。5年前（11岁）上海肺科医院诊断"重度肺动脉高压（86mmHg）"。后于北京儿童医院查腹部B超，示肝肋下11cm，肝淤血，肝实质回声粗糙增强，肝内高回声、低回声结节，考虑血管瘤，脾大，肋下9cm。4年余前（12岁）河南省人民医院超声心动图示肺动脉高压（95mmHg重度），肺动脉内径明显增宽，三尖瓣重度关闭不全，右心明显增大，右室壁明显增厚，二尖瓣轻度反流，心包少量积液。头部MRI，示双侧基底节区异常信号伴脑萎缩。3年前相关检查，血常规Hb 98g/L，Ret% 1.98%，呈小细胞低色素性，余两系正常；肝功，白蛋白26g/L，CK 204U/L，LDH 359U/L↑，hsCRP 47.43mg/L↑；尿常规，尿蛋白0.3g/L，Ab.RBC%100%，RBC 155.8/μl；动脉血气，PCO_2 35.7mmHg，PO_2 73.8mmHg，SO_2 93.9%，监测末梢SaO_2 95%～98%。免疫方面，补体正常，IgG 35.60g/L，IgA 7.66g/L，IgM 2.55g/L。甲状腺功能，

TSH3 7.941mU/L↑，余正常。TB细胞亚群，T% 86.0%（绝对值2184/μl），T4% 28.3%（绝对值719/μl），T8% 45.7%（绝对值1161/μl），NK% 6.8%（绝对值172/μl），B% 7.6%（绝对值193/μl），CD3⁺CD4⁻CD8⁻占淋巴细胞10.7%（绝对值258/μl）。腹部B超，示肝脾大。心脏彩超，示重度肺动脉高压（120mmHg），右心增大，右室肥厚。重度三尖瓣关闭不全，主肺动脉增宽，中量心包积液。眼科会诊，双眼眶发育不良，左虹膜睫状体炎，眼底动脉硬化，左并发性白内障。耳鼻喉科会诊，左侧鼓膜穿孔（左耳传导性听力下降）。为行进一步诊治入我院。

家族史：父母体健，非近亲婚配。弟弟生后2～3月龄出现反复皮疹、发热，超声心动图示三尖瓣反流、肺动脉高压，皮肤活检示脂膜炎，2岁左右夭折。

体格检查：体重19kg（＜P3），身高125cm（＜P3），BMI 13.6，发育落后，极度消瘦，被动体位，步态异常，皮肤灰暗，全身散在浅红色结节性皮疹及圆形色素沉着，全身浅表淋巴结多发肿大，直径1cm左右，前囟未闭，双眼突出，鸡胸、可及串珠肋，双肺可闻及散在哮鸣音，心率130次/分左右，可及胸骨左缘第4肋间收缩期杂音，P2亢进，腹膨隆，肝肋下11cm，质硬，脾甲乙径10cm，质硬，双下肢不肿，四肢肌容差，肌力Ⅲ级左右，双肘、双腕屈曲状，活动范围70°左右，双膝、双踝强直，杵状指，足趾排列不齐，趾端有溃烂。

辅助检查：心脏，BNP 891ng/L，CK 34U/L，CK-MB mass 2.0μg/L，LD 297U/L，cTnI 0.123μg/L；超声心动图，示重度肺高压，右心增大，重度三尖瓣关闭不全，右室肥厚，右室收缩功能减低，主肺动脉增宽，少量心包积液。免疫及炎症指标，IL-6 31.2pg/ml，IgM 3.94g/L，IgA 3.78g/L，IgG 29.26g/L；ESR 99mm/h。肾脏，肾功能尿素7.93mmol/L，Cr（E）24μmol/L；24小时尿蛋白定量，0.53g；尿常规，尿蛋白微量。肝脏，肝功能白蛋白34g/L，GGT 118U/L；肝胆胰脾双肾超声，示肝脾大，肝静脉增宽。血液，血常规CRP 14.0mg/L，Ret% 2.18%，PLT 95×10⁹/L，Hb 107g/L，WBC 5.82×10⁹/L；血清铁蛋白588ng/ml。胸部高分辨CT，示心影增大，心包积液，肺动脉及其分支增粗；双肺下叶多发索条；双侧胸膜局限性增厚。甲状腺功能，TSH3 15.010mU/L。完善基因检测，示*PSMB8*突变。

诊断与治疗：诊断需考虑自身炎症性疾病。治疗时给予患者泼尼松1mg/（kg·d），西地那非用量为10mg每日3次，无发热、肺动脉压力55～60mmHg。

分析与讨论

患者为15岁男性，婴儿期起病，慢性病程，病史14年余，多系统受累，皮肤、关节、肝、脾、心肺、神经系统、五官，发热伴炎症指标升高。生长发育受限。弟弟2～3月龄发热、皮疹，皮肤活检为脂膜炎，2岁夭折。全身炎症，但无肿瘤、感染证据，非肿瘤非感染性炎症，诊断需考虑自身炎症性疾病，基因 *PSMB8* 突变，考虑此基因相关疾病诊断。

中条－西村综合征（Nakajo-Nishimura syndrome，NNS），是一个特殊的遗传性炎症性及消耗性疾病，最先由日本报道。这种疾病通常于婴儿期起病，表现为冻疮样皮疹，尤其是在冬天更为明显。患者发展为周期性发热，暴发样的结节性红斑和逐渐进展的上身脂肪肌肉组织的萎缩，受累部位主要为面部及上肢，最终表现为典型的瘦长颜面外观、长杆状指及关节挛缩。2011年，研究者发现该病是由编码免疫蛋白酶体β5i亚基的 *PSMB8* 基因纯合突变导致，该基因缺陷导致免疫蛋白酶体功能障碍，从而引起泛素化和氧化的蛋白积累，导致过度活化的p38丝裂原活化蛋白激酶和IL-6生产过剩，进而引起一系列临床表现。到目前为止，数十例报道主要来自于日本，约有10例存活者。近年来欧美国家也有关于 *PSMB* 基因缺陷导致的相似疾病的报道，目前认为蛋白酶体功能缺陷疾病可能是一种全球分布的自身炎症性疾病。该病具体诊断标准为：①常染色体阴性遗传疾病；②婴儿期起便于手足处出现冻疮样皮疹，冬天尤甚；③结节性硬质红斑，有时境界清晰；④反复发作的极端高热；⑤手指及足趾长且呈杵状指样，并有关节挛缩；⑥进行性的肌肉脂肪萎缩及消瘦，以上肢尤甚；⑦肝脾大；⑧基底节钙化。以上8条诊断标准中，符合5条者即可予临床诊断该病；有2条以上符合者，可疑诊该病。本病确诊需行基因检测，找到 *PSMB8* 基因的p.G201V突变后即可诊断。

JMP综合征（joint contractures, muscular atrophy, microcytic anemia, and panniculitis-associated lipodystrophy syndrome），为常染色体隐性遗传的自身炎症性疾病，以关节挛缩、肌肉萎缩、小细胞性贫血、脂膜炎相关的脂肪代谢障碍为特征。本病由PSMB8基因p.T75M位点的错意突变引起，使得此位点原有的高度保守的苏氨酸被替换为蛋氨酸，影响了PSMB8蛋白的四级结构，进而通过主要组织相容性复合体（MHC I）引起了免疫蛋白酶体介导的新的免疫源性表位的表达，最终导致糜蛋白样蛋白溶解活性下降。本病与NNS相似点极多，但本病有特征性的癫痫发作及贫血病史而NNS患者中尚未发现，NNS患者中特有的智力发育障碍在本病患者中未见出现。另外，JMP综合征的系统性脂肪萎缩症状更重，关节挛缩累及面更广，可达腕关节及足趾间关节。基因检测可以确诊。

伴发热和脂肪萎缩慢性非典型嗜中性粒细胞性皮肤病（chronic atypical neutrophilic dermatosis with lipodystrophy and elevated temperature, CANDLE），最早于2010年由欧洲学者报道，表现基本类似NNS，但该疾病的PSMB8基因突变位点尚不明确，可为p.T75M、p.C135X，或检测不到突变位点。

以上三种疾病均系PSMB8基因突变引起的蛋白酶相关的自身炎症性疾病，临床表现相似度较高，鉴别诊断较困难，确诊主要依靠特征性的表现及基因检测。

患儿婴儿期起病的结节样红斑，手脚冻疮样皮疹，反复发热，肝脾大，关节挛缩，手指、足趾呈杵状指样，全身肌肉、脂肪萎缩，脑萎缩，基底节存在钙化，存在PSMB8基因突变，无癫痫病史，存在智力低下，考虑NNS可能性大，但患儿脂肪萎缩症状严重，挛缩关节达指间关节、腕关节、肘关节、膝关节、踝关节，既往有小细胞低色素贫血史，故考虑蛋白酶体病、JMP综合征。

本例提示我们，对于自幼起病，炎症指标升高，非感染、非肿瘤性疾病，需考虑自身炎症性疾病，如伴有明显脂肪萎缩、关节挛缩、基底节钙化等，需考虑蛋白酶体病可能。

参考文献

［1］McDermott A，Jacks J，Kessler，M，et al. Proteasome-associated autoinflflammatory syndromes：advances in pathogeneses，clinical presentations，diagnosis，and management ［J］. International Journal of Dermatolog，2015，54（2），121-129.

［2］Agarwal AK，Xing C，DeMartino GN，et al. PSMB8 encoding the β5i proteasome sub-unit is mutated in joint contractures，muscle atrophy，microcytic anemia，and panniculi-tis-induced lipodystrophy syndrome ［J］. Am J Hum Genet，2010，87（6）：866-872.

［3］Liu Y，Ramot Y，Torrelo A，et al. Mutations in proteasome subunit β type 8 cause chronic atypical neutrophilic dermatosis with lipodystrophy and elevated temperature with evidence of genetic and phenotypic heterogeneity ［J］. Arthritis Rheum，2012，64（3）：895-907.

（北京协和医院　苟丽娟）

专家点评

　　系统性自身炎症性疾病是一大类以缺乏自身抗体或抗原特异性T细胞的炎症性疾病。作为自身免疫性疾病中一组新认识的单基因疾病，干扰素病是以早期发病的全身、组织特异性炎症以及显著IFN反应基因特征（IGS）为突出表现的一大类疾病。因这一类疾病为临床医师所认识的时间尚短，故存在早期误诊、延误诊断的可能，因此提高对这一大类的疾病临床表型的认识对于减少并发症、延长生命、降低病死率至关重要。

　　蛋白酶体病隶属于Ⅰ型干扰素病中的一类。对于蛋白酶体病而言，在婴幼儿早期以炎症为突出表现，而在生命后期，由于多系统炎症而导致的脏器损伤则更为突出。因此受累患者常在婴儿早期出现的反复或者持续发热、典型皮损等，而伴随病程进展，则出现消瘦、特征性的脂肪萎缩/脂肪营养不良以及关节挛缩。血管受累在该病中并不少见，包括网状青斑、雷诺现象、高血压以及肺动脉高压；但与干扰素基因刺激因子

（STING）相关婴儿期起病血管病（SAVI）不同，在CANDLE中，因外周缺血而导致指端截肢并不如在SAVI患者中常见。

因脂肪营养不良是该病的重要典型临床特征，但在考虑诊断时，仍应除外其他导致脂肪营养不良的病因，包括全身性脂肪营养不良、部分家族性脂肪营养不良、获得性部分性脂肪营养不良（即Barraquer-Simons综合征）等；此外，也应同其他干扰素病（如SAVI综合征等）以及Otulipenia综合征鉴别。值得注意的是，特征性的IGS是Ⅰ型干扰素病的共有特征，尽管目前临床对于IGS并不做常规检测，但是通过典型的临床特征、皮肤组织的病理以及基因诊断，基本可以明确蛋白酶体病诊断。提高临床医师对该病的认识不仅有助于对疾病的控制、延缓疾病进程、降低病死率，同时也对于研究IFN在自身免疫性疾病中的认识提供了研究的模型。

（首都医科大学附属北京儿童医院　李彩凤）

6 "骶髂关节炎"背后的故事

病历摘要

病例1

患者，男性，55岁。因"背痛1个月"入院。

现病史：患者1个月前活动时出现背痛，为针刺样剧烈疼痛，休息后可缓解，无其他伴随症状。当地医院就诊，胸部CT示胸骨、左侧锁骨、胸2～6椎、胸8椎多发骨质成骨性转移性瘤样表现，肿瘤性病变可能性大。后就诊于北京肿瘤医院，行PET-CT示口咽左侧壁增厚伴代谢活跃，胃底部胃壁代谢增高，前列腺代谢增高，多发骨质密度增高，病变大部分位于关节周围或椎体边缘，未见高代谢，右1胸肋关节代谢增高。暂不能鉴别良性骨关节病与转移，双上颌窦炎症，双颈部炎性小淋巴结，右肺下叶硬结灶，诊断多发骨破坏，骨转移癌。遂来我院就诊，为进一步诊治收入病房。患者自发病以来，精神可，饮食、睡眠可，体重无明显变化。

既往史：既往体健。

体格检查：体温36.3℃，脉搏84次/分。无皮疹，浅表淋巴结未触及肿大。心肺腹未见明显异常，双下肢无水肿。胸8椎压痛。

实验室检查：血常规、尿常规、肝肾功能未见异常。ESR 55mm/h，CRP 11.2mg/L。RF、抗CCP抗体（-），HLA-B27（-），ANA（-）。肿瘤标志物未见异常。结核感染T淋巴细胞酶联免疫斑点试验（T-SPOT.TB）（-）。血免疫固定电泳未见单克隆成分。

影像学检查：X线，示胸腰椎骨质增生，胸8椎楔形变。骶髂关节CT，示右侧骶髂关节骨质硬化，密度增高，关节间隙狭窄，部分关节间隙融合；左侧骶髂关节未见异常。胸锁关节CT，示双侧锁骨胸骨端、胸骨柄、胸骨体上部骨质密度增高，左侧胸锁关节局部融合性改变，右侧胸锁关节面毛糙。骨扫描，示双侧胸锁关节、胸骨、胸8椎体及右侧骶髂关节多发骨代谢增高。骨髓常规，未见明显异常。入院后反复追问病史，患者于10年前、2年前分别出现双手掌、双足底脓疱疹，持续1个月左右自愈，未诊治。

诊断与治疗：最终诊断为SAPHO（synovitis, acne, pustulosis, hyperostosis, osteitis）综合征，给予NSAID、雷公藤20mg每日3次治疗，2周后复查，背痛明显减轻，ESR 8mm/h，CRP 1.1mg/L。

病例2

患者，女性，27岁。因"左髋痛40天，加重1周"入院。

现病史：患者40天前无诱因出现左髋痛，活动后无减轻，无其他伴随症状，就诊于当地医院，X线示左侧髋臼下缘类圆形骨性致密影，给予"甘露醇"脱水治疗，无好转。随后给予外用药物治疗，无好转。之后应用"封闭治疗"，仍无减轻。1周前左髋疼痛加重，活动严重受限，伴左膝、左踝关节疼痛，无发热等不适，就诊我院，查CT，示双髋关节未见明显异常，左侧坐骨可见斑点状骨化影，增强扫描无强化。为进一步诊治收入我科。

既往史：既往体健。

体格检查：体温36.5℃，脉搏78次/分。无皮疹，浅表淋巴结未触及肿大。心、肺、腹未见明显异常，双下肢无水肿。左侧骶髂关节压痛，左膝、左踝关节压痛。左髋关节活动受限。

实验室检查：血常规、尿常规、肝肾功能未见异常。ESR 52mm/h，CRP 14.5mg/L。RF、抗CCP抗体（-），HLA-B27（-），ANA（-）。T-SPOT.TB（-）。

影像学检查：骶髂关节MRI，示左侧骶髂关节骨髓水肿。进一步追问病史，发病前曾进食羊肉，可疑低热，进一步查布鲁氏菌凝集试验（+）。

诊断与治疗：最终诊断为布鲁氏菌病，给予米诺环素、利福平、左氧氟沙星抗感染治疗，关节痛明显减轻。

病例3

患者，男性，15岁。因"腰部不适6个月，左髋疼痛1个月"入院。

现病史：患者6个月前打篮球扭伤后出现左侧腰部不适，伴左髋疼痛，夜间及晨起加重，活动后无缓解，当地就诊，查CRP正常，RF（-），HLA-B27（-）；X线片，示左髋关节未见异常，双侧骶髂关节炎；CT，示左髋关节积液，左侧髋臼骨骨膜反应；MRI，示左髋关节积液。考虑幼年强直性脊柱炎可能性大，但未予治疗。1个月前左髋疼痛加重，就诊我院，查ESR 18mm/h，CRP 4.0mg/L，HLA-B27（-），为进一步诊治收入院。

既往史：既往体健。

体格检查：体温36.2℃，脉搏96次/分。无皮疹，全身浅表淋巴结未触及肿大。心、肺、腹未见明显异常，双下肢无水肿。左侧4字试验（+）。

实验室检查：血常规、尿常规、肝肾功能未见异常。ESR 15 mm/h，CRP 5.36mg/L。RF、抗CCP抗体（-），HLA-B27（-），ANA（-）。T-SPOT.TB（-）。

影像学检查：MRI，示双侧骶髂关节炎性改变。左髋臼大片骨髓水肿，周围软组织弥漫水肿。CT，示左侧髋臼后上缘可见类圆形低密度影，直径约1cm，边界清晰，其内可见条形钙化，周围可见大片骨质硬化，左侧髂骨可见骨膜反应，首先考虑骨样骨瘤。骨肿瘤科会诊考虑为骨样骨瘤。

诊断与治疗：最终诊断为骨样骨瘤，转入骨肿瘤科进一步治疗。

分析与讨论

骶髂关节炎是脊柱关节炎的特征性表现，在诊断中扮演着重要角色。强直性脊柱炎1984年纽约修订标准中，X线骶髂关节炎是诊断的必备条件；2009年国际脊柱关节炎协会（ASAS）中轴型脊柱关节炎分类标准中，影像学提示的骶髂关节炎也是众多条目中的重要一项，不仅包括1984年纽约修订标准中的骶髂关节炎放射学改变，还首次将MRI提示的骶髂关节活动性炎症纳入标准中，这也体现了骶髂关节炎在脊柱关节炎诊断中的重要性。但上述3个病例给我们展示了一个共同的问题，就是骶髂关节炎并非脊柱关节炎所特有，也可见于其他情况，包括其他风湿性疾病，如第1例的SAPHO综合征；还有感染性疾病，如第2例的布鲁氏菌病；还可见于肿瘤性疾病，如第3例的髋关节骨样骨瘤。下面就这3个病例进行简要分析，并结合文献进行讨论。

第1例患者为55岁男性，背痛1个月，炎性指标升高，右侧骶髂关节炎，临床表现酷似脊柱关节炎。但仔细分析发现，患者发病年龄＞45岁，背痛特点为活动时加重，休息后缓解，而非炎性背痛特点，另外HLA-B27阴性，骶髂关节炎为单侧受累，上述特点并不支持脊柱关节炎。结合患者院外PET-CT结果，我们进一步针对受累部位进行检查，X线提示胸8椎楔形变；胸锁关节CT提示双侧锁骨胸骨端、胸骨柄、胸骨体上部骨质密度增高，左侧胸锁关节局部融合性改变，右侧胸锁关节面毛糙；骨扫描提示双侧胸锁关节、胸骨、胸8椎椎体及右侧骶髂关节多发骨代谢增高，均为SAPHO综合征的好发部位。反复追问病史，患者10年前、2年前分别出现双手掌、双足底脓疱疹，持续1个月自愈，未重视。最终诊断为SAPHO综合征。SAPHO综合征相对罕见，文献报道骶髂关节受累的发生率差别很大，从13%到52%不等，通常为单侧骶髂关节硬化，以髂骨侧为主，与本例患者相符。但另有研究纳入13例MRI显示骶髂关节炎的SAPHO综合征患者，认为骶髂关节病变多为双侧受累、骶骨侧为主，且新老病灶并存，较少引起关节强直。因目前研究病例数较少，采用的影像学评价方法不一，尚需收集更多临床资料进行总结。

第2例患者为27岁女性，病史40天，主要表现为左髋、左膝、左踝关节疼痛，炎性指标升高，左侧骶髂关节炎，临床表现具有脊柱关节炎的某些特征。但患者病史时间短，无炎性腰背痛、足跟痛、眼炎等其他脊柱关节炎的表现，HLA-B27阴性，骶髂关节炎为单侧受累，尚需除外其他诊断。进一步追问病史，患者发病前曾进食羊肉，可疑低热，故完善布鲁氏菌凝集试验，结果呈阳性，最终诊断布鲁氏菌病。骶髂关节炎在布鲁氏菌病骨关节受累中最为常见，多项研究报道骨关节受累的布鲁氏菌病患者中多数出现骶髂关节炎，以单侧受累为主。Kursun等报道骶髂关节炎与患者年龄相关，主要发生在15～35岁人群，与本例患者相符。布鲁氏菌病骶髂关节炎影像学表现无特异性，主要表现为骨髓水肿、骨质破坏、关节间隙变窄等，但脊柱关节炎引起的骶髂关节炎通常为双侧累及，且HLA-B27多阳性，有助于二者的鉴别。

第3例患者为15岁男性，腰部不适6个月、左髋疼痛1个月，存在双侧骶髂关节炎、左髋关节积液，当地医院初诊为幼年强直性脊柱炎，但患者左髋疼痛逐渐加重，故来我院。反复询问病史，尽管患者存在腰痛、左髋痛，夜间及晨起加重，但活动后无缓解，炎性指标正常，HLA-B27阴性，上述表现并非脊柱关节炎的典型特征。进一步完善MRI提示左髋臼大片骨髓水肿，周围软组织弥漫水肿，CT提示左侧髋臼后上缘类圆形低密度影，直径约1cm，其内可见条形钙化，周围可见大片骨质硬化，考虑骨样骨瘤。最终诊断为骨样骨瘤。这也提示我们影像学检查方法各有利弊，不能相互替代，MRI显示的大面积骨髓水肿可掩盖微小肿瘤，此时CT可显示出优势。

大量文献报道，骶髂关节炎非脊柱关节炎所特有，很多疾病均可出现骶髂关节受累，包括脊柱关节炎之外的其他风湿性疾病、感染、肿瘤等。王炎焱等报道509例骶髂关节炎患者，其中436例为脊柱关节炎，仍有73例（14.3%）为其他疾病所致，包括其他风湿性疾病，如退行性改变、SAPHO综合征、痛风等，还有感染、肿瘤及代谢性骨病等。黄正平等筛选出46篇文献，共104例误诊为强直性脊柱炎的患者，其中66例（63.5%）有骶髂关节炎，结果显示主要误诊为五大类疾病，包括感染性疾病、骨关节疾病、内分泌代谢疾病、血液系统疾病和肿瘤，提示应结合年龄、症状、体征、实验室检查以及影像学检查等综合分析，注意跨专科疾病的诊断和鉴别诊断。

综上所述，非脊柱关节炎引起的骶髂关节炎并不少见，尤其是对于HLA-B27阴性、高龄发病、单侧受累、NSAID无效，需引起高度警惕，不能轻易诊断为脊柱关节炎，以免引起严重后果，如感染或肿瘤性疾病误诊为脊柱关节炎并给予生物制剂治疗，会导致感染播散或延误治疗时机等不可逆的后果。因此，风湿免疫科医师应高度重视骶髂关节炎的鉴别诊断，避免误诊、误治。

参考文献

［1］Colina M，Govoni M，Orzincolo C，et al．Clinical and radiologic evolution of synovitis，acne，pustulosis，hyperostosis，and osteitis syndrome：a single center study of a cohort of 71 subjects［J］．Arthritis Rheum，2009，61（6）：813-821．

［2］Hayem G，Bouchaud-Chabot A，Benali K，et al．SAPHO syndrome：a long-term follow-up study of 120 cases［J］．Semin Arthritis Rheum，1999，29（3）：159-171．

［3］徐文睿，李忱，邵暇荔，等．SAPHO综合征患者骶髂关节病变的MRI表现［J］．磁共振成像，2017，8（6）：441-445．

［4］Gheita TA，Sayed S，Azkalany GS，et al．Subclinical sacroiliitis in brucellosis．Clinical presentation and MRI findings［J］．Z Rheumatol，2015，74（3）：240-245．

［5］Kursun E，Turunc T，Demiroglu Y，et al．Evaluation of four hundred and forty seven brucellosis cases［J］．Intern Med，2013，52（7）：745-750．

［6］王炎焱，赵征，张江林，等．骶髂关节炎509例临床资料分析［J］．中华内科杂志，2013，52（11）：924-927．

［7］黄正平，古洁若．影像学骶髂关节炎的鉴别诊断需密切结合临床特征［J］．中山大学学报（医学科学版），2015，36（1）：18-23．

（北京积水潭医院　李宏超）

专家点评

　　关节炎患者占风湿免疫科门诊量的半数以上，其中脊柱关节炎或强直性脊柱炎是较为常见的诊断。看似诊断较为简单，实则临床表型复杂，鉴别诊断仍具有挑战性。风湿免疫科医师已普遍知晓，骶髂关节炎是脊柱关节炎的特征性表现，X线骶髂关节炎是诊断强直性脊柱炎的必备条件。尤其2009年将MRI提示的骶髂关节活动性炎症纳入了ASAS中轴型脊柱关节炎分类标准；导致出现了对MRI提示的骶髂关节炎症过度关注的倾向，见"骶髂关节炎"则必为"脊柱关节炎或强直性脊柱炎"。

　　腰背痛及下肢关节肿痛、炎症指标升高，外加骶髂关节炎，不是脊柱关节炎或强直性脊柱炎所独有的临床表现。临床上并不少见的SAPHO综合征、布鲁氏菌病、骨样骨瘤等，同样可以累及骶髂关节及下肢关节肿痛；收集完整的临床资料和全面的查体显得尤为重要。

　　因此，临床上仍需不断提高对影像学检查的"骶髂关节炎"的认识，HLA-B27阴性者更应仔细甄别出"李逵与李鬼"，提高诊断的准确性和治疗的针对性。

（北京积水潭医院　宋　慧）

7 神出鬼没的关节痛
——反复关节肿痛

病历摘要

患者，男性，61岁。因"反复关节肿痛20年"入院。

现病史：患者20年来反复发作关节肿痛，全身多关节受累，包括双侧肩锁关节、双肩关节、双肘关节、双腕关节、双膝关节、双踝关节，发作特点为无明显诱因急性发作，游走性，双侧关节可以不同时发作，应用镇痛药物可缓解，停药后再加重。病程中无发热、皮疹、肌痛、肌无力，无口干、眼干，无运动及感觉异常等。

既往史、个人史、家族史：无特殊。

体格检查：脊柱、四肢无畸形，右肩锁关节及右腕关节压痛，无肿胀，活动度正常。四肢肌力、肌张力正常。全身浅表淋巴结未及肿大，心律齐，未及杂音，双肺呼吸音清。腹部平坦，无压痛、反跳痛，肝脾未及，双下肢不肿。

实验室检查：血常规、尿常规、肝肾功能、肌酶、电解质均正常，血尿酸378μmol/L（参考范围＜420μmol/L）（多年反复查血尿酸正常）。ESR 45mm/h（参考范围0～20mm/h）（多年间曾数次复查均正常），CRP 6mg/L（参考范围＜8mg/L）。ANA、抗ds DNA抗体、抗ENA谱、免疫球蛋白、补体、RF、抗CCP抗体正常。HLA-B27正常。血、尿免疫固定电泳未见异常，肿瘤筛查未见异常。T-SPOT. TB阴性。

影像学检查：胸部CT、腹部B超未见异常。双手、双肩、双膝X线未见异常。骶髂关节CT未见异常。腕关节超声，示关节腔内片状高回声影（外院）。双膝关节超声，示双侧股骨髁透明软骨内部可见线样高回声带，双膝关节外侧半月板内点片状高回声影。双腕、双肩锁关节超声，示双侧尺腕关节及双侧肩锁关节，三角纤维软骨内可见点片状高回声影。双肘、双肩关节超声，示双肘肱骨下端及双肩肱骨头表面透明软骨内部，可见线样高回声条带。

诊断与治疗：考虑诊断为焦磷酸钙沉积症（CPPD），给予秋水仙碱0.5mg 每日 3 次，而后关节疼痛明显好转。随访 2 年，患者关节肿痛发作明显减少。

分析与讨论

患者中老年男性，慢性病程，以发作性、反复性多关节肿痛为特点，全身多关节受累，双侧均有发作，辅助检查提示 ESR 轻度升高，双手、双肩、双膝 X 线未见明显异常，腕关节超声提示关节腔内片状高回声影。进一步分析多关节肿痛病因：①类风湿关节炎，患者双侧关节、腕关节受累，累及超过 3 个关节区，但患者关节炎为发作性，非持续性，并且血清学阴性、X 线未见骨质破坏，不支持诊断；②痛风，患者每次均为急性发作性关节肿痛，但反复查血尿酸正常，不支持诊断；③回纹型风湿症，患者有反复发作性特点，关节痛呈游走性，需考虑，但不能解释关节超声显示腕关节腔片状高回声影；④副肿瘤综合征，患者关节肿痛病程较长，肿瘤筛查未见异常，不支持。患者临床表现急性发作性关节肿痛，超声提示双肘、双肩、双膝关节透明软骨内部线样高回声条带；双肩锁、双腕、双膝半月板，纤维软骨内点片状高回声影。因此患者最终诊断 CPPD。

CPPD，俗称"假性痛风"，是一种以痛性关节炎为主要特征的疾病，在炎性关节病中排名第三位。相关风险因素包括高龄、骨关节炎、既往关节创伤病史、代谢性疾病（如原发性甲状旁腺功能亢进症、低镁血症）以及阳性家族史等。

CPPD 患者焦磷酸钙往往沉积在关节的纤维软骨或透明软骨中，根据临床表现不同，可以分为以下四种亚型：①无症状 CPPD，无明显临床症状发作，往往通过偶然的影像学检查发现；②CPPD 合并骨关节炎（OA），关节同时具有CPPD和OA两种特征，影像学及组织学证实；③急性晶体性关节炎，急性发作，自限性滑膜炎（又称假性痛风）；④慢性晶体性炎性关节病，以慢性关节炎为主要表现。

2015年欧洲抗风湿病联盟（EULAR）还对于CPPD的诊断做出了11条推荐。

推荐一：虽然常表现为无症状，CPPD还可以表现为合并OA以及急慢性关节炎几种亚型。少见情况还可表现为肌腱炎、腱鞘炎、滑囊炎或脊柱受累等。

推荐二：急性关节炎型最常见临床特点为快速进展性关节红肿、疼痛，6～24小时达峰。

推荐三：常见受累关节包括膝、腕及肩关节。超过65岁老年人，X线提示软骨钙化需高度怀疑CPPD。

推荐四：CPPD合并OA与单纯OA相比，炎症症状及体征更明显，分布部位不典型（桡腕关节、腕骨间关节、盂肱关节、中足部等），有更加明显的骨赘形成。

推荐五：慢性晶体性关节炎型表现为慢性寡关节炎或多关节炎，间断伴随有全身性炎症（ESR和CRP升高），需要与类风湿关节炎和其他慢性炎性关节病鉴别。

推荐六：CPPD确诊需要在滑液内或是活检组织内找到焦磷酸盐结晶（平行六面体或是双折光结晶），诊断敏感度为0.95（95% CI 0.92～1.02），特异度为0.86（95% CI 0.80～0.93）。

推荐七：对于老年患者，未明确诊断的炎性关节病，尤其是膝关节或腕关节受累，常规推荐滑液标本找结晶检查（焦磷酸盐结晶）。

推荐八：X线提示软骨钙化支持CPPD诊断，但X线未发现软骨钙化不能除外CPPD诊断。CPPD患者中软骨钙化的发生率文献中报道29%～93%，X线诊断CPPD敏感度及特异度均较低。

推荐九：超声可以证实外周关节CPPD，典型表现为透明软骨内细线状高回声，或是纤维软骨内点片状高回声，敏感度及特异度均高于X线。文献中关于膝关节超声诊断滑液证实CPPD的敏感度为0.87（95% CI 0.69～1.04），特异度为0.96（95% CI 0.90～1.03）。

推荐十：急性关节炎可能与败血症同时发生，当怀疑存在感染时，需要做病原学检查。

推荐十一：需要评价CPPD患者危险因素和相关合并症，包括OA、既往关节外伤史、代谢性疾病（血色病、原发性甲状旁腺功能亢进症、低镁血症）以及阳性家族史等。

治疗上，急性期应注意适当休息。控制症状可选用NSAID，当NSAID效果不好时，可选用秋水仙碱。除了口服药物治疗外，还可以考虑局部治疗，从病变关节腔内抽液可缓解症状。反复发作者，还可向关节腔内注射糖皮质激素。

此病例提示我们，对于年龄较大、反复发作性、血清学阴性的炎性关节病患者，需考虑CPPD可能，关节滑液找到双折光焦磷酸钙结晶可以确诊。X线可见软骨钙化支持CPPD诊断，但X线未发现软骨钙化不能除外CPPD诊断。超声典型表现为透明软骨内细线状高回声，或是纤维软骨内点片状高回声，敏感度及特异度均高于X线。对于高度怀疑CPPD，无关节积液，放射学阴性，推荐应用关节超声，并筛查所有曾有症状部位。

参考文献

［1］Salaffi F，De Angelis R，Grassi W. Prevalence of musculoskeletal conditions in an Italian population sample：results of a regional community-based study. I. The MAPPING study ［J］. Clin Exp Rheumatol，2005，23（6）：819-828.

［2］Doherty M，Dieppe P. Crystal deposition disease in the elderly ［J］. Clin Rheum Dis，1986，12（1）：97-116.

［3］Ryan LM，McCarty DJ. Calcium pyrophosphate crystal deposition disease，pseudogout，and articular chondrocalcinosis ［J］. In：Koopman W. ed. Arthritis and Allied Conditions：A textbook of Rheumatology. Baltimore，MD：Williams and Wilkins，1997：2103-2126.

［4］Gerster JC，Lagier R，Boivin G. Achilles tendinitis associated with chondrocalcinosis ［J］. J Rheumatol，1980，7（1）：82-88.

［5］Gerster JC，Lagier R. Upper limb pyrophosphate tenosynovitis outside the carpal tunnel ［J］. Ann Rheum Dis，1989，48（8）：689-691.

［6］ Jean CG，René L，Georges B. Olecranon bursitis related to calcium pyrophosphate dihydrate crystal deposition disease. Clinical and pathologic study［J］. Arthritis Rheum，1982，25（8）：989-996.

［7］ Salcman M，Khan A，Symonds DA. Calcium pyrophosphate arthropathy of the spine：case report and review of the literature［J］. Neurosurgery，1994，34（5）：915-918.

［8］ Doherty M，Watt I，Dieppe PA. Localised chondrocalcinosis in post-meniscectomy knees［J］. Lancet，1982，1（8283）：1207-1210.

［9］ Arveux I，Strutynsky C，Camus A，et al. Acute articular chondrocalcinosis episodes in the elderly subject. On a prospective evaluation in short-stay geriatric care and a literature review［J］. Revue Geriatr，1999，24：63-68.

［10］ Louthrenoo W，Sukitawut W. Calcium pyrophosphate dihydrate crystal deposition：a clinical and laboratory analysis of 91 Thai patients［J］. J Med Assoc Thai，1999，82（6）：569-576.

［11］ Ledingham J，Regan M，Jones A，et al. Factors affecting radiographic progression of knee osteoarthritis［J］. Ann Rheum Dis，1995，54（1）：53-58.

［12］ Lumbreras B，Pascual E，Frasquet J，et al. Analysis for crystals in synovial fluid：training of the analysts results in high consistency［J］. Ann Rheum Dis，2005，64（4）：612-615.

［13］ Martínez Sanchis A，Pascual E. Intracellular and extracellular CPPD crystals are a regular feature in synovial fl uid from uninfl amed joints of patients with CPPD related arthropathy［J］. Ann Rheum Dis，2005，64（12）：1769-1772.

［14］ Filippou G，Frediani B，Gallo A，et al. A "new" technique for the diagnosis of chondrocalcinosis of the knee：sensitivity and specifi city of high-frequency ultrasonography［J］. Ann Rheum Dis，2007，66（8）：1126-1128.

［15］ Shah K，Spear J，Nathanson LA，et al. Does the presence of crystal arthritis rule out septic arthritis?［J］ J Emerg Med，2007，32（1）：23-26.

（北京大学第一医院　耿　研）

专家点评

　　关节炎是最常见的临床问题之一，表现为关节的红、肿、热、痛、功能障碍，严重者可以导致残疾，严重影响患者的生活质量。可能导致关节炎的病因有上百种，不同原因的关节炎有时临床表现不典型，实验室指标无提示，传统影像学不具有特异性，因此诊断具有很大的挑战性。本例老年患者20年病史，以反复发作性、游走性多关节肿痛为特点，血尿酸、ESR轻度升高，自身抗体谱、肿瘤相关检查未见异常，双侧手、肩、膝关节X线均未见异常。该患者如果在10年前就诊，风湿免疫科医师一定会因为缺乏特异性信息、诊断不清而挠头。10年后的今天，我们幸而有了肌肉骨骼超声这一"神器"，帮我们揭开了关节里隐藏的"秘密"。

患者的关节超声显示出两种病变图像：①关节透明软骨内部线样高回声带；②三角纤维软骨内点片状高回声影。具有一定肌肉骨骼操作经验的风湿免疫科医师能够一眼辨识出这种特征性的超声病变，并抓出"CPPD"这一真凶。

2015年EULAR关于CPPD的诊断给出了11条推荐，从推荐中我们可以发现，关节滑液找到双折光焦磷酸钙结晶是金标准，但临床实践中阳性率不高，帮助有限。X线对CPPD诊断的敏感度和特异度均较低，然而超声诊断的敏感度及特异度均较高，分别为87%和95%。肌肉骨骼超声作为新型影像学工具，对于鉴别关节炎的病因，尤其对诊断CPPD具有独特且不可替代的价值。

值得大家借鉴的是，对于不明原因关节炎的患者，我们要想到CPPD的可能性，及早行关节超声检查，并对全身多关节进行筛查，以便早期识别、早期干预、控制症状、改善预后。

（北京大学第一医院　张卓莉）

8 第三只眼看痛风

病历摘要

病例1

患者，男性，78岁。因"多关节肿痛5年，加重15天"入院。

现病史：5年前无明显诱因出现双手掌指关节、近端指间关节、双腕关节肿痛，伴双手晨僵，对症治疗后症状可好转，后间断发作并逐渐出现双腕关节屈伸功能受限。当地医院诊断为类风湿关节炎，给予醋酸泼尼松、雷公藤多苷等药物治疗，治疗后关节肿痛好转。患者一直正规应用以上药物，关节肿痛仍反复发生，入院前15天无明显诱因再次出现以上关节急性肿痛。

既往史：心功能不全、心律失常、高尿酸血症病史10余年。

辅助检查：血常规未见明显异常。尿常规+沉渣，尿pH 5.0，余未见明显异常；血尿酸402μmol/L，ESR 105mm/h，CRP 11.5mg/L，免疫球蛋白、肿瘤标志物未见明显异常；自身抗体、ANA、抗ENA抗体谱阴性，抗CCP抗体、AKA、APF、RF均为阴性。双手双能CT检查（图1-10），示双手近端指间关节、掌指关节、腕关节可见绿色伪彩。

诊断与治疗：明确诊断为痛风性关节炎。给予秋水仙碱抗炎治疗，关节肿痛明显好转，加服非布司他40mg/d降尿酸治疗，1周后复查血尿酸300μmol/L。患者定期于我科门诊随诊，病情控制良好。

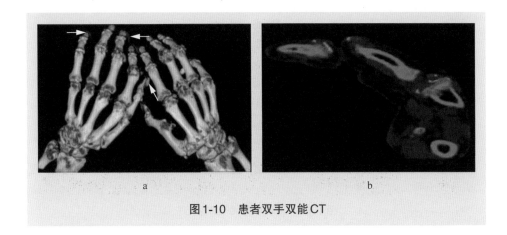

图 1-10　患者双手双能 CT

病例2

患者，男性，73岁。因"双膝疼痛2年，加重1周"入院。

现病史：2年前无诱因出现膝关节疼痛，活动时明显，休息时缓解，曾有膝关节积液。在外院行双膝关节X线、膝关节CT检查均提示膝关节退行性改变，诊断为骨性关节炎并给予治疗，但效果不佳。1周前无诱因出现膝关节肿痛加重，就诊于我科门诊。

既往史：有脑梗死、间断血尿酸升高病史。

体格检查：双膝关节肿胀，皮温略高，压痛阳性，浮髌试验（＋），屈伸功能略受限。

辅助检查：血常规正常。尿常规+沉渣，尿pH 5.5；血生化，血尿酸465.4μmol/L，血肌酐100.6μmol/L，ESR 35mm/h。双膝关节超声，示关节积液伴滑膜增厚。双膝关节双能CT检查（图1-11），示膝关节周围绿色伪彩。

诊断与治疗：明确诊断为痛风性关节炎。膝关节穿刺给予注射复方倍他米松注射液1ml，同时行碱化尿液、抗炎镇痛治疗，关节症状缓解后给予别嘌醇降尿酸治疗。患者病情控制良好。

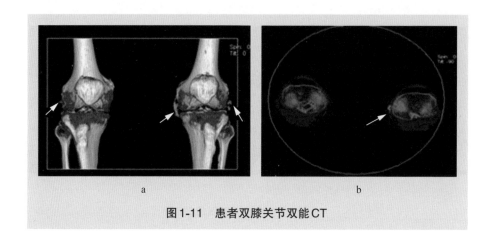

图1-11　患者双膝关节双能CT

病例3

患者，男性，21岁。因"间断发作性关节肿痛3年，左髋疼痛3天"入院。

现病史：3年前高嘌呤饮食后出现左踝关节肿痛，当地医院实验室检查报告尿酸高，诊断为痛风性关节炎，间断口服苯溴马隆及秋水仙碱治疗，未规律复诊，逐渐出现左手第2近端指间关节（PIP2）、右手第5近端指间关节（PIP5）痛风石。3天前高嘌呤饮食后出现左髋关节疼痛，行走时明显，伴腰背痛，无反复眼炎及足跟痛，无腹痛、腹泻，无尿频、尿急等其他伴随症状。

既往史：半年前因左手PIP2痛风结节在外院手术治疗。

体格检查：左髋压痛，左侧4字试验阳性。

辅助检查：血常规未见明显异常。尿常规+沉渣，尿pH 5.0、余未见明显异常；血尿酸633.4μmol/L，ESR 19mm/h，CRP 35.2mg/L；自身抗体，ANA、抗ENA抗体谱、抗CCP抗体、AKA、APF均为阴性。HLA-B27（－）。骶髂CT、MRI未见明显异常。髋关节双能 CT 检查（图1-12），示耻骨联合、股骨颈、股骨大转子周围以及左侧骶髂关节可见绿色伪彩分布（白色箭头所示部位）。

诊断与治疗：诊断为痛风性关节炎。给予秋水仙碱抗炎镇痛，同时给

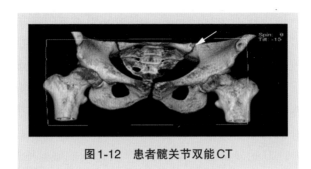

图1-12　患者髋关节双能CT

予苯溴马隆降尿酸治疗，患者髋关节疼痛明显缓解，定期门诊随诊，其血尿酸水平控制在360μmol/L左右，未再出现关节疼痛。

分析与讨论

　　痛风性关节炎是由于尿酸盐晶体沉积在关节及其周围软组织而引起的一种晶体性关节炎。典型的临床特征有助于痛风性关节炎的诊断，但临床上经常遇到某些疾病与痛风性关节炎的临床表现类似或与之合并存在，比如感染性关节炎、类风湿关节炎、银屑病关节炎等。

　　此时要做出痛风性关节炎的诊断则需依赖于尿酸盐晶体的检出，临床上常采用偏振光显微镜在关节穿刺液或痛风石内容物中查找尿酸盐晶体。但是，这种方法存在一定局限：①目前在医疗单位偏振光显微镜并不普及；②关节穿刺为有创性操作，部分患者不配合。文献报告，临床上关节穿刺术仅应用于17%的患者；③并非所有的痛风患者都有典型的痛风石产生，若受累关节为小关节则取材困难；④因尿酸盐晶体可仅沉积于韧带、肌腱等软组织部位，因此关节腔穿刺取到的标本并不一定含有尿酸盐晶体。Swan等研究发现，在急性痛风性关节炎发作时，行关节穿刺的患者中有25%的患者的关节液检查为阴性。

　　以上多种因素限制了该方法的普遍应用。另外，虽然临床上常根据临床症状，血、尿中尿酸盐水平的测定及常规影像学检查（如X线、MRI、B超等）协助诊断。但是痛风的临床症状趋于不典型，而高尿酸血症并非痛风的确诊依据，因为仅有少部分的高尿酸血症患者才发展为痛风，且部分急性发作期患者的血尿酸浓度可为正常水平。此外，痛风性关节炎早期的常规影像学表现并不典型，首发及早期急性痛风性关节炎患者可仅表现为软组织肿胀，多数长期痛风患者只有软组织结节，一般不影响正常骨结构及关节间隙，然而 X 线、常规 CT 仅能显示关节结构的改变，对于以上早期改变的诊断价值有限。当应用B超对受累关节进行检查时，"双边征"可代表尿酸盐沉积，但此征象对于痛风性关节炎诊断的敏感度较低。

MRI目前也用于痛风性关节炎的诊断，但它所显示的痛风石特征不能提供足够特异度的诊断。由此可知，以上检查手段在证实尿酸盐沉积方面均没有很好的敏感度及特异度。这些也造成了对不典型痛风诊断的困难。

双能CT成像技术是目前唯一一种可以对化学成分进行成像的医学影像检查手段，可将钙盐与尿酸盐区分及鉴定出来。此项技术具有无创、直观以及良好的敏感度及特异度的优势，逐渐成为一种重要的诊断痛风性关节炎的方法。在应用此方法所得到的CT图像上，尿酸盐多以绿色标记，称为"绿色伪彩"。国内外多项研究已经证实，双能CT对于诊断痛风性关节炎具有很好的敏感度及特异度。基于目前的相关研究，2015年 ACR/EULAR 痛风性关节炎新的分类标准也将双能CT发现的尿酸盐晶体沉积纳入了其中。

我们利用双能CT在痛风性关节炎诊断中的优势，在临床上应用此项技术明确诊断了多例因临床表现不典型而被长期误诊为其他疾病的痛风性关节炎患者。

病例1患者以外周关节对称性肿痛伴双手晨僵为主要表现，同时患者ESR、CRP等炎性指标升高明显，以上表现很容易被医师误诊为类风湿关节炎。但按照类风湿关节炎给予患者慢作用抗风湿药物治疗时效果不佳，不支持为类风湿关节炎。追问病史，发现患者长期有高尿酸血症。此时怀疑为慢性痛风性关节炎，检查发现血尿酸明显升高，双能CT检查显示双手多关节部位尿酸盐沉积。确诊为痛风性关节炎。

病例2患者表现为双膝机械性疼痛，关节X线或CT检查显示膝关节退行性改变，临床医师很容易诊断为双膝骨性关节炎。但按膝关节炎治疗效果不佳。追问病史发现患者间断血尿酸升高，而本次起病表现为关节红、肿、热、痛，且有积液。考虑痛风性关节炎可能性大，检查发现血尿酸升高，双能CT检查显示膝关节周围大量尿酸盐沉积，明确诊断为痛风性关节炎。

病例3患者既往诊断为痛风性关节炎，未正规治疗。近期出现髋关节疼痛伴炎性腰背痛。结合患者起病年龄及临床表现首先考虑是否为脊柱关节病，进行了一系列检查，最终排除了此病。因有文献报告，尿酸可以沉积于腰椎等部位，故考虑患者是否在骶髂关节及髋关节也存在尿酸盐沉积，为患者进行了双能CT检查，证实以上部位存在尿酸盐沉积。

总结病例1、病例2不难发现，老年痛风性关节炎患者起病可用双能CT技术发现尿酸盐晶体，以诊断痛风性关节炎的敏感度不典型，甚至有些患者可以隐匿起病、多关节起病。病例3提示，尿酸除容易沉积于常见部位如第一跖趾关节外，还可沉积于腰椎、骶髂关节、髋关节等部位。但是，不难发现，这些患者虽症状不典型，但都存在长期控制不佳的高尿酸血症。所以，当在临床上遇到以关节肿痛为表现的患者尤其是中老年患者时，如果患者存在长期控制不佳的高尿酸血症，且其他关节炎如骨性关节炎、类风湿关节炎、脊柱关节病等诊断依据不足，或按其他关节炎治疗效果不佳时，一定要考虑是否存在痛风性关节炎的可能性，此时可为患者进行双能CT检查辅助诊断。

但应该注意，在应用此项技术检查过程中，经常会发现在痛风性关节炎患者的趾甲和/或皮肤（如趾垫、足垫）部位有时会出现绿色伪彩。例如，病例1患者在箭头所示处可见到指甲部位存在绿色伪彩（图1-10），而病例2患者在箭头所示处也存在绿色伪彩（图1-11），这些部位的伪彩是否代表尿酸盐的沉积目前意见仍不统一。Glazebrook等学者认为以上部位出现的绿色伪彩为软组织伪影。而邱玲玲对趾甲、皮肤（趾垫或足垫）、跟腱等临床易产生疑问部位分别进行了分析，结果显示绿色伪彩对痛风诊断具有一定的敏感度及特异度。作者认为趾甲及皮肤（趾垫或足垫）中出现绿色伪彩不能只作伪影处理，其对临床诊断也有一定的指导意义。我们认为出现在以上部位的绿色伪彩为假阳性表现。当然，皮肤等部位出现绿色伪彩的临床意义还需进一步设计非痛风患者或健康患者对照组进行研究。同样，在临床过程中也会遇到确诊为痛风性关节炎的患者在受累关节部位行双能CT扫描时未显示尿酸盐沉积，即假阴性。目前对于假阴性的解释是在痛风性关节炎早期阶段，受累部位局部仅有尿酸盐晶体，还未形成痛风石，此时只有通过偏振光显微镜才有可能发现。即使随着疾病进展，在受累部位形成了痛风石，但如果痛风石体积过小，则也无法通过CT发现，双能CT所能发现的痛风石通常需要大于2mm。至于双能CT对人体的辐射剂量，文献报告，对于体型较小或中等的患者，双源双能CT扫描与单源CT相比并不会明显增加患者接受的辐射剂量。每个解剖区域患者接受的辐射剂量约为0.5mSv。每例患者所有外周关节全部扫描的总辐射剂量为2～3mSv。这等于每人每年接受自然辐射源的平均剂量（2.4mSv）。所以双源双能CT技术仍可被认为是一种无创性检查技术。

应用双能CT技术可直观、无创地显示尿酸盐晶体的沉积，多项研究已经证实了其具有很好的敏感度与特异度。尤其是对起病不典型或伴有与痛风临床表现类似的疾病，此项技术可帮助鉴别诊断，但仍需要注意假阴性及假阳性的情况。

参考文献

［1］Agudelo CA，Wise CM．Gout：diagnosis，pathogenesis，and clinical manifestations［J］．Curr Opin Rheumatol，2001，13（3）：234-239.

［2］Monu JU，Pope TL．Gout：a clinical and radiologic review［J］．Radiol Clin North Am，2004，42（1）：169-184.

［3］Resnick D．Gouty arthritis．In：Resnick D，ed．Diagnosis of bone and joint disorders［M］．4th ed．Philadelphia，PA：Saunders，2002：1519-1559.

［4］Hoskison TK，Wortmann RL．Advances in the management of gout and hyperuricemia［J］．Scand J Rheumatol，2006，35（4）：251-260.

［5］Kuo YJ，Chiang CJ，Tsuang YH．Gouty arthropathy of the cervical spine in a young adult［J］．J Chin Med Assoc，2007，70（4）：180-182.

［6］Swan A，Amer H，Dieppe P．The value of synovial fluid assays in the diagnosis of joint disease：a literature survey［J］．Ann Rheum Dis，2002，61（6）：493-498.

［7］McCarty DJ．Gout without hyperuricemia［J］．JAMA，1994，271（4）：302-303.

［8］Logan JA，Morrison E，McGill PE．Serum uric acid in acute gout［J］．Ann Rheum Dis，1997，56（11）：696-697.

［9］ Schlesinger N，Baker DG，Schumacher HR．Serum urate during bouts of acutegouty arthritis［J］．J Rheumatol，1997，24（11）：2265-2266．

［10］ Roddy E，Doherty M．Epidemiology of gout［J］．Arthritis Res Ther，2010，12（6）：223．

［11］ Grassi W，Meenagh G，Pascual E，et al."Crystal clear"—sonographic assessment of gout and calcium pyrophosphate deposition disease［J］．Semin Arthritis Rheum，2006，36（3）：197-202．

［12］ Schumacher HR，Becker MA，Edwards NL，et al．Magnetic resonance imaging in the quantitative assessment of gouty tophi［J］．Int J Clin Pract，2006，60（4）：408-414．

［13］ Thiele RG，Schlesinger N．Diagnosis of gout by ultrasound［J］．Rheumatology（Oxford），2007，46（7）：1116-1121．

［14］ Thiele RG．Role of ultrasound and other advanced imaging in the diagnosis and man agement of gout［J］．Curr Rheumatol Rep，2011，13（2）：146-153．

［15］ Perez-Ruiz F，Naredo E．Imaging modali ties and monitoring measures of gout［J］．Curr Opin Rheumatol，2007，19（2）：128-133．

［16］ Nicolaou S，Yong-Hing CJ，Galea-Soler S，et al．Dual-energy CT as a potential new diagnostic tool in the management of gout in the acute setting［J］．AJR Am J Roentgenol，2010，194（4）：1072-1078．

［17］ Parikh P，Butendieck R，Kransdorf M，et al．Detection of lumbar facet joint gouty arthritis using dual-energy computed tomography［J］．J Rheumatol，2010，37（10）：2190-2191．

［18］ Glazebrook KN，Guimaraes LS，Murthy NS，et al．Identification of intraarticular and periarticular uric acid crystals with dual-energy CT：initial evaluation［J］．Radiology，2011，261（2）：516-524．

［19］ Schlesinger N，Baker DG，Schumacher HR．Serum urate during bouts of acute gouty arthritis［J］．The Journal of Rheumatology，1997，24（11）：2265-2266．

［20］ Glazebrook KN，Kakar S，Ida CM，et al．False-negative dual-energy computed tomography in a patient with acute gout［J］．J Clin Rheumatol，2012，18（3）：138-141．

［21］ Peng J，Zhang LJ，Wu XS，et al．A Preliminary study of dual energy virtual non-contrast CT of dual CT in upper abdomen［J］．J Clin Radiol，2009，28（12）：1680-1684．

［22］ Zheng L，Zhou CS，Zhang LJ，et al．Preliminary Experience of dual source，dual energy CT in detection of gout［J］．J Chin Clin Med Imaging，2011，22（2）：105-107．

（北京市顺义区医院　梁　波）

专家点评

　　随着痛风患者的日渐增多，临床工作中不典型痛风并不少见，而其不典型可以表现在症状、血清学及影像学检查等方面。因此，这样一个看似简单的疾病却很可能出现误诊、漏诊的现象。

　　近些年得益于医学影像学的发展，目前双源双能CT技术（双能CT）以其独特的成像原理及相应的后处理软件，可很直观地为我们呈现痛风患者受累关节局部尿酸盐晶体的沉积、沉积的部位及体积，而通过治疗前后的尿酸盐晶体体积变化的对比还可以作为我们评价降尿酸治疗效果的工具。

　　作者通过对三个不同的病例为我们直观地展示了双能CT在痛风诊断中的应用价值。我们可以看到，前2例患者分别诊断为膝骨关节炎、类风湿关节炎，给予相应治疗后效果不佳，关节炎仍反复发作。此时，作者对患者的诊断产生了怀疑，依据患者关节受累表现及其存在的高尿酸血症考虑痛风可能性大。而第3例患者表现为炎性下腰痛，此时临床上很容易考虑到脊柱关节病，但做骶髂关节CT及HLA-B27等检查并不支持脊柱关节病，结合患者既往存在痛风病史，怀疑患者下腰痛可能为痛风的骶髂关节受累。作者最后均对3例患者相应关节受累部位进行了双能CT的检查，使我们很直观地看到关节局部尿酸晶体的沉积，最终确诊痛风。因此，我们可以说双能CT在这些不典型病例的诊断中起到了"四两拨千斤"的作用。

　　但临床上任何辅助检查均无绝对敏感度及绝对特异度，通过临床观察以及文献复习我们可以看到，双能CT也存在假阳性及假阴性的情况。因此，我们要谨慎地阅读双能CT的结果，在痛风的诊断过程中综合分析、客观分析，应用好我们手中的各种武器，更好地服务于患者。

（北京顺义区医院　刘晓敏）

9　关节痛、关节肿物、骨质侵蚀

病历摘要

患者，女性，48岁。因"间断左肩关节疼痛3年余，加重3个月"入院。

现病史：患者3年前无明显诱因出现间断左肩剧痛，无明显红肿，伴活动受限，服用"颈肩腰腿疼痛胶囊"15～30分钟可缓解。3个月前停药后处出现左肩关节疼痛加重，发作较前频繁，且持续时间增加，疼痛发作间歇期仍有肩部沉重感。1个月前患者就诊外院行肩关节X线、CT及MRI提示"左侧肩锁关节恶性肿瘤可能性大"，行肩关节肿物穿刺术，病理考虑"间叶源性肿瘤"。后经第三方医院会诊考虑肿瘤证据不足，此后患者规律双氯芬酸治疗效果不佳。患者为求进一步诊治收入我科。辅助检查示血、尿、便常规正常，血生化示尿酸428μmol/L，甲状腺功能、甲状旁腺功能均正常，肿瘤标志物阴性。肩关节正侧位，示左肩峰及左锁骨远端改变，左肩关节退行性改变；左肩关节增强CT，示左侧肩锁关节恶性肿瘤可能；全身骨显像，示左锁骨肩峰端骨代谢异常，首先考虑恶性病变，其余诸骨未见明显骨转移征象。左肩部结节病理（外院1），可见异型间叶细胞，考虑间叶源性肿瘤；左肩部结节病理会诊意见（外院2），切片组织主要表现瘤样软骨母细胞样细胞增生伴絮状钙化样结构，其中可见结晶结构，诊断肿瘤依据不足，首先考虑假性痛风，肿瘤样钙质沉着症待除外。

既往史：慢性乙型肝炎、淋巴结核病史。

体格检查：心、肺、腹查体无特殊，左肩肌肉萎缩，肩锁关节明显压痛。

辅助检查：入院后复查血常规、生化均无特殊，自身抗体、肿瘤标志物阴性，血清铁、总铁结合力、不饱和铁结合力均正常，铁蛋白轻度升高179.3μg/L。左肩关节超声，示左侧肩锁关节不规则实性包块伴局部肩峰及锁骨骨质破坏——性质待定，左侧肩锁关节囊膨隆；左肩关节MRI，示左肩锁关节见占位性病变，大小42mm×34mm×19mm，呈T1低信号，T2高低信号混杂信号影，增强后病变呈不均强化，肩峰及锁骨骨质侵蚀、破坏。影像诊断为左侧肩锁关节占位性病变，考虑软骨源性肿瘤或滑膜来源的肿瘤可能性大，左肩冈上肌腱变性、损伤。病理切片再次请我院病理科会诊，组织可见钙质沉积及晶体结构，周围见组织反应性增生，结合再次切片染色检查，符合焦磷酸钙沉积症（CPPD）。患者再次于肿瘤医院活检病理回报为晶体性关节炎。

诊断与治疗：考虑肿瘤样CPPD可能性大，由于肿物局部切除对患者创伤较大，经讨论给予秋水仙碱0.5mg每日1次、甲氨蝶呤7.5mg每周1次、泼尼松5mg每日1次治疗，患者关节疼痛较前改善。

分析与讨论

患者为中年女性，慢性病程急性发作，间断左肩关节疼痛3年余，可自行缓解，NSAID效果欠佳。影像学提示左肩锁关节不规则包块伴骨质破坏。活检组织HE染色提示大量钙质沉积，可见晶体样结构，伴周围组织反应性增生。鉴别诊断考虑：①骨肿瘤，如恶性肿瘤肿瘤样钙质沉着或良性滑膜软骨瘤病，肿瘤样钙质沉着与CPPD位置类似，但其常见于青少年或年轻患者，且钙化组织无晶体样结构，其主要成分为羟磷灰石。该患者为中年女性，多次活检可见晶体样结构，未见肿瘤细胞，不支持该诊断。②血色病性骨关节病，常见于老年人，男性多见，可累及肩关节，起病时可有急性疼痛，伴关节活动障碍，并持续加重，受累关节可有骨赘形成、骨侵蚀、囊肿形成，关节液内可有二羟焦磷酸钙沉积。但该患者血清铁及转铁蛋白饱和度均正常，组织病理学检查可见大量钙质沉着，不支持该诊断。③CPPD。患者为中年女性，单关节受累，影像学提示关节骨质破坏伴局部肿物形成，活检组织病理学检查可见晶体及大量钙质沉着，考虑诊断肿瘤样CPPD。

CPPD，曾称假性痛风，是指二羟焦磷酸钙沉积于关节软骨、纤维软骨、韧带和肌腱等无血管致密组织的基质所引起的一系列疾病。本病常见于中老年，以女性更常见，可为家族性或散发性，也可继发于代谢性疾病，如血色病、甲状旁腺功能亢进症。其临床表现多种多样，根据2010年EULAR的诊疗指南，其临床类型可分为：①无症状CPPD，患者无临床症状，表现为单纯的软骨钙化或骨关节炎合并软骨钙化；②骨关节炎型CPPD，关节内除二羟焦磷酸钙沉积外，还具有骨关节炎的影像学或组织学表现；③急性焦磷酸钙晶体性关节炎，呈急性发作并有自限性，关节内有焦磷酸钙沉积的证据；④慢性焦磷酸钙晶体性关节炎，和CPPD相关的慢性炎症性关节炎。而肿瘤样CPPD非常罕见，该分类并没有单独列出，目前国外报道仅20余例，国内仅台湾省报道1例以急性钙化性肌腱炎起病的肿瘤样CPPD。

肿瘤样CPPD又称为痛风石样假性痛风，可见于颞下颌关节、肩关节、膝关节、指间关节及关节周围组织。肿瘤样CPPD可以模拟软骨肿瘤、痛风石、肿瘤样钙质沉积，可伴有骨质侵蚀，多以关节痛或局部结节就诊，NSAID治疗常无效。其诊断主要依靠影像学及病理，在X线检查中，肿瘤样CPPD可表现为钙化，软组织肿胀或肿物及骨侵蚀等类似恶性肿瘤的表现。X线检查通常难以鉴别肿瘤性CPPD及恶性骨肿瘤，CT及MRI检查在诊断肿瘤样CPPD上同样意义有限。而超声可应用于CPPD及痛风的鉴别诊断，痛风结晶常沉积于关节表面，在超声下呈现双轨征，而CPPD晶体则主要沉积于透明软骨、纤维软骨及滑膜中。但是超声用于鉴别肿瘤样CPPD及痛风石、肿瘤尚没有报道。在1例腕关节的肿瘤样CPPD病例报道中使用了双能CT鉴别CPPD结晶及痛风结晶，根据电压衰减梯度的不同，钙及尿酸结晶可呈现不同的颜色，但是这种方法无法鉴别CPPD晶体及羟磷灰石。组织病理学检查是诊断肿瘤样CPPD的主要手段。通过HE染色可见被成纤维细胞、巨噬细胞包绕的棒状和矩形的晶体，偏振光显微镜下呈现双折光。目前对于CPPD尚无具体的治疗方法。对于假性痛风，可以使用NSAID、秋水仙碱、糖皮质激素，但较痛风效果差；羟氯喹、甲氨蝶呤可以减少假性痛风发作，可以用于治疗难治性假性痛风。而对于肿瘤样CPPD大多予手术切除，但切除后存在复发可能，据Ishida等报道，5例患者在手术切除肿物后20年中，有2例复发。

本例患者提示我们，对于中老年女性单关节肿瘤样病变需注意鉴别肿瘤样CPPD，组织学检查可见棒状或矩形晶体，偏振光显微镜下双折射光晶体可资鉴别，治疗上可考虑手术切除，羟氯喹、甲氨蝶呤等药物可能减少复发。

参考文献

［1］Zhang W，Doheay M，Pascual E，et al. EULAR reconunendations for calcium pyrophosphate deposition［J］. Ann Rheum Dis，2011，70（4）：563-575.

［2］Lim CH，Lin CT，Chen YH. Acute calcific tendinitis of gluteus maximus tendon due to tumoral calcium pyrophosphate dihydrate deposition disease［J］. Int J Rheum Dis，2017，20（12）：2249-2252.

［3］Yamakawa K，Iwasaki H，Ohjimi Y，et al. Tumoral calcium pyrophosphate dihydrate crystal deposition disease：a clinicopathologic analysis of five cases［J］. Pathol Res Pract，2001，197（7）：499-506.

［4］Mizutani H，Ohba S，Mizutani M，et al. Tumoral calcium pyrophosphate dihydrate deposition disease with bone destruction in the shoulder. CT and MR findings in two cases［J］. Acta Radiol，1998，39（3）：269-272.

［5］Watura C，Saifuddin A. Tophaceous calcium pyrophosphate dihydrate deposition disease of the knee mimicking an aggressive soft tissue tumour［J］. BMJ Case Rep，2014：bcr2014203998.

［6］Park HJ，Chung HW，Oh TS，et al. Tumoral pseudogout of the proximal interphalangeal joint of a finger：a case report and literature review［J］. Skeletal Radiol，2016，45（7）：1007-1012.

［7］Ea HK，Lioté F. Diagnosis and clinical manifestations of calcium pyrophosphate and basic calcium phosphate crystal deposition diseases［J］. Rheum Dis Clin North Am，2014，40（2）：207-229.

［8］Ward IM，Scott JN，Mansfield LT，et al. Dual-Energy Computed Tomography Demonstrating Destructive Calcium PyrophosphateDeposition Disease of the Distal Radioulnar Joint Mimicking Tophaceous Gout［J］. J Clin Rheumatol，2015，21（6）：314-317.

［9］Ishida T，Dorfman HD，Bullough PG，Tophaceous pseudogout（tumoral calcium py-rophosphate dihydrate crystal deposition disease）［J］．Human Pathology，1995，26（6）：587-593.

（北京大学第三医院 柴 静）

专家点评

  CPPD又称假性痛风，是一种与二羟焦磷酸钙晶体沉积有关的晶体性关节病，好发于老年人，多累及全身大关节如膝、腕、肩、髋等。

  CPPD临床表现多种多样，可急性发作伴关节红、肿、热、痛，类似痛风；也可表现为假性类风湿结节、对称性、慢性关节炎等，类似类风湿关节炎；还可以表现为软骨退行性病变，类似骨关节炎；甚至表现为假性风湿性多肌痛、肿瘤样CPPD等，临床往往诊断困难或易误诊。该例患者表现为进行性加重的单关节痛，NSAID疗效欠佳，影像学提示肩锁关节肿物伴骨质侵蚀，PET-CT及第一次病理检查均考虑肿瘤可能。但是骨肿瘤常见于青少年或青年患者，钙化组织中多无晶体结构，基于此，经过反复穿刺活检及阅片最终确诊为CPPD。

  该病目前尚无特效的治疗方法，肿瘤样CPPD可手术切除，但是手术切除可能带来创伤大、影响功能、复发风险高等问题。本例使用糖皮质激素联合秋水仙碱、甲氨蝶呤治疗，在肿瘤样CPPD治疗上做了一些有益的探索。本病例提示临床医师不要放过临床中的丝毫疑问，影像学、病理也并非值得绝对依赖的"金标准"，如此才能尽可能地避免对患者不恰当的治疗。此外，CPPD作为一种善于伪装的疾病，应该引起大家的关注，其机制、诊断、治疗仍然存在很多的未知，需要我们风湿免疫科医师不断地探索，积累更多的临床经验，以惠及更多的患者。

（北京大学第三医院 赵金霞）

10 扩大的瞳孔……

病历摘要

患者，女性，41岁。因"头痛伴右侧瞳孔增大1个月"入院。

现病史：患者1个月前出现头痛，为右侧颞部疼痛，伴右侧瞳孔增大，右眼视物模糊。同时伴有发热，最高38℃，干咳，左手近端指间关节晨僵，无皮疹、脱发、光过敏，无心悸、胸闷，无血尿、黑便等不适。于当地医院诊断为"右侧眼肌麻痹？"，给予口服泼尼松20mg每日1次，共3日，疗效不明显。查血常规，WBC $2.82×10^9/L$，淋巴细胞 $0.8×10^9/L$，Hb 104g/L。遂就诊我院门诊，查Hb 82g/L；网织红细胞比例正常，Coombs实验（－），LDH、总胆红素（TBil）等均正常；尿常规，尿隐血（＋＋＋），尿蛋白（＋），RBC 257.00/μl，RBC（高倍视野）46.3/HPF，未见红细胞管型；24小时尿蛋白定量小于0.5g；ESR 71mm/h，CRP 1.55mg/L；IgG 18.50g/L，补体C3 0.21g/L，C4 0.07g/L；ANA（＋）核均质型1：1000，抗SSA抗体（＋＋＋），抗Ro-52抗体（＋＋＋），抗SSB抗体（＋＋），抗dsDNA抗体（＋＋＋），抗核小体抗体（＋＋＋）；ACL、抗$β_2$-GP1抗体、狼疮抗凝物均阴性；RF 36.20kU/L；铁蛋白轻度升高。门诊以"系统性红斑狼疮"收入我科。

既往史：体健，无病理妊娠史，无其他特殊病史。

体格检查：体温36.1℃，脉搏78次/分，呼吸18次/分，BP 90/60mmHg。角膜透明，角膜反射存在，双侧瞳孔不等大等圆，直径左2mm、右7mm，右侧瞳孔直接或间接对光反射迟钝、调节反射迟钝、粗测视力下降，左侧瞳孔反射正常存在。心、肺、腹查体未见异常。神经系统查体包括皮肤交感实验、四肢肌力、肌张力、腱反射、病理征等均未见异常。

辅助检查：肿瘤标志物正常；胸、腹CT，均未见明显异常；行头部MRI、MRA及眼眶增强MRI，均未见明确异常。颈动脉超声＋TCCD，示基底动脉狭窄（轻度），余未见异常。脑脊液检查，压力正常，脑脊液常规、生化、OB、髓鞘碱性蛋白（MBP）、IgG合成率、神经元表面抗体、视神经脊髓炎（NMO）-IgG及水通道蛋白4抗体（AQP4-Ab）、抗Hu-Yo-Ri、病原学、细胞学等均未见异常。骨髓细胞学形态检查，示骨髓增生活跃，粒系中幼粒比例减低，分叶核比例升高，嗜酸性粒细胞可见，红系幼红细胞比例减低，成熟红细胞中心浅染，淋巴细胞比例大致正常，见异形淋巴细胞，单核细胞比例增多及吞噬细胞可见，可见噬血现象。该患者毛果芸香碱实验阳性（图1-13），考虑存在强直性瞳孔。

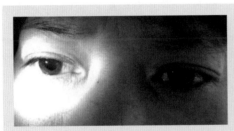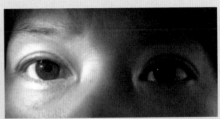

图1-13　0.1%毛果芸香碱实验

眼科会诊：否认创伤、感染性炎症、急性闭角型青光眼等眼部病变。

神经内科会诊考虑：不全性动眼神经麻痹（右）、强直性瞳孔（右）。

诊断与治疗：考虑诊断系统性红斑狼疮（SLE），给予甲泼尼龙40mg每日2次静点，后序贯为甲泼尼龙20mg每日2次口服，规律减量，同时给予羟氯喹0.2g每日2次口服，环磷酰胺（CTX）0.4g/w静点，以及营养神经等治疗。经治疗后，患者实验室异常指标逐渐恢复正常；右眼瞳孔直径逐渐缩小。CTX治疗1年后替换为吗替麦考酚酯0.5g每日2次口服，逐渐减量维持。半年前患者已顺利停用糖皮质激素及免疫抑制剂治疗，复查各项指标均正常，右侧瞳孔已恢复正常。

分析与讨论

患者为中年女性，病程1个月，考虑有以下几个脏器系统受累，如血液系统，至少一次WBC低于4×10^9/L，LY低于1×10^9/L，除外Felty综合征、肝硬化、药物等因素所致。实验室指标：①ANA（＋）；②抗dsDNA抗体（＋）；③补体减低。根据2009年ACR SLE分类标准，患者符合上述1项临床标准，3项免疫学标准，可考虑为SLE。

患者神经系统表现为单侧强直性瞳孔，该表现是SLE导致的还是与SLE同时存在的独立的神经系统疾病有关？

首先，瞳孔扩大可分为痉挛性和麻痹性，前者为支配扩瞳肌的交感神经兴奋所致，后者为支配缩瞳肌的副交感神经被阻滞所致（图1-14）。

对光反射和调节反射是受动眼神经支配，由缩瞳肌和眼外肌做出应答。因此，痉挛性瞳孔扩大对光反射和调节反射并不消失，该患者属于麻痹性瞳孔扩大。

麻痹性瞳孔扩大，其原因有药物、眼部疾病和支配缩瞳肌的副交感神经传出神经纤维通路或中枢发生障碍。①药物：临床上常见有阿托品、后马托品或东莨菪碱等药物，停药后可复原。②眼部疾病：常见有青光眼、眼挫伤、眼部神经病、眼底广泛视网膜病变等，多有严重视力障碍。③动眼神经麻痹：病变可发生在动眼神经核团与眼球之间的任何位置，肿瘤、动脉瘤、创伤或其他罕见原因。独立的动眼神经麻痹且累及瞳孔最常见的原因是位于后交通动脉与颈内动脉之间的动脉瘤。MRA可发现4～10mm直径的动脉瘤，小于4mm者需通过CTA或血管造影发现。④强直性瞳孔。⑤其他罕见原因：偏头痛、角膜成形术后等。

强直性瞳孔（Adie瞳孔），多发生于20～40岁女性，80%为单侧受累，瞳孔运动迟缓，强光持续照射瞳孔30秒以上、双眼会聚5分钟时，瞳孔可缓慢收缩，对胆碱能药物高度敏感。临床上0.1%的毛果芸香碱局部滴眼后，若扩大的瞳孔出现收缩即考虑为阳性。目前考虑为睫状体损伤后副交感神经纤维异常再生所致。睫状体损伤的原因尚不十分明确。病程早期，对光反射、调节反射均消失无法引出，数周后，节后神经纤维再生，再生的轴突与感应器肌肉建立异常的突触连接，之前作用于睫状体肌的纤维可能异常作用于缩瞳肌，因为生理状态下，97%的纤维是作用于睫状体肌的，神经再生后就可能有较生理状态更多的纤维异常性支配缩瞳肌，导致瞳孔对光反射减弱，调节反射强直性增强。相对去神经支配的睫状体会产生更多的节后乙酰胆碱能受体，因此低剂量的胆碱能药物即可使其做出反应，瞳孔收缩（图1-15）。若同时伴深反射消失，称为"Holmes-Adie瞳孔综合征"。若还伴有同侧局部皮肤多汗，此三联征称为"Ross综合征"。

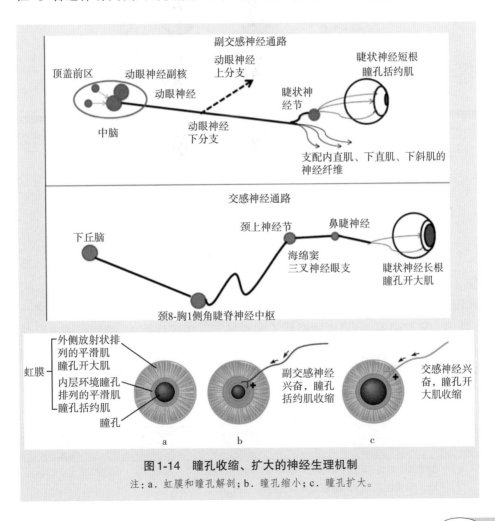

图1-14　瞳孔收缩、扩大的神经生理机制

注：a. 虹膜和瞳孔解剖；b. 瞳孔缩小；c. 瞳孔扩大。

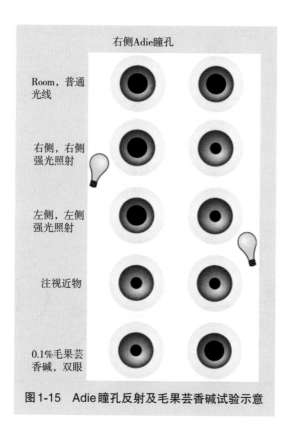

图1-15 Adie瞳孔反射及毛果芸香碱试验示意

强直性瞳孔常见病因包括：①特发性（占多数）；②继发性，创伤、感染（梅毒、病毒等）、结缔组织病（干燥综合征、SLE、巨细胞动脉炎、类风湿关节炎、系统性硬化症、自身免疫性肝炎等）、副肿瘤综合征表现之一（肺癌、乳腺癌等）、周围神经病（淀粉样变、糖尿病等）、腹腔疾病（肝硬化腹水等）、子宫内膜异位症等。其中，结缔组织病合并强直性瞳孔的病例报道汇总，见表1-1。

表1-1 结缔组织病合并强直性瞳孔病例报道汇总

编号	结缔组织病	神经系统	国家	时间（年）
1	类风湿关节炎/嗜酸性粒细胞增多/多发性肌炎/巩膜外层炎	非持续性强直性瞳孔	美国	1977

编号	结缔组织病	神经系统	国家	时间（年）
2	皮肌炎	Adie 瞳孔 节段性少汗症 直立性低血压	日本	1983
3	混合性结缔组织病	Adie 瞳孔 多发性单神经炎（三叉神经感觉性神经病）	日本	1984
4	干燥综合征&系统性硬化症	Adie 综合征	美国	1986
5	干燥综合征 （共10篇病例报道）	Adie 瞳孔（多为双侧） 周围神经病 脊神经节炎 自主神经病 Ross综合征	日本、意大利、法国、美国、西班牙等	1987～2011
6	系统性红斑狼疮	Adie 瞳孔	法国	1989
7	局灶性硬皮病	Adie 瞳孔	法国	1992
8	结节性多动脉炎	Adie 瞳孔（双侧） 外隐斜视 急性运动感觉神经病	美国	1999
9	巨细胞动脉炎	Adie 瞳孔	美国	2009

　　其发病机制可能与自身免疫性炎症介导的周围神经（自主神经）病变有关，Bremner和Smith研究认为，自主神经病普遍可累及瞳孔。他们基于150名受试者的研究发现，2/3患者瞳孔受累，此类患者中85%为双侧瞳孔对称性受累，且交感神经及副交感神经同时受累，而中枢神经系统自主神经病变如多系统萎缩罕见累及瞳孔。发病机制假说包括：①血管炎，累及供养虹膜睫状体及睫状神经节区以远区域的小血管炎，导致该区域缺血损伤；②神经炎，直接作用于自主神经本身，导致脱髓鞘病变；③神经节区神经元淋巴细胞浸润等。

　　结缔组织病合并Adie瞳孔的治疗目前国际上尚无循证医学证据，仅有个案报道认为人免疫球蛋白输注可能有效，足量糖皮质激素及免疫抑制剂治疗效果不肯定，有的患者可在数月或数年内自行恢复。鉴于该患者存在其他系统受累情况，我们给予足量糖皮质激素及CTX静点联合羟氯喹口服方案治疗，糖皮质激素规律减量，CTX足疗程后替换为吗替麦考酚酯口服维持。随访3年余，半年前患者即已停用所有药物，各项指标恢复正常，右侧瞳孔直径恢复正常（图1-16）。

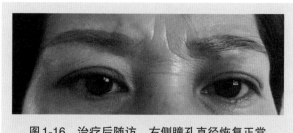

图1-16　治疗后随访，右侧瞳孔直径恢复正常

参考文献

［1］Pincus D，Magitsky L．Anatomy，physiology，and elementary pharmacology of the autonomic nervous system［J］．Int Anesthesiol Clin，1989，27（4）：219-233．

［2］Wehrwein EA，Orer HS，Barman SM．Overview of the anatomy，physiology，and pharmacology of the autonomic nervous system［J］．Compr Physiol，2016，6（3）：1239-1278．

［3］Lombardo N，Kedar S，Digre K．Neuro-Ophthalmology Virtual Education Library（NOVEL）2019 update：North American Neuro-Ophthalmology Society's neuro-ophthalmology examination techniques（NExT）and illustrated curriculum are online［J］．J Neuro-Ophthalmol，2019，39（1）：e3-e5．

［4］Mishra AK，Kharkongor M，Kuriakose CK，et al．Is Ross syndrome an autoimmune entity? A case series of 11 patients［J］．Can J Neurol Sci，2017，44（3）：318-321．

［5］Moeller JJ，Maxner CE．The dilated pupil：an update［J］．Curr Neurol Neurosci Rep，2007，7（5）：417-422．

［6］Font J，Valls J，Cervera R，et al．Pure sensory neuropathy in patients with primary Sjögren's syndrome：clinical，immunological，and electromyographic findings［J］．Ann Rheum Dis，1990，49（10）：775-778．

［7］Herson D，Krivitzky A，Douche C，et al．Familial lupus and Adie's tonic pupil［J］．

Ann Med Interne（Paris），1989，140（1）：56-57.

[8] Venkataraman A，Panda BB，Sirka C. Adie's tonic pupil in systemic sclerosis：a rare association [J]. Case Rep Ophthalmol Med，2015：491795.

[9] Bennett JL，Pelak VA，Mourelatos Z，et al. Acute sensorimotor polyneuropathy with tonic pupils and an abduction deficit：an unusual presentation of polyarteritis nodosa [J]. Surv Ophthalmol，1999，43（4）：341-344.

[10] Caglayan HZB，Colpak IA，Kansu T. A diagnostic challenge：dilated pupil [J]. Curr Opin Ophthalmol，2013，24（6）：550-557.

（首都医科大学附属宣武医院　苏　丽）

专家点评

　　SLE 对于广大内科医师而言永远都有说不完的故事、猜不完的谜，其繁杂多样的临床表现、变化多端的病情以及千差万别的治疗反应使得 SLE 成为内科疾病中当之无愧的"大 Boss"。因此，在对待任何 SLE 患者时，临床医师务必要做到细心、用心和专心，力求不遗漏任何一点临床线索，对不明之处要刨根问底，才能对患者负责，让医学不断进步。本例 SLE 患者除较为常见的血液系统表现和血清学证据外，存在双侧瞳孔不等大，进一步检查证实为强直性瞳孔。由此引申出一个问题：病态瞳孔的形成与 SLE 的关系。事实上，在美国风湿病学会（ACR）关于神经精神狼疮的 19 种分类中，自主神经病变作为其中外周神经表现的一种出现。而本例患者的强直性瞳孔经证实应为缩瞳肌麻痹所致，其原因可能与副交感神经病变有关，也可能源于供养虹膜睫状体及睫状神经节区以远区域的小血管炎所致，考虑属于 SLE 神经系统受累。目前有关结缔组织病合并强直性瞳孔的病例报道不多，缺乏系统循证医学证据，本病例采用经验治疗后患者病情好转，病变瞳孔恢复正常，也从侧面证实该瞳孔病变与 SLE 相关。更加难能可贵之处在于，通过本病例的呈现，让广大内科医师对于瞳孔的神经调节机制和发病机制有了更深的了解，在一定程度上拓宽了大家的视野。

（首都医科大学附属宣武医院　赵　义）

11 心藏玄机
——发热、头颈部疼痛、反复心绞痛发作

病历摘要

患者，女性，31岁。因"间断发热伴头颈部疼痛8年，加重伴胸痛1个月"入院。

现病史：患者于8年前无明显诱因出现发热，体温最高40℃，伴头颈部疼痛，左侧为著，后出现昏迷，就诊当地医院。查左上肢无脉，血压测不出，左侧颈动脉可闻及血管杂音，诊断"多发性大动脉炎"，给予大剂量糖皮质激素冲击治疗（具体不详），昏迷3天后清醒，序贯口服足量糖皮质激素（具体不详）治疗好转出院。1年后自行停药，此后未规律诊治。1个月前情绪激动时出现胸痛，伴心悸，持续5～20分钟，休息后可自行缓解，胸痛时伴左侧头颈部、下颌、肩背部疼痛，自测血压（右上肢）（70～80)/(30～50)mmHg，左上肢血压测不出，伴左下肢乏力及间歇性跛行，就诊当地医院，诊断"多发性大动脉炎"，给予甲泼尼龙80mg/d静脉滴注21天及环磷酰胺（CTX）1g静脉滴注治疗好转，序贯口服醋酸泼尼松 60mg/d，仍有胸痛发作。为进一步诊治收入院。

既往史：有高脂血症病史，否认高血压、糖尿病、冠心病等，否认传染病、肿瘤性疾病等病史。否认吸烟及饮酒史。

体格检查：BP 65/50mmHg（右上肢），左上肢测不出，HR 106次/分，呼吸22次/分，体温36℃。右上肢肱动脉、桡动脉搏动减弱，左上肢肱动脉、桡动脉搏动不能触及。双侧颈动脉、锁骨下动脉可闻及收缩期杂音，脊柱旁均可闻及收缩期杂音，腹主动脉、双侧肾动脉可闻及收缩期杂音。左侧股动脉可闻及收缩期杂音。心律齐，无额外心音，P2亢进，肺动

脉瓣听诊区可闻及收缩期 1/6 ～ 2/6 级吹风样杂音，未闻及心包摩擦音。双肺呼吸音清，未闻及干湿啰音，腹软，无压痛，肝脾未触及，双下肢无水肿。

辅助检查：血常规 WBC 10.98×10⁹/L，NE% 72.2%，Hb 121g/L，PLT 356g/L。血脂，乳糜血，TG 5.5mmol/L，TC 7.06mmol/L，LDL-C 4.07mmol/L，肝肾功能、心肌酶均正常。hsCRP 18.14mg/L，ESR 30mm/h，IgM 2.44g/L，IgA、IgG、补体C3、C4均正常。ANA（－）、dsDNA（－）、ANCA（－）、ACL（－）。心电图，示ST-T改变。胸部CT平扫，示主动脉壁钙化。超声心动图，示主动脉瓣反流（轻度），室壁及室间隔厚度正常，EF% 69%。肺动脉CTA未见异常。冠脉CTA，示前降支近段管壁不规则增厚伴钙化，近段管腔狭窄50%，回旋支开口处管壁增厚伴钙化，近段管腔狭窄50%，右冠主干管壁不规则增厚并钙化，开口为著，管腔狭窄50%～75%。主动脉CTA，示主动脉管壁明显增厚并钙化，降主动脉狭窄伴钙化，升主动脉弓瘤样扩张。血管超声，示双侧颈动脉内中膜增厚，双侧锁骨下动脉内中膜弥漫增厚，致左侧锁骨下动脉起始部、中上段多发狭窄，致右侧锁骨下动脉起始部中度狭窄，双侧髂总动脉内中膜弥漫增厚，双侧髂外动脉弥漫中度狭窄，右侧胫前、胫后动脉内径纤细，右侧胫前动脉远段闭塞。

诊断与治疗：考虑大动脉炎（混合型＋C，活动期）诊断明确。口服醋酸泼尼松 60mg 每日 1 次，CTX 1.0g 静脉输液每月 1 次，高脂血症予以他汀类联合依折麦布强化降脂，冠状动脉性心脏病给予以双联抗血小板药、β-受体阻滞剂、血管紧张素Ⅱ受体阻滞剂（ARB）、钙通道阻滞剂（CCB）治疗。经积极治疗原发病及合并症，胸痛症状明显改善，炎症指标正常，血脂达标。

分析与讨论

患者为青年女性，慢性病程，以发热、颈部疼痛起病，后逐渐出现反复发作性胸痛，进一步分析病因：①瓣膜性心脏病，主动脉瓣狭窄可出现心绞痛，活动后可有头晕、黑矇甚至晕厥，超声心动图未发现严重瓣膜病变。该诊断可除外。②肥厚性心肌病，青壮年起病，常有家族史，可有心悸、劳力性呼吸困难、心前区疼痛。患者无家族史，超声心动图室壁及室间隔正常，不支持诊断。③心脏神经症，需行冠脉造影、超声心动图等检查排除器质性病变方可诊断。该患者存在明确冠脉病变，不支持诊断。

综合上述病因分析，冠脉检查提示三支血管均有狭窄，以致冠脉供血不足，血管顺应性减低，导致频繁心绞痛发作，急性冠脉综合征诊断明确。但根据患者为青年女性，冠脉病变特点为管壁不规则增厚伴钙化，且狭窄均存在于动脉开口处，无明显粥样硬化斑块，冠脉远端无异常。病程中有发热、颈部疼痛、左上肢无脉、多处血管杂音，炎症指标升高，自身抗体阴性，影像学检查提示多处血管内中膜弥漫增厚及狭窄，符合1990年美国风湿病学会的分类标准，大动脉炎（混合型+C）（Takayasu arteritis，TA）诊断明确。

大动脉炎主要受累血管为主动脉及其一级分支，也可累及冠状动脉、肺动脉、颅内动脉等重要脏器血管，在青年患者出现胸痛中，累及冠脉血管病例并不少见，多篇文献均有报道大动脉炎累及冠状动脉，比例为12%～20%。但冠状动脉受累所致心肌缺血表现明显低于影像学检出率。若冠脉受累严重者，可能增加心血管事件发生，甚至发生心源性猝死。对于病程较长，病变范围广，有高血压、高脂血症、糖尿病等合并症者，均应积极筛查冠状动脉。

治疗方面，大剂量糖皮质激素为主要治疗方案，免疫抑制剂可选用CTX、甲氨蝶呤、硫唑嘌呤等，对于难治性病例、重要脏器受累患者可应用糖皮质激素冲击、生物制剂等治疗。本例患者，经予以1mg/（kg·d）醋酸泼尼松和CTX每月输注1次治疗后，炎症指标恢复正常，对于冠脉受累予以冠心病二级预防治疗后心绞痛发作次数明显减少。高脂血症予以强化降脂复查血脂达标。

本病例提示我们，对于年轻患者胸痛原因，除了积极明确病因为大动脉炎所致之外，还需要警惕冠状动脉受累，原发病需予糖皮质激素及免疫抑制剂治疗，效果不佳，可选用生物制剂治疗。但除了积极治疗原发病，合并症的治疗同等重要。

参考文献

［1］Yang L，Zhang H，Jiang X，et al．Clinical manifestations and longterm outcome for pa-tients with Takayasu arteritis in China［J］．J Rheumatol，2014，41（12）：2439-2446．

［2］Nooshin D1，Neda P，Shahdokht S，et al．Ten-year investigation of clinical，laboratory and radiologic manifestations and complications in patients with Takayasu's arteritis in three university hospitals［J］．Malays J Med Sci，2013，20（3）：44-50．

［3］Amigo JL，Morera JR，Torres JM，et al．AB0651 Takayasu arteritis：clinical features and evolution of a single center experience［J］．Annals of the Rheumatic Diseases，2015，74（2）：1116．

［4］Miloslavsky E，Unizony S．The heart in vasculitis［J］．Rheu Dis Clin N Am，2014，40（1）：11-26．

（首都医科大学附属北京安贞医院　潘丽丽）

专家点评

　　TA是一种较为罕见的疾病，多发于中青年女性，主要引起主动脉及其主要分支受累，也可以影响冠状动脉，引起缺血性心脏病，甚至心肌梗死。TA的冠状动脉病变特点是以左主干受累或冠脉三支病变最为常见，因而一旦出现冠脉受累，心脏病变往往比较严重。

　　缺血性心脏病是临床常见病变，其主要病因是动脉粥样硬化，TA是其少见病因。该病例病情并不复杂，但容易误诊或漏诊，获得正确诊断的关键点有两个：一是对于非某疾病易患年龄的患者诊断思路要宽。对该例，31岁患者在其30岁时出现心肌梗死，这时我们一定要考虑非动脉粥样硬化因素，从临床资料中去发现线索。例如，患者的炎症指标ESR、CRP明显升高，不能用动脉粥样硬化或心肌梗死来解释，这时就需要考虑非感染性炎症性疾病的因素，TA就是一种自身免疫性炎症性疾病。二是要有疾病的整体观，知道冠状动脉病变是全身动脉病变的一部分，无论动脉粥样硬化还是TA，都是这样。有了这个意识，不仅要对心脏病变进行评估，还要对全身动脉病变情况进行评估。这样，有助于发现全身多发动脉病变的线索。

　　该例患者为青年女性，有冠脉病变，有全身其他动脉的多发病变，有血清炎症指标升高，影像学检查还提示动脉存在广泛的弥漫性病变。综合以上因素，最终确诊为TA。

（首都医科大学附属北京安贞医院　王　天）

第二届病例串串烧优秀集锦

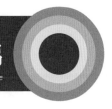

12 想看清"你"不容易
——发作性肢体抽搐9年，加重1年

病历摘要

患者，男性，31岁。因"发作性肢体抽搐9年，加重1年"入院。

现病史：患者9年前间断出现发作性肢体抽搐，表现为双上肢屈曲、双下肢伸直，伴意识丧失、呼之不应、口吐白沫，数分钟后自行缓解。当地医院检查血常规、尿常规均正常；ESR、CRP均正常范围；ANA、ANCA均阴性；血弓形虫抗体IgG阳性；脑脊液压力、常规、生化均正常；脑电图示数次短至中程小棘波活动；头部MRI示右侧额、颞、顶叶多发异常信号，增强见环形强化。诊断脑炎、弓形虫病、继发性癫痫。之后6年中，给予驱虫治疗（阿苯达唑、吡喹酮、磺胺嘧啶）及抗癫痫治疗（丙戊酸钠、卡巴西平），患者症状少有发作。多次复查头部MRI，示颅内病变呈游走性，局限于右侧大脑半球。2013年初患者癫痫症状再发，性质同前。为明确颅内病变性质，3年前患者行右侧颞叶病变切除术，术后病理为多灶性慢性炎症，局部血管炎伴纤维素样坏死。结合患者临床症状、影像学检查及病理结果，诊断考虑原发性中枢神经系统血管炎，给予甲泼尼龙冲击（0.5g，3日），过渡为泼尼松40mg/d，规律减量至5mg/d维持；并加用环磷酰胺0.4g/w，患者仍间断有癫痫发作。半年后复查外周血、脑脊液寄生虫全套均阴性，头部影像学提示右侧大脑半球、小脑半球多发异常信号，较前明显增多、增大，伴脑膜异常强化。考虑外周使用糖皮质激素及免疫抑制剂效果不佳，给予鞘内注射治疗（甲氨蝶呤10mg和地塞米松10mg/w，3次），患者症状明显好转，癫痫未再发作，影像学检查病变减轻。1年前，患者癫痫再发，性质同前，为进一步治疗入我科。

既往史、个人史：无特殊。

家族史：姐姐患有强直性脊柱炎。

体格检查：BP 107/62mmHg，HR 101次/分。双肺呼吸音清，未闻及干湿性啰音，腹软，无压痛、反跳痛，双下肢不肿。神经系统查体，见双侧瞳孔等大等圆，直接、间接对光反射灵敏，双眼球各向运动正常。颈软，脑膜刺激征阴性。四肢肌力、肌张力正常，左侧键反射活跃，右侧键反射正常。双侧病理征阴性。闭目难立征阳性。

辅助检查：血常规、尿常规、便常规、肝功能、肾功能均大致正常；炎症指标，ESR、CRP、免疫球蛋白均正常；感染指标，外周血弓形虫抗原/抗体阴性，巨细胞病毒、EB病毒、HIV相关筛查均阴性，G试验阴性。免疫指标，ANCA阴性；脑脊液检查，常规、生化均正常；细菌、真菌涂片均阴性；弓形虫抗原、抗体检查均阴性。影像学评估，头部MRI示右侧额顶叶、苍白球多发异常信号；右侧额顶颞叶、尾状核头、苍白球及小脑半球异常强化灶。颅内病变组织病理，见蛛网膜及脑组织内血管明显炎症，可见血管炎伴纤维素样坏死，伴淋巴细胞、浆细胞浸润，部分血管周可见大量浆细胞浸润，CD38阳性。部分脑组织可见水肿、若干假囊内可见细颗粒（PAS染色红色、GMS染色黑色）。结合取活检时血弓形虫IgG阳性史，考虑颅内病变为弓形虫感染继发中枢神经系统血管炎。

诊断与治疗：入院后经过病理科、感染科、风湿免疫科专业组会诊，考虑患者颅内血管炎为弓形虫感染所继发，治疗需考虑感染和免疫病之间的动态平衡，调整治疗方案。①加强驱虫治疗，阿奇霉素及复方磺胺甲噁唑片共2周，之后复方磺胺甲噁唑维持治疗。②血管炎，加强局部治疗，鞘内注射地塞米松（10mg/w，3次）；弱化全身治疗，泼尼松逐渐减量，环磷酰胺停用。③积极对症，抗癫痫治疗如托吡酯、左己拉西坦、卡巴西平。经上述治疗，患者症状逐渐好转，偶有头晕、罕有癫痫发作。出院后复查影像学，颅内病灶较前明显减轻，症状稳定。

分析与讨论

原发性中枢神经系统血管炎（primary angiitis of the central nervous system，PACNS），依据2012年Chapel Hill界定的系统性血管炎分类，属于单器官血管炎（single organ vasculitis，SOV）中的一种，发病率约占系统性血管炎的1%，临床少见，诊治有一定难度。PACNS定义为局限于颅内血管的炎症，无其他器官的血管炎，病变范围可累及大脑实质、脊髓、软脑膜等处中小血管。1988年Calabrese LH等首先提出了PACNS的诊断标准：①后天获得的、其他原因难以解释的神经或精神损害；②有中枢血管炎的典型血管造影表现或组织病理学证据；③除外系统性血管炎，除外能够模拟血管造影或者组织学表现的其他疾病。这类疾病是发病率极低、临床诊断相对困难，需要积极除外的一类疾病。PACNS的影像学表现千变万化，最常见的MRI表现是多发双侧颅内信号异常，可以有灰质和白质的受累。软脑膜强化可能与脑实质的异常同时出现。血管造影可以表现为节段性狭窄、扩张、动脉串珠样改变、动脉瘤；也可以完全正常；但造影异常者无法鉴别原发或继发中枢血管炎。PACNS的活检病理可见急性坏死、淋巴细胞浸润、肉芽肿和脑实质的缺血/坏死。所有的活检都是针对影像学异常处的定向活检，软脑膜处活检的阳性率最高。

本例患者的颅内MRI提示多灶性、游走性病变，白质受累为主，增强后可见强化，可以符合PACNS表现。本例患者颅内病灶病理明确提示血管炎，表现为血管壁的纤维素样坏死，血管周围的炎性细胞浸润。但不同之处在于，PACNS均是以淋巴细胞浸润为主，而本例患者病理的血管及血管周围不仅有淋巴细胞浸润，更有大量浆细胞浸润，免疫组化染色也提示有浆细胞标记CD38阳性。以此为突破口，进一步寻找到同一标本中的弓形虫的假囊，其内可见细颗粒。结合两部分活检的结果，提示患者为颅内弓形虫感染继发中枢神经系统血管炎，二者共存。

本例患者提示我们：对于少见或难治性血管炎，需要警惕继发因素，尤其是特殊感染或者肿瘤可能。在积极控制原发病的同时，要寻找特殊的临床和实验室结果的蛛丝马迹进行甄别，寻找疾病的根源。该患者临床诊治有一个抽丝剥茧的过程，发现颅内病变局限和血管周围浆细胞浸润是诊治的突破点。对于临床诊治困难的患者，组织学病理的反复审核极为重要。对于感染和免疫病共存的患者，治疗需要寻找二者之间的动态平衡。以期使患者得到更好的预后。

参考文献

[1] Hajj-Ali RA，Calabrese LH． Diagnosis and classification of central nervous system vasculitis［J］． J Autoimmun，2014，48-49：149-152．

[2] Berlit P，Kraemer M． Cerebral vasculitis in adults：what are the steps in order to establish the diagnosis? Red flags and pitfalls［J］． Clin Exp Immunol，2014，175（3）：419-424．

[3] Miller DV，Salvarani C，Hunder GG，et al． Biopsy findings in primary angiitis of the central nervous system［J］． Am J Surg Pathol，2009，33（1）：35-43．

（北京协和医院　杨华夏）

专家点评

本例青年男性患者，反复癫痫发作。在长达9年的病程中，诊治过程一波三折，从"脑弓形虫病"到"PACNS"，最后明确为"弓形虫感染继发中枢神经系统血管炎"，并将治疗调整为感染和免疫病同时兼顾，病情得到有效控制。

这一例患者的诊治过程给我们诸多启示：①无论是系统性血管炎还是器官特异性血管炎，在诊断时均应考虑继发性血管炎或模拟血管炎的可能，如恶性肿瘤、感染等；当按照原发性血管炎治疗效果不佳时应重新审视，寻找继发因素。②对于疑难病例，要重视任何一个可疑线索，如本例患者颅内组织的病理虽有血管壁的纤维素样坏死，血管周围的炎性细胞浸润等典型表现，但免疫组化显示CD38阳性浆细胞浸润，与

PACNS以淋巴细胞浸润为主的特征不符，以此为突破口，进一步寻找到同一标本中的弓形虫，最终疾病得以确诊。

（北京协和医院　张　文）

13 国王的帽子
——反复多关节疼痛

病历摘要

患者，男性，68岁。因"反复多关节疼痛20年余"入院。

现病史：患者于1996年跑步后出现双膝关节剧烈疼痛，以左膝为著，无红肿及皮温升高，休息后可有所缓解，但于劳累后反复发作。2008年，左膝关节疼痛加重伴明显肿胀，并出现双肩、双肘、双腕关节以及腰背部、颈后区疼痛，至当地医院就诊，诊断为"骨关节炎"，接受地塞米松（1.5mg/d）口服治疗，关节疼痛稍缓解。此后，关节疼痛逐渐加重，并出现行走困难及抬臂受限。为进一步诊治收住院。

既往史：2015年于当地医院行胃镜检查，提示十二指肠溃疡。2016年1月诊断为"高血压病"，收缩压最高达150mmHg，未规律服用降压药。2016年3月诊断为"糖尿病"，未规律服用降糖药。2013年接受双眼白内障手术。

个人史：吸烟30年，每日约20根，戒烟半年。无饮酒、药物、毒物依赖史。

家族史：无特殊。

关节检查：脊柱正常生理弯曲，第2颈椎棘突及椎旁中度压痛，颈椎旋转活动中度受限，无脊柱畸形。双膝关节轻度压痛、活动受限，伴有可疑肿胀。

实验室检查：ESR 30mm/h，CRP 58.4mg/L，碱性磷酸酶（ALP）91.1U/L，葡萄糖16.96mmol/L，尿酸261.3μmol/L，钙2.45mmol/L，磷1.01mmol/L，镁0.35 mmol/L，C3 1.54g/L，C4 0.362g/L，IgG 6.87g/L，RA（-），APF（-），

AKA（－），抗CCP抗体（－），ANA（－）。

影像学检查：双手X线片可见左手第2、第3掌指关节及第2远指间、右手第3远指间关节间隙明显变窄，另外可见多处软骨边缘钙化（图2-1）。膝关节X线片可见关节边缘钙质沉着、半月板钙化、软骨表面钙化（图2-2）。双膝关节超声，示双侧膝关节少量积液，右膝有轻度滑膜增生，左膝有重度

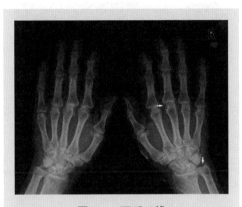

图2-1　双手X线

注：左手第2、3掌指关节及第2远指间、右手第3远指间关节间隙明显变窄，多处软骨边缘钙化。

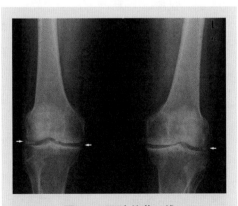

图2-2　双膝关节X线

注：关节边缘钙质沉着、半月板钙化、软骨表面钙化。

较新鲜滑膜增生；双侧股骨下端骨面毛糙，有较明显退行性病变（骨质增生），左侧股骨下端软骨内见与骨面近平行的高强回声线；左侧髌韧带鞘膜积液（图2-3）。颅脑CT检查，轴位可见齿突后方存在两条平行的线状高密度影（图2-4），矢状位重建后可见齿突后方线状高密度影（图2-5）。

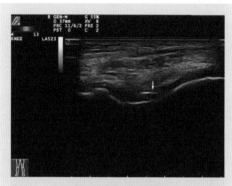

图2-3 双膝关节超声

注：双侧膝关节少量积液，右膝有轻度滑膜增生，左膝有重度较新鲜滑膜增生；双侧股骨下端骨面毛糙，有较明显退行性病变（骨质增生），左侧股骨下端软骨内见与骨面近平行的高强回声线；左侧髌韧带鞘膜积液。

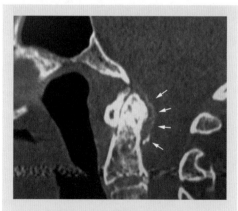

图2-4 颅脑CT（轴位）

注：齿突后方存在两条平行的线状高密度影。

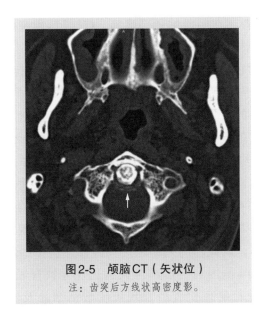

图2-5　颅脑CT（矢状位）

注：齿突后方线状高密度影。

诊断：骨关节炎，焦磷酸钙沉积症（CPPD），齿突加冠综合征（CDS）。

治疗及转归：患者存在明显的垂体－肾上腺轴功能抑制，需继续接受糖皮质激素替代治疗，故将地塞米松逐渐调整为甲泼尼龙（8mg，每日1次）口服治疗，同时建议患者在颈部疼痛剧烈时加用秋水仙碱（0.5mg，每日2次）口服治疗，并予以保护胃黏膜等对症支持治疗。治疗1个月后，患者颈部疼痛症状明显缓解。

分析与讨论

该患者为老年男性，慢性病程，以双膝关节疼痛为主，休息后缓解，活动后加重，RA、抗CCP抗体、ANA等均为阴性，考虑骨关节炎可能性最大。病程中逐渐出现累及双膝、双肩、双肘、双腕关节以及腰背部、颈后区的多关节炎，双手及双膝关节X线检查提示关节边缘钙质沉积，双膝关节超声提示关节软骨内部钙质沉积。因此，结合临床表现及影像学检查，诊断为CPPD。患者存在明显的颈部疼痛，CT显示齿突周围钙质沉积，应考虑为焦磷酸钙晶体导致的CDS。

1985年法国的Bouvet医师首次提出"齿突加冠综合征"的概念。"齿突加冠"是指齿突周围钙质沉积导致的一种齿突放射学影像表现，在CT冠状位可见位于齿突的上方或侧方的高密度影，呈皇冠状。CDS是影像临床概念，因此，CDS是指一类以具有齿突周围钙质沉积影像学表现并伴有急性颈枕部疼痛、发热、颈部僵硬及炎症指标升高等表现的临床综合征。

目前认为CDS的钙质沉积多为焦磷酸钙晶体，少数为羟磷灰石晶体。Bouvet医师报道的4例CDS患者均有其他关节内晶体存在的证据，其中2例发现羟磷灰石晶体，1例发现CPP晶体，另外1例发现焦磷酸钙晶体及可疑的羟磷灰石晶体，以此作为判断齿突周围晶体类型的间接参考依据。而Baysal等曾报道过1例因齿突后部巨大钙化灶导致脊髓压迫的CDS病例，手术切除钙化灶并行病理检查后发现焦磷酸钙结晶及慢性炎性细胞，为CDS与CPPD的关系提供了直接依据。除此之外，多例报道关注了CDS与CPPD的关系，提示CDS可为CPPD累及齿突周围的一种类型。焦磷酸钙晶体可在软骨中形成，多位于肥大的软骨细胞周围。局部钙质或无机磷浓度的升高或基质成分改变等因素可导致焦磷酸钙浓度过饱和，进一步析出焦磷酸钙晶体。另外，已发现与CPPD相关的多种危险因素。关节退化或骨关节炎是CPPD的独立危险因素。少数CPPD为单基因常染色体显性遗传病，多个研究提示ANKH基因多态性在家族性CPPD或散发性CPPD患者中可能均发挥了一定作用。另外，血色病、原发性甲状旁腺功能亢进症、低镁血症或低磷酸酯酶症等代谢性疾病与CPPD的发生也是相关的。除此之外，多个研究提示半月板切除术、骨对线不良或骨皮质密度减低等关节局部创伤或关节基础病变也与软骨钙质沉积症相关。

目前CDS相关报道较少，因此还未明确CDS的确切发病率，但是有研究提示CDS患者占门诊颈痛患者的1.9%，而占软骨钙质沉积症患者的35%～45%。老年患者多见，无明显性别差异。CDS典型的临床表现为急性发作的颈部疼痛并伴有颈部活动受限（尤其是旋转运动），且常在旋转时加重，少数病例则表现为慢性或亚急性颈部疼痛。颈部疼痛有时可放射至肩部、枕部或颞部，因此需与风湿性多肌痛、脑膜炎等疾病相鉴别。除了局部表现，多数患者还可伴有发热等全身炎症表现。另外，少数患者还可出现咽痛、呕吐等表现。当齿突后部晶体体积较大时，可压迫脊髓，出现进行性加重的肢体无力等神经系统症状。CDS可单独出现，也可同时伴有外周关节表现。Akihiko等的研究提示，在72例文献报道的CDS患者中，有39例（54.2%）患者伴有外周关节表现。外周关节CPPD可累及多关节，但是最常累及的关节为膝关节，其次为腕关节。而以外周关节CPPD患者为主要观察对象的研究提示，外周关节CPPD患者的齿突周围钙质沉积较为普遍，但是仅少数患者具有颈部疼痛等临床表现。Salaffi等的研究提示在51.0%（25/49）的CPPD患者中发现齿突周围钙质沉积，其中9例具有颈部疼痛。

　　CDS患者急性发作时可能会有WBC或急性时相反应物（ESR以及CRP）的升高，但是并不具有特异性。由于CDS受累部位较为特殊，所以很难进行病理诊断。但是，对于同时伴有疑诊为外周关节CPPD患者来说，关节腔穿刺并进行滑液标本的补偿偏振光显微镜检查可有助于发现外周关节内的正双折射焦磷酸钙晶体，并为CDS的诊断提供间接依据。由代谢性疾病导致的CPPD并不常见，因此没有必要对所有CPPD患者进行该方面的筛查，但是当遇到严重的多关节钙质沉积或关节疼痛反复急性发作的年轻起病（＜55岁）CPPD患者，或者已发现可提示潜在代谢性疾病的线索时，应考虑对患者进行相关代谢因素（如镁、铁）检测；发病年龄非常小时还需要考虑到肝豆状核变性的可能。而对于≥55岁的患者来说，均有必要排查甲状旁腺功能亢进症。另外，CPPD患者尤其是家族性CPPD患者可有*ANKH*基因突变或基因多态性检测的异常。

　　寰枢椎的CT检查是CDS的金标准。CT检查可清晰的显示齿突形态及钙质沉积，并能分辨钙质沉积的体积、形状以及与相邻结构的关系。在冠状位上，钙质沉积通常位于齿突上方和侧方，常呈曲线状，多对称分布，可呈单层或双层，似皇冠或光环。一项纳入了40例CDS患者的横断面研究提示钙质沉积虽然可位于齿突周围的任何位置（滑膜、关节囊或韧带），但是90%患者的钙质沉积位于齿突的后部。通常情况下，钙质沉积与周围结构分界清晰，但是，如果体积较大，可向后部压迫脊髓前方，并可导致寰枢关节连接处及附近解剖部位受压移位。除了具有较高的敏感度，CT的另一个优势在于可帮助进行鉴别诊断，并排除齿突骨折等关节损伤。X线检查可显示齿突区域的高密度影，但是敏感度欠佳，而且不能清晰的显示与周围解剖学结构的关系。膝关节等外周关节的X线检查可提示沉积于纤维软骨或透明软骨中的点状和线状不透射线影，较少情况下这种钙质沉积也可出现在韧带和关节囊内，均提示外周关节CPPD，可为CDS的诊断提供更多临床线索。另外，目前越来越多的研究提示，超声检查具有很高的诊断CPPD的敏感度及特异度。一项荟萃分析显示，超声对于诊断CPPD的敏感度和特异度分别为87.9%和91.5%。基于目前证据，欧洲抗风湿病联盟（EULAR）关于CPPD超声检查的推荐为：可用于发现外周关节CPPD，其敏感度及特异度较好，且可能优于传统的X线检查。超声检查可发现外周关节透明软骨或纤维软骨内部的、与骨面平行的点状或线状的高回声信号，但是齿突周围的结构复杂，超声检查对于分辨齿突周围结构难度较大，因此多作为外周关节CPPD的诊断工具为CDS提供线索。

目前暂无CDS的诊断标准，但是值得强调的是，CDS为临床影像学诊断概念，所以应结合临床表现及影像学检查才能进行诊断，因此CDS与无症状的齿突周围钙质沉积是不同的概念。诊断CDS时需考虑以下因素：是否为老年患者；是否表现为急性发作的颈部剧烈疼痛，明显的颈部活动（尤其是旋转运动）受限；是否有急性时相反应物（ESR、CRP）升高；CT检查是否能发现齿突周围钙质沉积；是否存在其他关节晶体沉积的证据；是否已排除外伤、其他炎性疾病及肿瘤等疾病等。仔细询问病史很关键，患者同时伴有或此前发现的其他关节晶体沉积症是该病的重要线索。另外，需评估患者（尤其是年轻患者）是否同时存在代谢性或家族性疾病。由于CDS与CPPD关系密切，因此在诊断CDS后还需关注其他关节的情况，并注意有无危险因素，因此可根据实际情况参考CPPD的相关诊断推荐。

无症状的齿突周围钙质沉积不需要治疗，但需首先排除代谢性疾病（包括血色病、原发性甲状旁腺功能亢进症及低镁血症）或家族性遗传性疾病。目前CDS相关研究多为病例系列或病例报道研究。这些研究发现，多数患者的症状可在接受NSAID、秋水仙碱及糖皮质激素治疗后数周内明显缓解，一般不需要长期药物治疗。但是，少数患者可反复发作，此时可参考EULAR针对CPPD的治疗指南进行适当预防性治疗，预防性治疗药物包括NSAID、秋水仙碱、小剂量糖皮质激素、甲氨蝶呤和羟氯喹。由于CDS常见于老年患者，治疗（尤其是长期治疗）时需注意避免肾功能不全、胃肠道不适等不良反应，所以应根据患者的个体情况制订相应的治疗方案。多数患者的症状可在药物治疗数周内缓解，但当出现寰枢椎不稳定或脊髓压迫时，需要考虑接受手术治疗。

本例患者的病情提示我们，在常见病的病程进展中如出现与本病不完全相符的症状时，应考虑存在其他疾病的可能。寰枢椎CT检查是CDS的金标准。CDS患者总体预后较好，部分患者具自限性倾向。NSAID、秋水仙碱及糖皮质激素有助于迅速缓解症状，多数患者的症状可在治疗数周内明显缓解。

参考文献

［1］Bouvet JP，le Parc JM，Michalski B，et al. Acute neck pain due to calcifications surrounding the odontoid process：the crowned dens syndrome［J］. Arthritis and Rheumatism，1985，28（12）：1417-1420.

［2］Baysal T，Baysal O，Kutlu R，et al. The crowned dens syndrome：a rare form of calcium pyrophosphate deposition disease［J］. European Radiology，2000，10（6）：1003-1005.

［3］Masuda I，Ishikawa K，Usuku G. A histologic and immunohistochemical study of calcium pyrophosphate dihydrate crystal deposition disease［J］. Clinical Orthopaedics and Related Research，1991，（263）：272-287.

［4］Neame RL，Carr AJ，Muir K，et al. UK community prevalence of knee chondrocalcinosis：evidence that correlation with osteoarthritis is through a shared association with osteophyte［J］. Annals of the Rheumatic Diseases，2003，62（6）：513-518.

［5］Abhishek A，Doherty M. Pathophysiology of articular chondrocalcinosis—role of ANKH［J］. Nature Reviews Rheumatology，2011，7（2）：96-104.

［6］Sahinbegovic E，Dallos T，Aigner E，et al. Musculoskeletal disease burden of hereditary hemochromatosis［J］. Arthritis and Rheumatism，2010，62（12）：3792-3798.

［7］Pritchard MH，Jessop JD. Chondrocalcinosis in primary hyperparathyroidism. Influence of age，metabolic bone disease，and parathyroidectomy［J］. Annals of the Rheumatic Diseases，1977，36（2）：146-151.

［8］Yashiro T，Okamoto T，Tanaka R，et al．Prevalence of chondrocalcinosis in patients with primary hyperparathyroidism in Japan［J］．Endocrinologia Japonica，1991，38（5）：457–464.

［9］Richette P，Ayoub G，Lahalle S，et al．Hypomagnesemia associated with chondrocalcinosis：a cross-sectional study［J］．Arthritis and Rheumatism，2007，57（8）：1496–1501.

［10］Jones AC，Chuck AJ，Arie EA，et al．Diseases associated with calcium pyrophosphate deposition disease［J］．Seminars in Arthritis and Rheumatism，1992，22（3）：188–202.

［11］Doherty M，Watt I，Dieppe PA．Localised chondrocalcinosis in post-meniscectomy knees［J］．Lancet（London，England），1982，1（8283）：1207–1210.

［12］Abhishek A，Doherty S，Maciewicz RA，et al．Self-reported knee malalignment in early adult life as an independent risk for knee chondrocalcinosis［J］．Arthritis Care & Research，2011，63（11）：1550–1557.

［13］Abhishek A，Doherty S，Maciewicz R，et al．Association between low cortical bone mineral density，soft-tissue calcification，vascular calcification and chondrocalcinosis：a case-control study［J］．Annals of the Rheumatic Diseases，2014，73（11）：1997–2002.

［14］Constantin A，Marin F，Bon E，et al．Calcification of the transverse ligament of the atlas in chondrocalcinosis：computed tomography study［J］．Annals of the Rheumatic Diseases，1996，55（2）：137–139.

［15］Goto S，Umehara J，Aizawa T，et al．Crowned Dens Syndrome［J］．The Journal of Bone and Joint Surgery-American Volume，2007，89（12）：2732–2736.

［16］Roverano S，Ortiz AC，Ceccato F，et al．Calcification of the transverse ligament of the atlas in chondrocalcinosis［J］．Journal of Clinical Rheumatology，2010，16（1）：7–9.

［17］Fung CS，Tam GK．Crowned dens syndrome：an uncommon cause of cord compression［J］．Hong Kong Medical Journal，2016，22（4）：399，e394–e395.

［18］Oka A，Okazaki K，Takeno A，et al．Crowned Dens Syndrome：Report of Three Cases and a Review of the Literature［J］．The Journal of Emergency Medicine，2015，49（1）：e9–e13.

［19］Salaffi F，Carotti M，Guglielmi G，et al．The crowned dens syndrome as a cause of neck pain：clinical and computed tomography study in patients with calcium pyrophosphate dihydrate deposition disease［J］．Clinical and Experimental Rheumatology，2008，26（6）：1040–1046.

［20］Richette P，Bardin T，Doherty M．An update on the epidemiology of calcium pyrophosphate dihydrate crystal deposition disease［J］. Rheumatology, 2009, 48（7）: 711–715.

［21］ Gamon E, Combe B, Barnetche T, et al. Diagnostic value of ultrasound in calcium pyrophosphate deposition disease: a systematic review and meta-analysis［J］. RMD open, 2015, 1（1）: e000118.

［22］ Zhang W, Doherty M, Bardin T, et al. European League Against Rheumatism recommendations for calcium pyrophosphate deposition. Part Ⅰ: terminology and diagnosis［J］. Annals of the Rheumatic Diseases, 2011, 70（4）: 563–570.

［23］ Sekijima Y, Yoshida T, Ikeda S. CPPD crystal deposition disease of the cervical spine: A common cause of acute neck pain encountered in the neurology department［J］. Journal of the Neurological Sciences, 2010, 296（1–2）: 79–82.

［24］ Zhang W, Doherty M, Pascual E, et al. EULAR recommendations for calcium pyrophosphate deposition. Part Ⅱ: management［J］. Annals of the Rheumatic Diseases, 2011, 70（4）: 571–575.

（中国人民解放军总医院　王一雯　朱　剑）

专家点评

　　这是一例病史20年、病情看似很简单的病例，但作者从病史、实验室检查到各种影像学表现，娓娓道来，展示出一个临床不罕见，但又往往被忽略一系列疾病的诊断、转归与鉴别，让我们细细来看。

　　发病初期的反复关节痛和关节炎，应该是骨关节炎，可能夹杂偶尔的假痛风性关节炎的发作，地塞米松治疗有效。因为有效，临床上许多关节炎患者长期服用，带来的相应副作用比比皆是，本例患者就有由此导致糖尿病甚至肾上腺皮质功能不全的情况，也出现了因为反复服用镇痛药导致的十二指肠溃疡。长期不能正确诊断和合理治疗，滥用药物的副作用就是一个严重的临床继发问题。仅从患者的病史、实验室检查和体征，我们只能考虑骨关节炎，但是发热、炎症指标升高，颈部疼痛，不好解释，最具诊断价值的是膝关节的X线，示左侧股骨下端软骨内见与骨面近平行的高强回声线。颅脑CT检查，轴位可见齿突后方存在两条平行的线状高密度影，矢状位重建后可见齿突后方线状高密度影。极具特异性的影像学特征，使得CPPD：与CDS的诊断无疑，作者还给了清晰的各个层面和三维影像，想来看过的人印象深刻。故事到这里并没有结束，因为没有病理标本，此类疾病的鉴别诊断就显得尤为重要了，血色病、原发性甲状旁腺功能亢进症、低镁血症或低磷酸酯酶症等代谢性疾病，半月板切除、骨对线不良或骨皮质密度减低的一系列与之相关的疾病名称均映入眼帘。诊断和鉴别诊断做完了，剩下就是简单明了的药物治疗和方案及文献复习了，一气呵成，非常完整和完美的叙述。

引用作者的话：在常见病的病程进展中如出现与本病不完全相符的症状时，应考虑存在其他疾病的可能。寰枢椎的CT检查是诊断焦磷酸钙晶体导致的CDS的金标准。

（中国人民解放军总医院　张江林）

14 久治不愈的脊髓炎
——神经贝赫切特综合征

病历摘要

患者，男性，24岁。因"间断双下肢无力伴反复阴囊、口腔溃疡1年"入院。

现病史：1年前患者受凉后出现双下肢无力感，右侧为甚，伴双膝关节僵硬，并逐渐不能自主站立及行走，伴双足部麻木。口腔溃疡，大小约0.6cm×0.6cm，伴疼痛。阴囊溃疡，大小约1.2cm×1.2cm，有触痛，无瘙痒等不适，伴尿潴留，自觉双眼复视，视力下降，就诊于外院予导尿治疗。外用药涂抹于阴囊后，阴囊溃疡愈合。口腔溃疡无明显好转。9个月前外院完善血、尿、便常规，生化、凝血、免疫球蛋白+补体，ANCA、ESR、ACL、甲状腺功能系列、肿瘤标志物检测，未见异常。头部MRI考虑脑干异常信号（图2-6）；胸椎MRI提示胸椎椎体水平脊髓内可见条片状稍长T2信号，边界欠情，增强后局部可见点条状强化。考虑诊断为"长节段脊髓炎，海绵状血管瘤"，给予甲钴胺、维生素B_1营养神经后，患者双下肢无力及麻木明显好转，出院。

入院期间患者出现舌面、下唇多发口腔溃疡及阴囊溃疡，大小约0.8cm×0.8cm，针刺试验阴性，予对症治疗后溃疡愈合。8个月前患者再次出现双下肢无力，左侧为著，伴行动不便，吐字不清，饮水呛咳，伴头痛，无视物模糊及恶心、呕吐，就诊于外院查头部MRI提示"右侧丘脑及脑干异常信号，炎性脱髓鞘可能大，鼻窦炎"，当地住院治疗，考虑"脱髓鞘病变"，给予甲泼尼龙500mg冲击及营养神经等治疗后患者症状较前好转，可正常活动，复查头部MRI提示脑干异常信号（图2-7）。结合病史，考虑

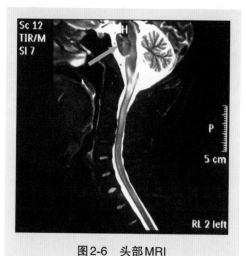

图2-6　头部MRI

注：脑干异常信号，脑桥异常低信号。

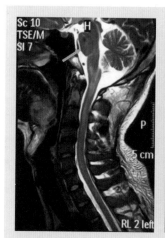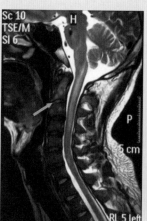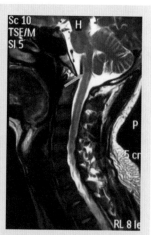

图2-7　复查头部MRI

注：脑干异常信号，脑桥多发斑片状短T2信号，延髓稍肿胀，延髓及颈髓内见条片状长T1、长T2信号，边界欠清。炎性脱髓鞘可能大。

"脱髓鞘病变"治疗后改变，脑桥所见低信号，多考虑为微出血灶；筛窦炎。后糖皮质激素逐渐减量（具体不详）。未应用免疫抑制剂。

4个月前泼尼松减量至5mg/d后患者出现左眼复视，视物不清，伴左侧口角轻微歪斜，无头痛，吐词不清，无肢体无力加重，当地医院头部MRI提示脑干异常信号，较前有所进展，脑桥多见低信号，多考虑为微出血灶；筛窦炎，考虑"多发性硬化？"，给予甲泼尼龙1g冲击及营养神经治疗症状稍好转出院。出院后继续口服泼尼松60mg治疗。3个月前患者逐渐出现头面部、后颈部、胸前及后背部少量痤疮样皮疹（图2-8），表覆脓点，伴瘙痒，无疼痛，未予特殊重视，继续按减量要求口服泼尼松治疗。

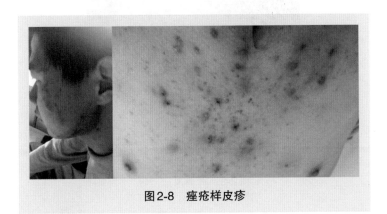

图2-8　痤疮样皮疹

20余天前患者泼尼松减量至5mg/d，后突发出现右侧肢体及躯干部麻木，发凉，脚踩棉花感，行走后向右侧偏斜，伴恶心、呕吐，呕吐物为胃内容物，无头痛、意识障碍，就诊于外院。头部＋颈部MRI，提示脑桥多见低信号，多考虑为微出血灶，同前片大致相仿；延髓及颈髓内异常信号，多考虑脱髓鞘病变。完善胸部CT平扫未见明显异常，停用糖皮质激素，并给予营养神经及抑酸等治疗后右侧肢体麻木稍好转。10天前患者头颈部、胸背部皮疹逐渐增多，呈片状痤疮样皮疹，并再次出现阴囊溃疡，大小约0.5cm×0.5cm，给予莫匹罗星软膏外用后愈合，就诊于天坛医院，复查颈椎MRI示延髓至第3颈椎水平髓内异常信号，冠状位可见右侧脊膜旁点状强化影。诊断：脱髓鞘病，神经贝赫切特（Behcet，又称白塞）综合征不除外。3天前患者无明显诱因再次出现左下肢僵硬无力，伴屈伸障碍，行走不协调，伴腰痛及双侧腹隐痛，自用伤湿祛痛膏后腰痛好转，为进一步治疗收入院。

体格检查：神志清楚，自主体位。头面部、后颈部、胸部及背部可见痤疮样皮疹，表覆脓点，部分融合成片及结痂，伴瘙痒。全身浅表淋巴结未触及肿大。心肺腹无异常。双下肢无水肿。四肢肌力Ⅴ级，颈软，无抵抗，双Babinski征（－），双Kerning征（－），双Brudzinki征（－）。针刺试验阳性（图2-9）。

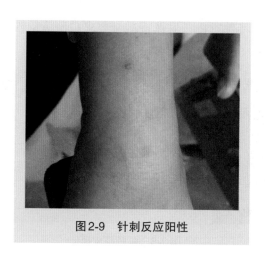

图2-9 针刺反应阳性

实验室检查：血常规，未见明显异常。血生化，TC 3.55mmol/L，HDL-C 0.95mmol/L，LDL-C 1.98mmol/L。尿常规未见异常。ESR 16mm/h。乙肝病毒、梅毒螺旋体、HIV未见异常。凝血功能未见明显异常。肿瘤标志物未见异常。ANA、抗ENA抗体、ANCA、APF、AKA未见异常，ACL阴性。T-SPOT.TB阴性。

影像学检查：胸部平扫＋增强CT，示左上肺炎可能。腹部CT，示肝S7、S8见多发点状钙化灶；胃窦黏膜下水肿；腹部其他实质脏器未见明确异常。胃镜，示慢性浅表性胃炎。结肠镜，未见异常。

诊断：白塞综合征，神经型。

治疗方案：①甲泼尼龙16mg，每日1次，口服；②环磷酰胺100mg，每日1次，口服；③腺苷钴胺注射液1.5mg，每日1次，肌内注射；④维生素B_1 10mg，每日3次，口服。

治疗6个月后随访：皮肤损害消失，未再出现肢体感觉异常、运动障碍等神经系统病变表现。临床完全缓解。

分析与讨论

患者为青年男性，以反复双下肢无力，伴行走不协调为首发表现，病程中出现视物模糊，复视，神经影像学有相应改变，故外院多次诊断为脊髓炎、多发性硬化等神经系统疾病。应用营养神经治疗无效，应用大剂量糖皮质激素后病情好转，减量后复发。病程中出现有头颈部及胸背部痤疮样皮疹，口腔、外阴多发溃疡，均被忽略。其中全身痤疮样皮疹既可能是白塞综合征的皮损表现，也可能为大剂量糖皮质激素使用后的副作用。该患者明确诊断后，应用糖皮质激素及免疫抑制剂口服，症状明显缓解。神经系统相关临床表现均未再出现。

神经型白塞综合征的诊断标准：符合白塞综合征诊断的患者，其神经系统症状体征不能用神经系统其他病变解释，MRI和脑脊液检查有异常发现。约10%的白塞综合征患者发生神经系统受累，男性发生率大于女性。神经型白塞综合征的病理类型为血管周围炎，主要病理改变为小静脉及毛细血管周围单核细胞套袖样浸润，小动脉很少累及，血管内皮细胞及纤维素样坏死少见。治疗上，首选糖皮质激素。对糖皮质激素治疗欠佳、复发型神经白塞综合征、多系统受累的患者可应用免疫抑制剂，其中硫唑嘌呤为首选，也可应用吗替麦考酚酯、环磷酰胺、甲氨蝶呤，但不建议应用环孢素。环孢素的神经毒性可增加神经型白塞综合征的发生率。在上述治疗失败或疗效欠佳时，可应用英夫利昔单抗、阿达木单抗等抗肿瘤坏死因子单克隆抗体治疗。

该病例提示临床医师，遇到反复发作、以神经系统为主要表现的不明原因疾病时，应考虑到免疫疾病累及神经系统的可能。

参考文献

[1] Kalra S，Silman A，Akman-Demir G，et al. Diagnosis and management of neuro-be-

hçet's disease: international consensus recommendations [J]. Journal of Neurology, 2014, 261（9）: 667-672.

[2] Al-Araji A, Kidd DP. Neuro-Behçet's disease: epidemiology, clinical characteristics, and management [J]. Lancet Neurol, 2009, 8（2）: 192-204.

[3] Hirohata S. Histopathology of central nervous system lesion in Behcet's disease [J]. J Neurol Sci, 2008, 267（1-2）: 41-47.

[4] Akman-Demir G, Ayranci O, Kurtuncu M, et al. Cyclosporine for Behcet's uveitis: is it associated with an increased risk of neurological involvement [J]. Clin Exp Rheumatol, 2008, 26（4 suppl 50）: S84-S90.

[5] Kalra S, Silman A, Akman-Demir G, et al. Diagnosis and management of Neuro-Behcet's disease: international consensus recommendations [J]. J Neurol, 2014, 261: 1662-1676.

（首都医科大学附属北京友谊医院　周　航）

专家点评

　　本例患者因下肢无力、肢体麻木、视物模糊、饮水呛咳、吐字不清等症状反复就诊于神经内科，貌似神经系统疾病。虽然糖皮质激素治疗有效，但减量后复发。在病程中出现反复阴囊溃疡、口腔溃疡，但均未予重视，直至MRI提示神经型白塞综合征不除外，才就诊于风湿免疫科。此患者就诊风湿免疫科后考虑目前神经系统症状并不严重，但糖皮质激素减量后病情就反复，因此给予中等量糖皮质激素同时联合应用免疫抑制剂控制病情，防止复发，收到了较好的效果。该病例提示我们要重视患者的每一个临床表现，不放弃一点可能的线索，直至追溯到引起疾病的根本原因。

（首都医科大学附属北京友谊医院　段　婷）

15　最熟悉的陌生人
——口眼干、四肢麻木

病历摘要

患者，女性，72岁。因"口眼干16年，四肢麻木3年，加重1年"入院。

现病史：患者16年前出现口干，表现为说话需频繁饮水，伴多发龋齿，牙齿片状脱落后留有残根，同时有眼干，眼球转动有摩擦感，无泪，需每日应用人工泪液，未特殊诊治。3年前患者出现四肢麻木，从远端开始出现手套、袜套样感觉，后逐渐加重累及近端，出现足底踩棉感，曾出现双足烫伤及掉鞋后不自知。1年前出现双下肢持续针刺样疼痛、无力，逐渐不能行走。当地医院给予营养神经的药物治疗，效果不佳。近3年体重减轻15kg。

既往史、家族史：无特殊。

体格检查：生命体征稳定。体重45kg，负力体型。双侧颈部、腋下、腹股沟可及多个肿大淋巴结，最大如蚕豆大小，质硬，无压痛。牛肉舌，猖獗龋齿。双肺呼吸音清，未闻及干湿啰音。心律齐，腹软无压痛，肝肋下2指。双上肢腕关节以远、双下肢膝关节以远触觉消失、双踝及双足关节位置觉消失。双上肢近端及远端肌力Ⅴ级，双下肢近端及远端肌力Ⅳ级；四肢肌张力低，腱反射未引出，病理征未引出。

辅助检查：血、尿、便常规无异常；生化、肝功能、肾功能正常，CK正常，钾3.5mmol/L；ESR 63mm/h，CRP 7.0mg/L；IgG 11.1g/L，IgA 1.41g/L，IgM 20.0g/L；C3 0.627g/L，C4 0.123g/L；ANA（－），抗dsDNA及抗ENA谱（－），ANCA（－）；冷球蛋白定性（－）；肿瘤标志物（－）。眼科FL（＋）。唾液腺核素显像示双侧腮腺、颌下腺未见显影。腹部CT示肝脾增大，腹

腔多发肿大淋巴结。肌电图示双下肢肌肉呈神经源性损害。四肢多个感觉神经传导未引出，多个运动神经传导无运动反应。血免疫固定电泳可见IgM-κ，尿免疫固定电泳（－）。唇腺活检（＋），刚果红染色阴性。骨髓穿刺浆细胞比例0.5%，骨髓活检可见血管周围淀粉样物质沉积，κ染色阳性；左腋窝淋巴结穿刺，可见淀粉样物质沉积，小血管增生，管壁变性。刚果红染色阳性，κ染色阳性。

诊断与治疗：考虑患者原发性干燥综合征诊断明确，合并原发性系统性轻链（AL）型淀粉样变性。患者因经济原因无法选择美法仑治疗，给予泼尼松50mg每日1次口服，CTX 1.0g每月1次静脉滴注，随访半年后，患者症状未再进展。

分析与讨论

患者为老年女性，慢性病程，以口眼干为首先表现，结合典型的查体表现，眼科及唾液腺客观检查异常，考虑原发性干燥综合征诊断明确。病初病情隐匿，符合干燥综合征的疾病特点。但后期出现的严重周围神经病变需进一步分析其病因：①干燥综合征活动，患者虽有高球蛋白血症，但非IgG升高，且无血液、肺间质病变等其他脏器受累的表现，不支持干燥综合征活动；②系统性血管炎，其他结缔组织病包括结节性多动脉炎、ANCA相关性血管炎、冷球蛋白血症等，患者均无特异性表现及实验室检查支持，证据不足；③POMES综合征（polyneuropathy，organmegaly，endocrinopathy，M-protein，skin changes syndrome）：患者有多发周围神经病变，肝脾大、M蛋白，满足POEMS中的三项，且患者干燥综合征明确，但ANA、抗SSA抗体及抗SSB抗体均为阴性，应警惕患者抗体转阴向淋巴增殖性疾病转化。POEMS只是一组症状群，可引起POEMS的疾病包括多发性骨髓瘤、华氏巨球蛋白血症、淋巴瘤、淀粉样变性和Castleman病等。根据患者骨髓及淋巴结病理结果，考虑患者存在系统性淀粉样变性。

淀粉样变性分为轻链（AL）型淀粉样变性和淀粉样蛋白A（AA）型淀粉样变性，AL型淀粉样变性属于原发性淀粉样变性，是由于骨髓浆细胞产生单克隆的轻链沉积引起；AA型淀粉样变性是继发性或家族性的，是由于持续的炎症反应，造成血清中淀粉样蛋白A过多引起沉积。上述两种淀粉样变性与干燥综合征的合并均有报道，不仅如此，淀粉样变性亦可以模拟口干及关节症状。因本例患者骨髓及淋巴结均有单克隆κ沉积，引起广泛周围神经损害，故考虑患者为原发性系统性AL型淀粉样变性。众所周知，干燥综合征患者发生淋巴瘤的风险是普通人群的44倍，然而发生原发性系统性AL型淀粉样变性非常少见。回顾文献干燥综合征更容易出现肺淀粉样变性，共37例；而合并系统性AL型淀粉样变性仅为2例，包括本例患者在内，这3名合并系统性AL型淀粉样变性的患者均为女性，年龄48～72岁。文献中的2例患者均出现心脏受累，而本例患者以周围神经病变为突出表现，心电图、超声心动图及心肌损伤标志物未见明显异常。治疗方面，原发性干燥综合征和淀粉样变性的治疗有相似之处，干燥综合征如引起周围神经损伤首选糖皮质激素联合CTX治疗，而AL型淀粉样变性治疗包括糖皮质激素、CTX、美法仑以及骨髓移植等。若周围神经病变进展迅速，可考虑糖皮质激素冲击治疗，而本例患者病程较长，且神经可复性差，故结合患者经济状况选择大剂量糖皮质激素联合CTX治疗。

本例患者提示我们，长病程的干燥综合征患者若近期病情突然加重，症状不典型，抗体转阴，应警惕淋巴增殖性疾病。

参考文献

[1] Rajagopala S，Singh N，Gupta K，et al. Pulmonary amyloidosis in Sjögren's syndrome：a case report and systematic review of the literature [J]. Respirology, 2010, 15 (5)：860-866.

[2] Delèvaux I，André M，Amoura Z，et al. Concomitant diagnosis of primary Sjögren's syndrome and systemic AL amyloidosis [J]. Ann Rheum Dis, 2001, 60 (7)：694-695.

[3] Perlat A，Decaux O，Gervais R，et al. Systemic light chain amyloidosis and Sjogren syndrome：an uncommon association [J]. Amyloid, 2009, 16 (3)：181-182.

（北京大学第一医院　季兰岚）

专家点评

淀粉样变性是由多种蛋白质的低分子量亚单位组成的原纤维在细胞外组织发生沉积造成的。这些蛋白质的分子量通常为 $5 \sim 25kD$，这些蛋白质大多作为血浆成分进行循环。

前体蛋白的类型、组织分布和淀粉样沉积量在很大程度上决定了临床表现。提示淀粉样变性的某些临床和实验室特征包括蜡样皮肤和易发瘀斑、肌肉增大（如舌和三角肌）、心脏传导异常和心力衰竭的症状和体征、肝大、大量蛋白尿或肾病综合征的证据、周围和/或自主神经病变以及凝血功能障碍。

本例患者除了黏膜干燥的相关表现以外，最突出的临床表现为多发淋巴结肿大以及周围神经病变，但却没有干燥综合征活动高球蛋白血症的表现，因此特别需要警惕副肿瘤综合征，尤其是血液及淋巴系统肿瘤引起的神经系统异常。最终通过血免疫固定电泳以及骨髓病理学检查确定了淀粉样变性的诊断。需要临床医师知晓的不仅仅是风湿免疫科常见疾病的表现，还需要了解少见疾病的临床症状，从而有针对性地选择最有可能帮助确诊的检查方法，使最终的诊断"水落石出"。

值得提出的是，对于多系统受累疾病的病理诊断，临床医师需要选择合适的活检部位。对于淀粉样变性的活检部位，活检取材部位可以是临床上未受累的部位（如皮下脂肪、小唾液腺或直肠黏膜层），也可以是功能障碍性器官和组织（如肾和神经）。目前建议对非单一器官受累患者采用脂肪垫抽吸或活检作为初始取样方法，因为与肝、肾或者乃至直肠活检相比，该操作更不可能引发严重出血，不过其他组织活检可能具有更高的敏感度。对于原发性（AL型）或继发性（AA型）淀粉样变性，使用刚果红染色并用偏振光显微镜进行检查的皮下脂肪抽吸或活检的总体敏感度为 $57\% \sim 85\%$，特异度为 $92\% \sim 100\%$。对于多器官受累并由免疫球蛋白轻链（原发性或AL型）、AA蛋白（继发性）或老年性心脏淀粉样变性或FAP沉积引起的疑似系统性淀粉样变性患者，皮下脂肪抽吸或活检的诊断敏感度更高。对于单一器官受累的淀粉样变性患者，脂肪垫抽吸或活检的敏感度较低。

对于受累器官数量有限的患者，因为单一器官受累患者不太可能从未受累组织的活检中发现淀粉样蛋白，故建议对特定受累部位进行活检，而不是腹部脂肪垫活检。唇腺活检除了可用于诊断原发性干燥综合征以外，对于AA型和AL型淀粉样变性，唇腺活检也有很高的检出率，特别是在以软组织表现（如巨舌、下颌下淋巴结肿大和关节病）为主的AL型淀粉样变性患者中。这在今后的临床工作中可以尝试。

（北京大学第一医院　王　昱）

16 我中了"化骨绵掌"
——多饮、多尿、多发骨痛

病历摘要

患者，男性，39岁。因"多饮、多尿4年，踝关节痛3年，多发骨痛1年"入院。

现病史：患者于2012年无明显诱因出现多饮、多尿，每日饮水6～8L，尿量增多，每1小时排尿1次。2013年来，出现左侧踝关节行走时疼痛，休息后可好转。患者经常感到乏力、全身麻木感。2014年当地医院查血Cr升高，尿蛋白（＋），血钾降低（不详），肾脏病理示间质性肾炎。经补钾治疗后全身麻木、无力好转。2015年开始自觉下腰部及两侧肋骨疼痛，弯腰及翻身时明显。查血清钾2.5 mmol/L↓，磷0.6mmol/L↓，Cr 110μmol/L；RF、抗CCP抗体、HLA-B27（－）；自身抗体谱、补体正常，IgG 29.9g/L↑；血尿免疫固定电泳（－）、iPTH、肿瘤标志物正常。骨髓穿刺示骨髓增生活跃，未见异常浆细胞。胸腰椎、骨盆、肋骨X线示骨质稀疏。泌尿系超声示双肾多发小结石；胸CT、腹部B超未见明显异常；骶髂关节CT未见异常。骨扫描示右侧第1、第2、第6、第7、第9肋骨及左侧第1、第7、第8、第9肋骨多发点状放射性增高影；考虑多发性骨折，骨髓瘤不除外；右膝关节及双足跗骨区斑点状放射性增高影，考虑良性病变。为进一步诊治收住院。

既往史：1年前腹部超声示双肾结石；否认高血压、传染病、肿瘤性疾病等。

个人史：玻璃厂工作，粉尘较多，高温工作，穿隔离衣进入100℃车间。

家族史：无特殊。

体格检查：BP 120/70mmHg，HR 80次/分，体温36.8℃。全身浅表淋巴结未及肿大。多发龋齿，双侧第6～9肋骨及左踝压痛，胸腰椎叩痛，四肢肌力正常。心律齐，未及杂音，双肺呼吸音清。腹部平坦，无压痛、反跳痛，肝脾未及，双下肢不肿。

实验室检查：血常规，WBC $6.1×10^9$/L，Hb 134g/L，PLT $219×10^9$/L，ESR 48mm/h↑（参考范围0～15mm/h）；生化全项，ALT 19U/L（参考范围9～50U/L），AST 17U/L（参考范围15～40U/L），Alb 34.5g/L↓（参考范围40～55g/L），ALP 288U/L↑（45～125U/L），Cr 120μmol/L（44～133μmol/L），血钙2.06mmol/L↓（参考范围2.11～2.52mmol/L），血磷0.62mmol/L↓（参考范围0.85～1.51mmol/L），血钾2.12mmol/L↓（参考范围3.5～5.3mmol/L），血氯110.6mmol/L↑（参考范围99～110mmol/L），HCO_3^- 16.2mmol/L↓（参考范围22～30mmol/L）。ANA 1：3200（S+N），抗SSA抗体（+），抗SSB抗体（+），抗dsDNA抗体、ANCA、HLA-B27、抗CCP抗体均阴性。RF 134mU/L（参考范围<30mU/L），IgG 17.80g/L↑（参考范围7.23～16.85g/L），IgA 5.33g/L↑（参考范围0.69～3.82g/L），IgM 1.69g/L（参考范围0.63～2.77g/L），C3 0.805g/L（参考范围0.6～1.5g/L），C4 0.149g/L（参考范围0.12～0.36g/L），CRP 4.47mg/L（参考范围<8mg/L），轻链κ 15.70g/L↑（参考范围5.98～13.29g/L），轻链λ 9.50g/L↑（参考范围2.80～6.65g/L）。尿常规，比重1.005，pH 7.0，尿蛋白（+），24小时尿蛋白定量0.82g。尿Cr 3.50mmol/L，微量白蛋白 5.75mg/L（参考范围0～19mg/L），尿转铁蛋白<2.00mg/L（参考范围0～2mg/L），NAG酶 31U/L↑（参考范围0～21U/L），尿$α_1$-微球蛋白74.80mg/L↑（参考范围0～12.00mg/L），尿免疫球蛋白27.80mg/L↑（参考范围<8.00mg/L）。莫氏实验，6am 1.008，8am 1.009，10am 1.009；24小时尿钾44.10mmol/L（3150ml），血钾2.68mmol/L（同一天）。磷廓清试验，提示磷重吸收率减低，磷清除率升高。iPTH 29.67pg/ml（参考范围15～65），25（OH）D 32.92nmol/L↓（75～250nmol/L充足，25～74nmol/L不足，<25nmol/L缺乏），血及24小时尿皮质醇正常。

眼科检查提示干眼症。唇腺活检，12个腺体小叶共3mm²，间质可见少量淋巴细胞、浆细胞浸润，全片未见大于50个淋巴细胞聚集灶。肾病理活检，慢性小管间质肾病伴大量蛋白管型堵塞，肾间质多灶状淋巴细胞、单核细胞，少量浆细胞浸润伴纤维化。肾小球硬化、皱缩。

影像学检查：唾液腺超声，示双侧腮腺及颌下腺可见纤维分隔及囊性变。唾液腺显像，示双侧唾液腺摄取及排泌功能均受损，双侧颌下腺几乎无功能。骨密度，腰椎最低 T 值-2.92，股骨颈 T 值-4.73，重度骨质疏松。

诊断与治疗：考虑诊断为干燥综合征，慢性肾小管间质病变，低磷骨软化症。给予患者补钾、补磷、补充维生素 D 治疗。1 个月后随访，患者骨痛好转，无力、麻木感消失，复查血钾 3.0mmol/L，血磷 0.96mmol/L（正常）。1 年后患者无不适，复查血钾 3.7mmol/L，血磷 0.99mmol/L（正常）。

分析与讨论

患者为中年男性，慢性病程，以多饮、多尿及骨痛起病，检查提示低磷、维生素 D 缺乏，加之重度骨质疏松及多发骨折，符合低磷骨软化症的诊断。进一步分析病因：①甲状旁腺功能亢进，患者甲状旁腺激素正常，不支持诊断。②肿瘤，患者肿瘤标志物、骨髓涂片、胸部 CT、腹部超声等肿瘤相关筛查未见异常，不支持诊断。③肾小管功能障碍，患者肾小管浓缩及酸化功能障碍，肾性失钾及肾性失磷，结合肾脏病理考虑慢性肾小管间质病变。患者有口干、多发龋齿，客观检查提示干眼症，唾液腺超声、唾液腺显像异常，结合 ANA、抗 SSA 抗体、抗 SSB 抗体阳性，符合 2002 年美国欧洲共识小组（AECG）分类标准。因此患者最终诊断为干燥综合征，慢性肾小管间质病变，继发低磷骨软化症。

低磷骨软化症是低磷血症和活性维生素 D 生成不足造成的以骨骼矿化不良为主要特征的一组疾病。常见病因包括甲状旁腺功能亢进、肿瘤、药物毒物、肾小管功能障碍等。肿瘤相关低磷骨软化症最早在 1947 年有所报道，发病率为 1∶25 000，可以继发低磷骨软化症的肿瘤包括多发性骨髓瘤、淋巴瘤等，而干燥综合征人群中非霍奇金淋巴瘤的发病风险明显高于正常人群。然而，本例患者经过骨髓涂片及肿瘤筛查未发现血液系统及实体肿瘤。低磷骨软化症亦可以出现在结缔组织病如干燥综合征中。一项纳入130例中国汉族干燥综合征患者的研究发现，在41例有肾脏活检的患者中，80.5%有肾小管间质病变。文献报道，干燥综合征肾小管间质病变的患者中，骨软化的发生率为25%～45%。干燥综合征继发的肾小管间质病变与非干燥综合征引起的肾小管间质病变相比较，病理表现为更多的B淋巴细胞和浆细胞浸润。干燥综合征肾脏受累的病生理机制仍然不清。有研究发现，在干燥综合征患者的血清和远端肾小管内发现了抗集合管特异性肾转运子的抗体。另外，肾间质中活化的淋巴细胞、浆细胞也参与了肾小管间质病变的致病过程。血液中的磷在肾小球中可以全部被滤过，而后大部分在近端肾小管被重吸收，肾小管间质损伤可以导致肾性失磷以及继发低磷骨软化症的发生。

检索PUBMED并进行文献复习，我们发现截至2018年，共有38例以低磷骨软化症为首发表现的干燥综合征病例报道，年龄18～71岁，女性占97.3%，远端肾小管性酸中毒有34例，另外4例患者同时发生近端和远端肾小管受累。常见的临床表现包括骨痛和肌无力（85.3%），骨折或假性骨折（44.1%），骨压痛（17.6%），肌麻痹（5.9%）。实验室检查发现ALP升高（79.4%），低钙和低磷（70.6%），低25（OH）D（8.8%）。X线提示假性骨折（52.9%），骨密度下降（14.7%），骨扫描提示摄取明显增高（58.9%）。

治疗方面，文献中以病例报道为主。在上述38例患者中，24例有治疗信息，18例（75.0%）针对电解质紊乱进行了纠正治疗，14例患者（58.3%）应用糖皮质激素，其中4例联合免疫抑制剂，种类包括硫唑嘌呤、环磷酰胺以及吗替麦考酚酯。在随访中发现，40.7%患者临床症状得到缓解，55.6%实验室结果恢复正常，14.8%的患者影像学有所改善。本例患者由于已经有2年血Cr升高病史，肾脏病理提示慢性肾小管间质病变，因此未用免疫抑制治疗。对症纠正电解质及纠酸治疗后，患者骨痛、麻木症状明显好转，血钾、血磷恢复正常。

该病例提示我们，一些干燥综合征患者口干、眼干症状隐匿，如合并骨痛、麻木等症状，需警惕肾小管间质病变继而合并低磷骨软化症的可能。

早期筛查抗体谱及唾液腺超声，可以协助干燥综合征的早期诊断。另外，评价肾小管功能以及电解质水平的检查有助于发现肾小管间质病变。只有早期发现和诊断干燥综合征以及相关的肾小管间质病变，及时采取糖皮质激素及免疫抑制剂治疗，才能更好地改善患者的预后，预防低磷骨软化症的发生。

参考文献

［1］Matsushima S，Torii M，Ozaki K，et al. Iron lactate-induced osteomalacia in association with osteoblast dynamics［J］. Toxicol Pathol，2003，31（6）：646-654.

［2］Clarke BL，Wynne AG，Wilson DM，et al. Osteomalacia associated with adult Fanconi's syndrome：clinical and diagnostic features［J］. Clin Endocrinol，1995，43（4）：479-490.

［3］Narvaez J，Domingo-Domenech E，Narvaez JA，et al. Acquired hypophosphatemic osteomalacia associated with multiple myeloma［J］. Joint Bone Spine，2005，72（5）：424-426.

［4］Theander E，Henriksson G，Ljungberg O，et al. Lymphoma and other malignancies in primary Sjogren's syndrome：a cohort study on cancer incidence and lymphoma predictors［J］. Ann Rheum Dis，2006，65（6）：796-803.

［5］Lazarus MN，Robinson D，Mak V，et al. Incidence of cancer in a cohort of patients with primary Sjogren's syndrome［J］. Rheumatology（Oxford），2006，45（8）：1012-1015.

［6］Yang YS，Peng CH，Sia SK，et al. Acquired hypophosphatemia osteomalacia associated with Fanconi's syndrome in Sjögren's syndrome［J］. Rheumatol Int，2007，27（6）：593-597.

［7］Ren H，Wang WM，Chen XN，et al. Renal involvement and follow up of 130 patients with primary Sjogren's syndrome［J］. J Rheumatol，2008，35（2）：278-284.

［8］Richards P，Chamberlain MJ，Wrong OM. Treatment of osteomalacia of renal tubular acidosis by sodium bicarbonate alone［J］. Lancet，1972，2（7785）：994-997.

［9］Francois H，Mariette X. Renal involvement in primary Sjögren's syndrome［J］. Nat Rev Nephrol，2016，12（2）：82-93.

［10］Inagaki Y，Jinno-Yoshida Y，Hamasaki Y，et al. A novel autoantibody reactive with carbonic anhydrase in sera from patients with systemic lupus erythematosus and Sjogren's syndrome [J]. J Dermatol Sci, 1991, 2（3）：147-154.

[11] Curthoys NP, Moe OW. Proximal tubule function and response to acidosis [J]. Clin J Am Soc Nephrol, 2014,（9）：1627-1638.

（北京大学第一医院　耿　研）

专家点评

　　干燥综合征是临床比较常见的结缔组织病之一，以外分泌腺，尤其是唾液腺及泪腺受侵犯为主的自身免疫性疾病，其临床主要表现为口、眼干燥为最常见的临床表现，但也可伴有内脏损害。在内脏损害中，肾损害的发生率为30%～50%。其中以肾小管、间质受累为主，肾小球受累比较少见。而肾小管受累以远端小管受累为主，临床主要表现为夜尿增多、低钾血症、酸中毒，严重者可以出现肾结石、肾钙化、维生素D缺乏、低磷骨软化、继发性甲状旁腺功能亢进症等。一项来自对中国干燥综合征患者的研究发现，80.5%有肾小管间质病变。另一项研究显示，在干燥综合征肾小管间质病变的患者中，骨软化的发生率为25%～45%。其发生率并不低，但是被临床医师重视、诊断的比率并不高。轻症患者往往被忽视或者误诊。本例患者具有更为特殊的临床特征，口干、眼干的症状并不突出，却以多饮、多尿为首发表现，继而出现了骨痛、乏力、麻木等临床症状，检查发现存在代谢性酸中毒、低血钾，以及低血磷、维生素D缺乏、重度骨质疏松及多发骨折等低磷骨软化的一系列表现。通过这些线索，又排除了其他可能的原因，完善了相关检查（眼科、唾液腺超声、唾液腺显像、自身抗体等）才进一步明确了原发病——干燥综合征的诊断。

　　此病例在诊断方面的精彩之处是首先能够明确存在肾小管性酸中毒及低磷骨软化；其次，能够透过现象看本质，没有放过比较轻微的口干等症状，顺藤摸瓜，找到了引起这些表现的"罪魁祸首"——干燥综合征。

　　针对低磷骨软化的治疗，除了对症纠正低磷以及其他电解质紊乱之外，更主要的对因治疗。本例患者，由于判断干燥综合征引起的肾小管受累病程已经较长，预估糖皮质激素和免疫抑制剂效果不佳，未予以应用。如果早期发现，是可以尝试应用糖皮质激素及免疫抑制剂治疗的。

（北京大学第一医院　郝燕捷）

17 一只诡异的"黑手"
——关节痛、发热、腊肠趾、骨破坏

病历摘要

患者，男性，50岁。因"双肩、双髋疼痛、右腕关节肿痛伴发热5个月"入院。

现病史：患者5个月前因"腰椎间盘突出"在当地某诊所行药物熏蒸及牵引治疗。3天后出现双肩部、双侧大腿根部疼痛，右腕关节肿胀疼痛，右手第5掌指关节肿痛，右足第4、第5趾肿胀，伴午后发热，体温最高可达40℃，发热时伴有寒战、咳嗽、咳少量白痰，自行服布洛芬后体温可降至正常。上述症状持续存在，体温升高时关节疼痛加重，并有腰骶部疼痛伴腰部活动受限。于当地医院住院诊治，考虑"风湿热"，给予抗感染（莫西沙星、氧氟沙星）、地塞米松5mg/d及中药治疗（具体不详），症状有所缓解出院。患者出院后上述症状再次出现，程度较前加重，口服"痹克片、通迪胶囊"治疗，右腕关节肿胀减轻，但仍有发热及关节疼痛。近半年体重减轻6kg，为进一步诊治收住院。

既往史：否认高血压、糖尿病、冠心病史，否认传染病、肿瘤性疾病等。否认外伤及手术史。对青霉素过敏。

体格检查：体温36.6℃，呼吸20次/分，脉搏88次/分，BP 100/60mmHg。皮肤黏膜无黄染及皮疹，全身浅表淋巴结未及肿大。心律齐，未及杂音，双肺呼吸音清。腹部平坦，无压痛、反跳痛，肝脾肋下未及。右手背及腕部肿胀，右手第5掌指关节、右腕关节压痛，握拳困难，右腕关节活动受限，双肩关节、双髋关节压痛，右足第4趾肿胀，似腊肠状。

实验室检查：血、尿常规及便常规正常。肝肾功能正常，血尿酸

273μmol/L。ESR 66mm/h，CRP 54.2mg/L，纤维蛋白原6.46g/L，免疫球蛋白及补体正常。RF和抗CCP抗体阴性，ANA谱、ANCA、APA均阴性。HBV、HCV、梅毒、结核筛查均阴性。肿瘤标志物正常。HLA-B27阳性。

影像学检查：2个月前右手X线，示右手第5掌指关节周围软组织肿胀，未见骨侵蚀及破坏。入院后双手+腕X线，示右手及右腕骨质疏松，右腕骨密度减低明显，关节面模糊、关节间隙显示不清，周围软组织肿胀，右手第5掌指关节周围软组织肿胀，关节周围明显骨质稀疏。右腕MRI平扫+增强，示右腕关节部分骨缘骨质增生，右侧第1～4掌骨基底部，右桡骨关节面下，右腕舟骨、月骨、三角骨、豆状骨及头状骨可见多发斑片状、囊状异常信号，T1WI为低信号，T2WI-FS上为高信号，关节面模糊，部分关节间隙变窄，周围滑膜弥漫性增厚，T2WI-FS上信号增强，部分关节间隙内可见液性信号影，周围软组织肿胀。全身骨扫描，示胸10～12椎体、双侧骶髂关节、左侧髋臼及右腕关节局部骨代谢活跃。骶髂关节CT，示双侧骶髂关节面毛糙不光整，双侧髂骨面硬化，关节间隙未变窄，右侧骶髂关节外缘可见小囊状低密度影及斑片状稍高密度影。胸腰椎X线正侧位，示胸9～腰1椎旁可见条状高密度影，韧带钙化。

诊断与治疗：经上述全面检查，最终诊断为血清阴性脊柱关节病（无银屑病的银屑病关节炎）。给予甲泼尼龙12mg/d，甲氨蝶呤10mg每周1次，来氟米特 10mg/d及碳酸钙维生素D 0.6g/d治疗。患者体温恢复正常，右腕关节肿痛逐渐缓解。出院后甲泼尼龙逐渐规律减量，半年时停服。坚持服用甲氨蝶呤及来氟米特治疗，半年时随访，患者未再发热，无皮疹出现，无四肢关节肿痛，右腕关节无压痛，活动受限。

分析与讨论

患者为50岁中年男性，病程5个月，以关节肿痛、高热起病，炎症指标明显升高，在2个月内出现快速进展的关节骨破坏，应进行以下关节炎的鉴别。

（1）类风湿关节炎（RA）：小关节对称性受累为主，少有高热，可于

2年内出现X线的骨侵蚀，RF及抗CCP抗体多为阳性。本例患者RF及抗CCP抗体为阴性，骨破坏进展迅速，且有高热、腊肠趾及骶髂关节炎，故有别于RA。

（2）感染性关节炎：多为单关节，可有关节肿痛及发热，血中白细胞增多，骨破坏进展迅速，抗菌药物治疗有效。本例患者病程为5个月，表现为多关节受累，血WBC计数正常，应用糖皮质激素及免疫抑制剂治疗有效，不支持感染性关节炎。

（3）痛风：多为急性发作的单关节炎，受累关节炎症反应明显，可伴有发热，绝大多数患者有高尿酸血症病史，缓解后无症状，慢性期后可出现特征性的骨破坏。本患者无高尿酸血症病史，多关节受累为主，病程早期即出现右腕关节骨侵蚀，右手第5掌指关节周围的骨吸收，未见痛风石，易与痛风鉴别。

（4）骨关节炎：多见于50岁以上人群，慢性病程，常累及双手远端及近端指间关节、双膝及双髋关节，也可有椎体受累，X线表现为关节间隙变窄及骨质增生，少有骨侵蚀和破坏，血中炎症指标一般正常。该患者病情进展迅速，炎症反应强烈，骨侵蚀破坏明显，易于区别。

（5）其他结缔组织病：系统性红斑狼疮、干燥综合征、系统性血管炎、系统性硬化症等结缔组织病也可出现关节炎表现，但这些疾病均有相应的临床特征，常为多系统受累，诊断上有相对应的分类诊断标准。本例患者的临床表现均不符合上述疾病特点及分类标准。

结合患者有发热、腰痛、多关节炎、腊肠趾，实验室检查炎症指标升高，RF及抗CCP抗体阴性，HLA-B27阳性，骶髂关节CT示双侧骶髂关节炎症改变，胸腰椎X线示胸9～腰1椎旁韧带钙化，符合2009年国际脊柱关节炎协会（ASAS）关于血清阴性脊柱关节病（SpA）的分类标准。另外，该患者除中轴关节及外周大关节受累外，还出现了右腕关节及右手第5掌指关节的快速进展的骨吸收、破坏，这在SpA中除银屑病关节炎（PsA）之外是不常见的，因而该患者考虑为无银屑病的银屑病关节炎（PASP）。

PsA是一种伴有银屑病的炎症性脊柱关节病，其总体患病率为0.05%～0.25%，而在银屑病患者中，PsA的患病率则可达6%～41%。根据受累关节数量、部位及程度，PsA可分为五种亚型：单或寡关节炎型、多关节炎型、远端指间关节病变型、脊柱炎或骶髂关节炎型及残毁性关节炎型。其中，PsA患者中残毁型的发生率为2%～21%，男女比例为1∶1，以指间关节、掌指关节及跖趾关节受累为主，但其他关节也可累及。常见的临床特征表现为指（趾）望远镜征、指（趾）缩短和连枷关节，影像学表现为骨吸收、铅笔帽征、关节破坏、强直及半脱位。本例患者SpA诊断明确，但手关节的表现较为特殊，X线表现为右手第5掌指关节周围明显的骨吸收，而右腕关节X线及MRI影像表现为骨破坏，骨关节的变化发生时间很短，前后不过2个月，应属于少见的残毁型关节炎。

在PsA患者中，根据关节炎与皮疹发生的顺序，可分三种情况，即银屑病先于关节炎发生，银屑病与关节炎同时发生以及关节炎先于银屑病发生。前两种情况在临床上较为多见，易于诊断，而第三种情况，当出现关节炎而无银屑病时，临床诊断则较为困难，极易与RA等疾病相混淆。临床上将这种PsA称为PASP。PASP约占整体PsA患者的20%，而且1.6%的患者皮疹可晚于关节炎长达10年以上。如何早期识别这类患者一直是困扰风湿学界的难题。Olivieri I等对20例PASP患者进行了为期12个月的观察研究发现，PASP患者的临床表现与经典PsA一样，相当广泛。Amor和欧洲脊柱关节病研究组（ESSG）的诊断标准对PASP患者缺乏特异度，而CASPAR诊断标准具有较好敏感度，有助于早期发现此类患者。Scarpa等对于57例未分化脊柱关节炎患者为期9个月的研究显示，指（趾）炎、远端指间关节炎、HLA-Cw6及银屑病家族史对于PASP的诊断具有一定价值，而HLA-B27更多见于无银屑病家族史者。因此，对于具有典型PsA表现而无银屑病者，其一级或二级亲属的银屑病家族史尤为重要。另外，有学者试图研究有皮疹的PsA与无皮疹的PASP患者间在生物标志物方面是否存在差异。Caso F等对于PsA患者体内前炎症性脂肪因子谱进行了横断面研究，结果显示TNF-α、IL-6、瘦素、抵抗素、内脂素及胃促生长素水平在有皮疹的PsA与无皮疹的PASP患者间无明显差异；但在经典PsA患者中，血清瘦素水平与女性和BMI相关，而在PASP患者中则与BMI和CRP相关，说明瘦素在PsA的不同临床表现中可能发挥了一定的作用。另一方面，Errichetti E等研究了皮肤镜对于鉴别PASP与RA的临床价值。他们分别对15例PASP患者、12例RA患者以及12名正常人的甲襞和肘部皮肤进行了观察。结果发现，PASP患者的甲襞血管表现为在弥漫性红色背景下伴或不伴有稀疏的点状血管，而RA患者则表现为平行的点状/短线性血管（"鱼群样"）或不规则/分枝状的模糊紫色血管，而这些特征在正常人中未检出。另外，肘部皮肤检查发现，与PASP显著相关的表现包括弥漫分布的红色点状血管。而RA患者和正常人的皮肤镜检查相似，可观察到三种表现，即不规则的模糊紫色血管、无血管表现以及稀疏的点状紫色血管。因此，皮肤镜检查可能有助于区分早期PASP和RA。本例患者根据2006年CASPAR诊断标准，具有外周关节、脊柱和附着点的典型炎症病变，同时有腊肠趾、影像学改变和RF阴性，符合CASPAR的PsA的诊断标准，但患者无现症银屑病、既往银屑病及银屑病家族史，也无银屑病样指甲营养不良，故应属于PASP的范畴。

综上所述，本病例特点为起病年龄较晚，受累关节部位不典型，全身炎症明显，骨破坏进展迅速的残毁型PASP。在此病例的临床诊断分析中，详细的病史、细致的查体非常重要，同时要注意SpA有晚发型，年龄在45岁以上。同时，对于临床具有典型PsA表现，而无银屑病皮损或病史者，应想到PASP的可能，但一定要与RA等疾病进行仔细的鉴别。除皮损外，PASP与经典PsA的临床表现相似，也可出现罕见的残毁型关节炎，应尽早明确诊断，启动免疫治疗。

参考文献

［1］Ogdie A，Weiss P．The Epidemiology of Psoriatic Arthritis［J］．Rheum Dis Clin North Am，2015，41（4）：545-568．

［2］Moll JM，Wright V．Psoriatic arthritis［J］．Semin Arthritis Rheum，1973，3（1）：55-78．

［3］Haddad A，Chandran V．Arthritis mutilans［J］．Curr Rheumatol Rep，2013，15（4）：321．

［4］Haddad A，Johnson SR，Somaily M，et al．Psoriatic arthritis mutilans：clinical and radiographic criteria．A systematic review［J］．J Rheumatol，2015，42（8）：1432-1438．

［5］Scarpa R，Oriente P，Pucino A，et al．Psoriatic arthritis in psoriatic patients［J］．Br J

Rheumatol，1984，23（4）：246-250.

［6］Scarpa R，Cosentini E，Manguso F，et al. Clinical and genetic aspects of psoriatic arthritis "sine psoriasis"［J］. J Rheumatol，2003，30（12）：2638-2640.

［7］Olivieri I，Padula A，D'Angelo S，et al. Psoriatic arthritis sine psoriasis［J］. J Rheumatol Suppl，2009，83：28-29.

［8］Caso F，Postiglione L，Covelli B，et al. Pro-inflammatory adipokine profile in psoriatic arthritis：results from a cross-sectional study comparing PsA subset with evident cutaneous involvement and subset "sine psoriasis"［J］. Clin Rheumatol，2019，38：2547-2552.

［9］Errichetti E，Zabotti A，Stinco G，et al. Dermoscopy of nail fold and elbow in the differential diagnosis of early psoriatic arthritis sine psoriasis and early rheumatoid arthritis［J］. J Dermatol，2016，43（10）：1217-1220.

［10］Taylor W，Gladman D，Helliwell P，et al. Classification criteria for psoriatic arthritis：development of new criteria from a large international study［J］. Arthritis Rheum，2006，54（8）：2665-2673.

（首都医科大学宣武医院　赵　义）

专家点评

（1）本病例病史较完整，查体全面，辅助检查恰当合理。

（2）诊断与鉴别诊断清晰，处理得当。

（3）患者临床资料显示，症状有发热、大关节和小关节疼痛、变形；查体有关节炎症表现和腊肠趾；辅助检查阳性的有炎症指标高、HLA-B27（+），影像学检查有关节破坏表现。

（4）SpA是较常见的病种，但具体无银屑病（无皮肤表现）的PsA非常少见。对于本病例已经诊断了"SpA"已经很好了，但风湿免疫科医师查寻了大量文献，诊断出"PASP"，这种探索与学习的精神非常难能可贵。

（5）诊断PASP需要4项中的1项支持：①腊肠趾；②远端指间关节的病变；③HLA-CW6阳性；④有银屑病家族史。本病例患者有腊肠趾表现（需要一个足的关节影像学检查），再加上患者有常见的脊柱关节病的表现（下背痛、骶髂关节病变），所以诊断"PASP"是合理的。

（6）病例难点所在，本病例也是"侵蚀性关节炎"的患者，侵蚀性关节炎在没有某种典型关节炎的临床表现下，鉴别诊断是比较困难的。此患者年龄大、发病初有发热表现（病历中显示抗生素治疗有效）、无银屑病皮肤受累、关节病进展快等，这些因素都增加了诊断与鉴别诊断的困难。

（7）鉴别诊断中，感染性疾病应再加深一些鉴别的证据（抗感染有效），会更有说服力。

（8）病例如果完善问诊中患者有无银屑病家族史、外伤史，查体时完善脊柱的检查，影像学补充一个双足（腊肠趾）的资料，病例就更加完美了。

（9）本病例是一个很好的学习案例，让我们增加了对 PASP 的认识。同时更加感受到临床医师是要不断增加临床经验积累和文献学习。

（首都医科大学宣武医院　李小霞）

病历摘要

患者，女性，58岁。因"间断憋气1年半，加重1个月"入院。

现病史：患者于2014年9月出现活动后气短，快步走或上楼梯3层时明显，伴胸闷、心悸，平卧后加重，休息后可缓解。伴有雷诺现象，发热，体温可达39℃，无畏寒、寒战，无口腔溃疡、光过敏，无泡沫尿、肉眼血尿，我院查尿隐血（+++），蛋白（+），RBC 344/HPF；IgG 25.9g/L；补体C3 0.43g/L，C4 0.07g/L；ANA 斑点型1∶10 000，抗dsDNA抗体（+），抗组蛋白抗体（AHA）（+），抗U1RNP/Sm抗体（+），抗SSA抗体（+），抗Ro-52抗体（+），抗SSB抗体（+）。胸片提示胸腔积液。诊断系统性红斑狼疮（SLE），给予甲泼尼龙40mg，每日1次；联合硫酸羟氯喹0.2g每日2次，雷公藤20mg每日2次，患者体温正常，胸腔积液吸收，1年前患者自行停药。1个月前患者无明显诱因出现胸闷、憋气加重，活动后为著，伴多关节疼痛，伴尿中泡沫增多，伴双下肢水肿，伴乏力、心悸，无血尿、腰痛，无发热、脱发等不适，为进一步诊治收住我科。发病以来，患者精神、食欲可，睡眠可，大便正常。尿量每日约1000ml。

既往史：否认高血压、糖尿病、慢性肾病病史，否认胃溃疡、慢性胆囊炎病史。

个人史：否认吸烟及饮酒史。

家族史：否认家族遗传病病史。

体格检查：体温36.6℃，HR 73次/分，BP 130/80mmHg。结膜苍白，全身皮肤黏膜无黄染及皮疹。双下肺呼吸音减低，律齐，心音可。腹软，无压痛、反跳痛及肌紧张，肝脾肋下未及，移动性浊音阴性。双下肢重度可凹性水肿，双手第2～4指近端指间关节压痛阳性，无肿胀。

辅助检查：血常规，WBC $4.58×10^9$/L，Hb 61g/L，PLT $131×10^9$/L；尿常规，尿隐血（+++），蛋白（+++）；24小时尿蛋白3.2g；血生化，Alb 20.5g/L，BUN 23.18mmol/L，Cr 198μmol/L，血钾5.68mmol/L；CRP 12.85mg/L，ESR 140mm/h；免疫，IgG 20.6g/L，C3 0.48g/L，C4 0.07g/L；ANA 斑点均质型1∶10 000，AHA、抗Sm抗体阳性，抗U1-snRNP/Sm抗体、抗SSA抗体、抗核糖体抗体、抗核小体抗体均阳性；抗dsDNA抗体1∶3200；ACL、抗$β_2$-GP1、LA均阴性。HRCT提示双侧胸腔积液。

诊断与治疗：诊断考虑SLE、狼疮肾炎、低蛋白血症、肾功能不全、中度贫血。给予甲泼尼龙1000mg冲击治疗3日，同时联用羟氯喹（HCQ）0.2g每日2次、丙种球蛋白10g×5日，联合利伐沙班抗凝等对症支持治疗。甲泼尼龙调整为80mg的第1日午夜出现急性右侧腹痛，持续不缓解，无恶心、呕吐，无呕血、黑便，排气排便正常。查体腹平坦，右腹压痛，无反跳痛及肌紧张，肝区叩痛阴性，肠鸣音正常。血常规，WBC $13.55×10^9$/L，Hb 53g/L，PLT $142×10^9$/L；尿淀粉酶171U/L；便隐血阴性；肝肾功能，Alb 25.6g/L，BUN 30.95mmol/L，Cr 237μmol/L，血钾4.99mmol/L，血钙1.95mmol/L，淀粉酶94U/L；凝血，D-二聚体2.515mg/L，余未见异常；腹部CT提示腹膜后沿腔静脉下行到右侧髂血管旁可见团片影，考虑血肿并渗出性改变。超声造影提示腹膜后下腔静脉后方低回声、无血流病变，考虑肾上腺来源。诊断SLE合并肾上腺出血，继续甲泼尼龙 80mg/d，逐渐减量，联合CTX 1.0g每月1次，HCQ 0.2g每日2次，利伐沙班10mg每日1次，以及补充白蛋白、利尿等对症支持治疗，1个月后复查腹部CT提示腹膜后渗出性较前明显吸收；超声未见腹膜后低回声病变。

讨论和分析

患者为中年女性，慢性病程，急性加重。主要临床表现为多系统受累：①皮肤黏膜，表现为口腔溃疡、脱发；②肾脏受累，血尿、蛋白尿（24小时尿蛋白3.2g，Alb 20.5g/L），肾功能不全（Cr 198μmol/L）；③浆膜腔积液 HRCT提示胸腔积液；④ANA 斑点均质型1∶10 000，抗Sm抗体阳性，抗U1-snRNP/Sm抗体、抗SSA抗体、抗核糖体抗体、抗核小体抗体均阳性；⑤抗dsDNA抗体1∶3200；⑥CRP 12.85mg/L，ESR 140mm/h，C3 0.48g/L，C4 0.07g/L。根据1997年ACR分类标准及相关检查，入院诊断SLE、狼疮肾炎、肾功能不全、贫血、胸腔积液、低蛋白血症。入院后给予甲泼尼龙冲击治疗（1000mg×3日），同时联用HCQ（0.2g每日2次）、丙种球蛋白（10g×5日），利伐沙班抗凝，输血、补充白蛋白及利尿等对症支持治疗。患者胸闷症状好转，复查血 Hb 61g/L上升至73g/L。

　　患者在甲泼尼龙冲击治疗3日后调整为甲泼尼龙80mg静点治疗的第1日午夜，患者出现急性右腹痛，持续不缓解，无恶心、呕吐，无呕血、黑便，无腹泻，排气排便正常。查体腹平坦，右下腹压痛，无反跳痛及肌紧张，肝区叩痛阴性，肠鸣音正常。具体分析急性腹痛原因：①糖皮质激素所致应激性溃疡是常见原因。该患者糖皮质激素冲击治疗后出现腹痛，需警惕该疾病，但患者无恶心、呕吐、黑便、腹泻等，腹部查体有阳性体征的给予抑酸、解痉治疗无效，均不符合应激性胃黏膜溃疡所致腹痛特点。②血栓形成。该患者低蛋白血症，Alb 20.5g/L，机体高凝状态，出现肾静脉血栓的风险明显增加，不能除外，进一步完善肾血管超声协助明确诊断。③SLE累及胃肠道表现如肠系膜血管炎，急性胰腺炎及假性肠梗阻。该患者完善便常规未见隐血，血淀粉酶处于正常范围，排气排便正常，且患者在针对原发病给予糖皮质激素冲击治疗后出现，不支持原发疾病累及胃肠道。④感染性疾病。该患者糖皮质激素冲击治疗后出现腹痛，感染是糖皮质激素治疗后常见的合并症，需查有无肝脓肿、急性胆囊炎及腹腔感染等疾病。该患者无发热，查体无阳性体征及血常规等辅助检查均不支持该类疾病。积极完善相关检查血常规，WBC 13.55×10⁹/L，Hb 53g/L，PLT 142×10⁹/L；腹部CT提示腹膜后沿腔静脉下行到右侧髂血管旁可见团片影，考虑血肿并渗出性改变。肾血管超声提示肾静脉血栓形成。超声造影提示腹膜后下腔静脉后方低回声、无血流病变，考虑肾上腺来源。综合考虑，患者病程中出现腹痛为右侧肾上腺出血所致。

SLE合并肾上腺出血罕有报道，主要见于合并抗磷脂综合征（antiphospholipid syndrome，APS）者，病因机制尚不明确，双侧多见。本例者无异常妊娠史、抗磷脂抗体（APA）阴性、PLT正常，不符合APS诊断，分析其出现右侧肾上腺出血原因可能为该患者严重低白蛋白血症及基础疾病等因素导致的高凝状态，超声提示肾静脉血栓形成，尽管起病前已应用抗凝药治疗，但仍推测为血栓后出血可能性大。本例患者出血较局限，无肾上腺功能不全症状，仅表现为腹痛及血红蛋白轻度下降，故积极治疗原发病（甲泼尼龙联合CTX），考虑病因可能为血栓形成，故继续给予抗凝治疗（利伐沙班），患者病情得到有效控制，1个月影像学提示血肿吸收。

综上所述，SLE合并肾上腺出血较为罕见，因无特异临床表现，故需借助超声、CT等影像学检查进行诊断。SLE患者，若出现腹痛，除SLE胃肠血管炎外，应考虑该病的可能。

参考文献

[1] Aldaajani H，Albahrani S，Saleh K，et al．Bilateral adrenal hemorrhage in antiphospholipid syndrome．Anticoagulation for the treatment of hemorrhage［J］．Saudi Med J，2018，39（8）：829-833．

[2] Fukui s，Iwamoto N，Tsuji s，et al．Diffuse alveolar hemorrhage emerging one week after starting high-dose corticostemid therapy for gmnulomatosis with polyangiitis（GPA）with systemic lupus erythematoslls（SLE）［J］．Intern Med，2015，54（20）：2681-2686．

[3] xu J，Zhou Q，Jiang N，et al．Bilateral adrenal hemorrhage revealed antiphospholipid syndrome in a male patient：benefit from comprehensive treatment［J］．Curr Med Res 0pin，2018，34（12）：2165-2168．

[4] Abduua MC，Alungal J，Hashim S．SLE presenting as multiple hemorrhagic complications［J］．Lupus，2015，24（10）：1103-1106．

（首都医科大学附属北京世纪坛医院　张国华）

专家点评

肾上腺组织较脆，3条供给动脉仅有1条静脉输出，这种特殊结构导致若肾上腺静脉压或动脉灌注压升高时，会有血管壁破裂出血的风险。但因其体积很小，且位于腹膜后，周围包绕其他器官组织，出血并不多见，SLE合并肾上腺出血尤为罕见，因无特异临床表现，易被临床忽略，诊断主要依靠影像学检查，包括超声、CT及MRI等。本例SLE患者在应用大剂量糖皮质激素诱导缓解过程中出现急性上腹疼痛。糖皮质激素所致胃黏膜损伤是常见原因，但该患者无恶心、呕吐、黑便、腹泻等，腹部查体无阳性体征，给予抑酸、解痉治疗无效，均不符合胃黏膜损伤所致腹痛特点。此外，糖皮质激素诱发急性胰腺炎发作、急性胆囊疾病、心脏疾病、肠系膜血管炎、胃肠穿孔或梗阻等都通过相应检查予以除外，后发现患者Hb下降，经CT及超声检查诊断为右侧肾上腺出血。查阅文献，SLE合并肾上腺出血主要见于合并APS者，病因机制尚不明确，双侧多见，推测肾上腺静脉血栓导致回流受阻肾上腺内血管压力升高是重要原因之一，某些情况下也可能与血栓形成无关，而是由于局部淤血增加了动脉血流量，超过有限的静脉引流导致出血。本例患者不符合APS诊断，分析其出现右侧肾上腺出血原因可能为右侧肾上腺静脉的特殊解剖结构、严重低白蛋白血症及基础疾病为炎性疾病等因素导致高凝状态、肾疾病基础加之糖皮质激素冲击后水钠潴留引起右侧肾上腺血管压力升高，多种因素导致了本患者出现了罕见的单侧肾上腺出血。对于SLE患者，有高凝状态尤其是合并APS者，若出现腹痛伴有血红蛋白下降，除外消化道出血后，需警惕该病的可能。

（首都医科大学附属北京世纪坛医院　王玉华）

19 肺肾综合征
——发热、肺部巨大空洞、肾脏占位

病历摘要

患者，男性，51岁。因"发热、咳嗽、咳痰2个月，加重伴胸痛1个月"入院。

现病史：患者2个月前发热，最高体温38℃，伴咳嗽、咳白痰，偶有血丝，无畏寒、寒战、腹痛、腹泻、尿频、尿急等不适；就诊于当地医院，查血常规：WBC $10.54×10^9/L$，NEUT% 71.3%，Hb 103g/L，PLT $463×10^9/L$；血培养（－），痰培养，肺炎克雷伯菌；胸部CT，示右肺上叶后段、右肺下叶基底段可见团片状密度增高影，边缘毛糙，病灶内可见空洞影（图2-10a）。当地医院完善β-D-葡聚糖试验（G试验）/半乳甘露聚糖抗原试验（GM试验）、结核菌素试验（PPD）、T-SPOT.TB、巨细胞病毒、多次血培养等均为阴性；支气管镜示右肺上叶支气管黏膜增生、充血水肿、管腔狭窄，后段支气管完全阻塞，细菌、真菌、结核等病原学涂片、培养均（－），病理提示中性粒细胞浸润、小灶状坏死、炎性纤维性渗出。考虑肺脓肿可能性大，给予美罗培南1g每8小时1次、万古霉素1g每12小时1次静脉输液治疗1周，患者仍持续发热，最高体温升至39.8℃，咳嗽、咳痰较前加重，伴右侧胸痛，咳嗽时为著。复查胸部CT提示右肺上叶、右肺下叶高密度影较前增大。因病变性质不明，行右肺上叶切除、右肺下叶楔形切除术。术中冰冻病理未见肿瘤细胞。患者为明确诊断入我院继续诊治。

既往史：患者有2型糖尿病。自2005年出现听力下降，左侧为著；曾出现左耳溢脓，无耳鸣；病程中患者咽痛症状明显。

个人史：有大量吸烟史。

辅助检查：血常规大致同前，尿常规及尿沉渣阴性，ESR 114mm/h，hsCRP 44.7mg/L，肿瘤标志物、免疫球蛋白、补体、ANA（-），ANCA（+）胞质型1∶10，抗蛋白酶3（PR3）抗体-ANCA 59RU/ml。鼻窦CT，示副鼻窦炎。耳鼻喉科会诊，示左耳轻度传导性聋，右耳中度传导性聋，考虑慢性化脓性中耳炎。喉镜检查，示会厌黏膜隆起，双侧声带水肿。外院病理我院会诊，示肺组织大片坏死，多发性化脓性肉芽肿及灶性血管炎，病变组织符合肉芽肿性多血管炎。常规行泌尿系超声提示右肾中部中等回声，大小约3.3cm×2.9cm，形态规整，边界尚清，边缘可见低回声晕，周边见环绕血流。腹部增强CT，示右肾占位，大小约3.0cm×3.2cm，边界不清，等密度及低密度，内可见坏死，不明显强化。

诊断与治疗：患者行CT引导下肾脏肿物穿刺，病理结果回报为慢性肉芽肿性炎及局灶性血管炎，符合肉芽肿性多血管炎（granulomatous polyangitis，GPA）表现。给予甲泼尼龙80mg/d静脉输液，环磷酰胺（CTX）0.8g/w治疗，患者体温逐渐降至正常，咳嗽、咳痰减轻。2周后复查ESR降至40mm/h，hsCRP降至16.26mg/L，胸部CT提示右肺空洞、结节较前明显缩小。患者病情平稳，糖皮质激素改为泼尼松龙60mg/d、CTX 150mg/d口服出院。出院后糖皮质激素规律减量，门诊随诊半年余，病情稳定，复查胸部CT空洞、结节变小，胸腔积液吸收（图2-10b），肾脏占位无显著变化。目前泼尼松龙已减至7.5mg/d。

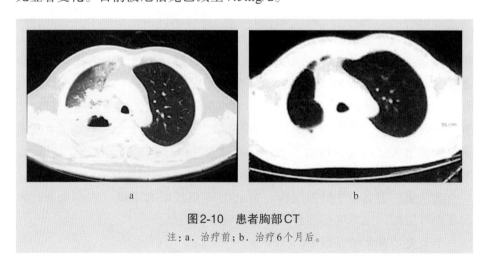

a   b

图2-10　患者胸部CT

注：a.治疗前；b.治疗6个月后。

分析与讨论

　　患者为中年男性，亚急性病程，临床主要表现为发热、咳痰，实验室检查有WBC升高，影像学提示肺内空洞，病因方面考虑：①感染，引起发热、咳痰并容易导致肺内空洞形成的常见病原体包括细菌、真菌等，患者有2型糖尿病基础，为感染高危人群，痰培养提示肺炎克雷伯菌，为常导致脓肿性病变的菌种，故诊断需首先考虑细菌性肺脓肿，可先予针对性抗感染治疗，同时继续寻找其他病原学证据，完善痰涂片及培养、G试验、GM试验、PPD、T-SPOT.TB等，必要时可行纤维支气管镜检查，寻找更明确的感染证据。②肿瘤，患者有长期大量吸烟史，某些生长迅速的肺部恶性肿瘤如肺癌、淋巴瘤等也可出现局部坏死、空洞及坏死吸收热或合并感染发热，需完善肿瘤筛查，必要时行纤维支气管镜下活检、CT引导下经皮肺穿刺或外科开胸肺活检，获得病理学证据，明确病变性质。③自身免疫性疾病，如GPA、嗜酸性肉芽肿性多血管炎（EGPA）等系统性血管炎及结节病、类风湿关节炎等自身免疫性疾病亦会形成肺部结节、空洞。但这一类疾病通常除了肺部表现，还有耳鼻喉、周围神经系统、肾、关节、皮肤等受累，并伴有某些自身抗体的出现。需追查其他系统受累证据，同时完善免疫球蛋白、补体、类风湿因子、自身抗体等检查。

　　患者拟诊"肺脓肿"，经过一定疗程广谱强效抗生素治疗后，病情无明显改善，反而继续加重，表现为体温高峰升高、新发胸痛、CT提示原有病变增大等。从治疗反应看似乎不支持细菌性肺脓肿诊断，且目前G试验/GM试验、PPD、T-SPOT.TB、痰抗酸染色、血培养、支气管镜涂片、培养回报均无阳性发现，其他非典型细菌、结核、真菌等感染的证据不足，需继续寻求病原学证据。患者行病变肺叶切除术时，术中冰冻病理未见肿瘤细胞，肺部肿瘤诊断也暂不成立，需待术后石蜡病理证实。当感染和肿瘤可能性逐渐变小时，越来越多的证据似乎指向自身免疫性疾病，亟待进一步完善其他系统评估及相关全身检查以明确。

　　经详细追问病史及检查评估，患者有耳、鼻、咽喉、肺多器官受累表现，辅助检查提示炎症指标升高，ANCA尤其是PR3-ANCA阳性，且感染、肿瘤证据不足，结合患者肺部病理有坏死、肉芽肿、血管炎的典型表现，诊断考虑ANCA相关性血管炎（AAV），分类为GPA。AAV是一类以小血管壁炎症、坏死为主，血清中ANCA阳性为特征的系统性血管炎，包括GPA、显微镜下多血管炎（MPA）、EGPA。GPA旧称韦格纳肉芽肿，主要侵犯上、下呼吸道及肾，临床常表现为鼻炎、鼻窦炎、中耳炎、肺部结节、空洞及肾小球肾炎，皮肤、眼、心脏、关节及神经系统亦可受累。病理改变为小动脉、小静脉血管炎，且在炎性血管周围有细胞浸润形成的肉芽肿及坏死。1990年ACR关于GPA的分类标准如下：①鼻或口腔炎症，逐渐加重的痛性或无痛性口腔溃疡，脓性或血性鼻腔分泌物；②胸片异常，示结节、固定浸润病灶或空洞；③尿沉渣异常，镜下血尿（RBC＞5/HPF）或出现红细胞管型；④病理活检示肉芽肿性炎性改变，动脉壁或动脉周围或血管（动脉或微动脉）外区有中性粒细胞浸润。符合2条或2条以上可诊断GPA。该分类标准敏感度88%，特异度92%。根据该分类标准，患者诊断GPA基本明确。

GPA累及肾脏常见表现为坏死性肾小球肾炎，肾脏占位性病变非常罕见。目前该患者肾脏占位性质尚不清楚，急需通过病理活检确定，如合并肾脏恶性肿瘤，需尽快手术以免贻误治疗时机，如为GPA相关炎性肿物，则需加强原发病治疗。此时肾脏穿刺活检为安全有效的确诊手段，但如为恶性肿瘤则存在针道转移的风险，而外科手术探查则存在较大创伤。此时下一步诊治方案较难抉择，经专业组查房，考虑我科以往有GPA导致肾脏炎性肿物病例，与本患者临床及影像表现相符。进一步查阅文献，共13篇文献报道了GPA合并肾脏占位性病变（表2-1）。其中9篇文献报道了GPA合并肾脏病变确诊为炎性肿物，3篇报道了长期使用免疫抑制剂继发肾细胞肾癌，仅1篇报道未经免疫抑制治疗的GPA患者并发肾细胞癌。故文献亦支持GPA可导致肾脏炎性肿物，且本患者未经免疫抑制治疗，肾细胞癌可能性较小。进一步请泌尿外科会诊，考虑本患者肾脏占位从影像学特点看并非肾细胞癌典型表现，亦考虑炎性肿物可能性较大。故决定行肾脏肿物穿刺活检明确其性质。

表2-1　GPA合并肾脏占位性病变病例汇总

编号	病例报告	年龄（岁）/性别	是否进行免疫抑制治疗	确诊手段	肾脏占位诊断
1	2014，Ward	48/女	否	肾切除术	炎性肿物
2	2014，Lo Gullo	38/男	否	肾脏穿刺	炎性肿物
3	2011，D'Hauwe	14/女	否	肾脏穿刺	炎性肿物
4	2009，Frigui	59/男	否	肾脏穿刺	炎性肿物
5	2008，Roussou	72/女	否	肾切除术	炎性肿物
6	2006，Negi	40/男	否	药物治疗	炎性肿物[*]
7	2005，Krambeck	61/男	否	部分肾切除术	炎性肿物
8	2000，Verswijve	24/男	否	肾脏穿刺	炎性肿物
9	2000，Fairbanks	68/男	否	肾脏穿刺	炎性肿物
10	2011，Bumbasirevic	55/男	是，CTX 150g	肾切除术	肾细胞肾癌
11	2009，Deger	46/女	是，CTX 120g AZA 64.5g	部分肾切除术	肾细胞肾癌
12	1996，Odeh	72/男	是，CTX 70g	肾脏穿刺	肾细胞肾癌
13	1999，Villa-Forte	NA	否	肾脏穿刺	肾细胞肾癌

注：[*]该例无病理证据通过诊断性治疗后肾脏占位缩小提示为原发病相关的炎性肿物。

　　经病理证实，该患者肾脏占位性质为炎性假瘤样改变，特点包括肉芽肿、血管炎等改变，与患者肺脏结节、空洞病理几乎完全一致，符合GPA病理特点，并无肾脏原发肿瘤证据，故考虑病变性质为GPA肾脏受累，因而该患者最终诊断为GPA（全身型、双肺多发结节空洞、右肾炎性假瘤、慢性化脓性中耳炎、鼻窦炎）。GPA的治疗以糖皮质激素和CTX为代表的免疫抑制剂为主，尤其是肉芽肿性改变为主要改变时，CTX地位尤其重要。在治疗过程中应在患者可耐受的前提下，及时、积极、大剂量使用CTX治疗，方可尽快达到诱导缓解的目的。CD20单克隆抗体可作为CTX外另一有效的药物选择。

　　从该病例的诊治过程，我们可以学习到：①临床上表现为发热、咳痰、肺部空洞的病例，不能仅片面考虑常见的肺脓肿等感染性疾病，特别是出现治疗效果不佳等不支持原诊断的情况时，还需开拓思路，及时筛查肿瘤、自身免疫性疾病肺部受累等情况。②详细系统的问诊、查体对于疑难病例的诊断具有重要的意义，本例若能及早发现患者耳、鼻、咽喉病变，则可能更早地考虑到血管炎可能。即使现今有各种先进的检查手段，病史及查体仍然有不可替代的作用，对细节的把握是一个优秀医师必备的素质。③GPA是常见的引起发热、肺部空洞的系统性血管炎之一，其经典的三联征包括上、下呼吸道及肾脏受累，但肾脏受累出现占位性病变的并不多见，需在取得病理除外恶性肿瘤的前提下方可明确原发病所致的炎性肿物，如组织学可见炎性肉芽肿、小血管炎及坏死等特征性变化，则支持GPA原发改变。④专家经验、文献及以往的病案资料在疑难病的诊治中具有重要的参考价值，常可在诊治困境中做出重要提示。⑤GPA的治疗中，CTX的地位或高于糖皮质激素，CTX脉冲式静脉滴注对治疗肉芽肿性病变疗效更佳。影响疾病预后的主要因素是难以控制的感染和不可逆的肾脏损伤，早期诊断、早期及规范治疗对GPA患者尤为重要。

参考文献

［1］Falk RJ, Gross WL, Guillevin L, et al. Granulomatosis with polyangiitis（Wegener's）: An alternative name for Wegener's granulomatosis［J］. Arthritis Rheum, 2011, 63（4）: 863-864.

［2］Jennette JC, Falk RJ, Bacon PA, et al. 2012 revised International Chapel Hill Consensus Conference Nomenclature of Vasculitides［J］. Arthritis Rheum, 2013, 65（1）: 1-11.

［3］何权瀛，曹兆龙，高占成，等. 以听力受损为首诊表现的韦格纳肉芽肿病二例及文献复习［J］. 中华全科医师杂志，2004，3（5）：330-331.

［4］沈敏，张文. 脓血涕-发热-急性肾功能衰竭-咯血［J］. 中华全科医师杂志，2013，12（11）：865-866.

［5］王雁，张奉春. 韦格纳肉芽肿合并银屑病一例并文献复习［J］. 中华全科医师杂志，2006，5（12）：764-765.

［6］Leavitt RY, Fauci AS, Bloch DA, et al. The American College of Rheumatology 1990 criteria for the classification of Wegener's granulomatosis［J］. Arthritis Rheum, 1990, 33（8）: 1101-1107.

［7］Ward A，Konya C，Mark EJ，et al．Granulomatosis with polyangiitis presenting as a renal tumor［J］．Am J Surg Pathol，2014，38（10）：1444-1448．

［8］Lo Gullo A，Bajocchi G，Cassone G，et al．Granulomatosis with polyangiitis presenting as a renal mass successfully treated with rituximab［J］．Clin Exp Rheumatol，2014，32（3 Suppl 82）：S138．

［9］D'Hauwe R，Lerut E，Breysem L，et al．A rare presentation of renal Wegener granulomatosis in a child［J］．Pediatr Radiol，2011，41（9）：1212-1215．

［10］Frigui M，Ben HM，Kechaou M，et al．Wegener's granulomatosis presenting as multiple bilateral renal masses：Case report and literature review［J］．Rheumatol Int，2009，29（6）：679-683．

［11］Roussou M，Dimopoulos SK，Dimopoulos MA，et al．Wegener's granulomatosis presenting as a renal mass［J］．Urology，2008，71（3）：541-547．

［12］Negi A，Camilleri JP，Matthews PN，et al．Wegener's granulomatosis presenting as a disappearing renal mass［J］．Rheumatology（Oxford），2006，45（12）：1554．

［13］Krambeck AE，Miller DV，Blute ML．Wegener's granulomatosis presenting as renal mass：A case for nephron-sparing surgery［J］．Urology，2005，65（4）：798．

［14］Verswijvel G，Eerens I，Messiaen T，et al．Granulomatous renal pseudotumor in Wegener's granulomatosis：Imaging findings in one case［J］．Eur Radiol，2000，10（8）：1265-1267．

［15］Fairbanks KD，Hellmann DB，Fishman EK，et al．Wegener's granulomatosis presenting as a renal mass［J］．AJR Am J Roentgenol，2000，174（6）：1597-1598．

［16］Bumbasirevic U，Dragicevic D，Janicic A，et al．Renal cancer and Wegener's granulomatosis：A case report［J］．World J Surg Oncol，2011，9：165．

［17］Deger SM，Mutluay R，Ebinc FA，et al．Renal cell carcinoma associated immunosuppressive therapy：A case report with Wegener's granulomatosis［J］．Rheumatol Int，2009，30（1）：119-121．

［18］Odeh M．Renal cell carcinoma associated with cyclophosphamide therapy for Wegener's granulomatosis［J］．Scand J Rheumatol，1996，25（6）：391-393．

［19］Villa-Forte A，Hoffman GS．Wegener's granulomatosis presenting with a renal mass［J］．J Rheumatol，1999，26（2）：457-458．

（北京协和医院　钱君岩　姜　楠　王　立）

专家点评

　　本例GPA的患者临床有两方面的特殊性：①厚壁空洞是GPA的常见表现，但如此巨大的肺部空洞实属罕见；②GPA肾脏受累主要表现为新月体性肾小球肾炎，而本例患者则以肾脏占位性改变为突出表现，更为罕见。最终上述两种特殊表现均得到确凿的病理证据，本文作者同时复习了大量的国内外文献，并进行了深入和全面的讨论，提高了我们对GPA的进一步认识。

　　该病例值得一提的还有患者的诊断过程。正如本文作者所述，内科医师应具备开阔的临床思路和扎实的基本功，全面系统的问诊、细致的查体对于疑难病例的诊断具有重要的意义。本例若能及早发现患者耳、鼻、咽喉病变，并开拓肺空洞的鉴别诊断思路，则可能更早地考虑到血管炎的诊断。即使现今有各种先进的检查手段，病史及查体仍然有不可替代的作用，对细节的把握是一个优秀医师必备的素质。

（北京协和医院　张　文）

第三届病例串串烧优秀集锦

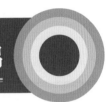

20 忧来其如何？凄怆摧心肝
——腹痛、发热

病历摘要

患者，男性，29岁。因"腹痛伴发热半个月"入院。

现病史：患者半个月前进食后出现中上腹持续胀痛、乏力，平卧后可缓解，伴排气排便停止、恶心、呕吐胃内容物。后出现发热，每日1个热峰，最高体温38.0℃，伴畏寒。当地医院查腹部CT平扫见肝脏散在低密度影，最大直径约2cm。考虑"肝脓肿、肠梗阻"，给予头孢唑肟+奥硝唑抗感染治疗、禁食水、补液后腹痛好转，仍每日发热，热峰逐渐升高，最高体温40.2℃。升级抗生素为亚胺培南西司他汀钠+替考拉宁抗感染，无好转。3天后复查腹盆增强CT见肝内多发片状稍低密度影，较大者位于肝右叶，大小约4.0cm×5.0cm，病变呈环形强化，可见血管穿行征。10天前腹部增强MRI，示肝内多发片状稍短T1、长T2信号影，增强扫描部分可见环形强化，DWI部分病灶呈稍高信号。给予甲泼尼龙80mg/d及静脉注射人免疫球蛋白（IVIg）20g/d共3日治疗，体温恢复正常。今为进一步诊治收入我院。

既往史：患者20年前确诊为系统性红斑狼疮（SLE）、狼疮脑病，曾给予甲泼尼龙冲击治疗，序贯泼尼松规律减量，未加用免疫抑制剂，长期泼尼松10mg每日1次维持，未规律随诊。4个月前自行停药。

体格检查：体温36.7℃、BP102/69mmHg、HR84次/分。体型肥胖、库欣貌。脐周多发瘀点、全身皮肤、肌肉弥漫压痛。腹部膨隆，肝脾未及，肝区叩痛，双下肢水肿。

辅助检查：血常规，WBC $2.41×10^9$/L，Hb 83g/L，PLT $130×10^9$/L；

血生化，GGT 211U/L，ALP 85U/L；凝血功能，PT 15.4秒，APTT 60.3秒，Fib 1.22g/L，D-二聚体3.85mg/L FEU，FDP 10.8mg/L；心肌酶，cTnI 1.412μg/L；NT-proBNP 14015ng/L。Coombs试验阳性，IgG（+++），IgM（++），C3d（++）。补体，C3 0.309g/L，C4 0.021g/L。ANA（+）H 1:320，AHA（+），抗RNP抗体（++），抗rRNP抗体（+++），抗SSA抗体（+）；狼疮抗凝物（LA）2.24，ACL、抗β₂-GP1均（-），抗磷脂酰丝氨酸/凝血酶原抗体（aPS/PT）-IgG 32.067U（参考范围0～30U），aPS/PT-IgM 99.186U（参考范围0～30U），抗膜联蛋白A5抗体-IgG 40.798U（参考范围0～18U）。超声心动图，示各房室内径正常，节段性室壁运动异常，左心增大，左室收缩功能下降，LVEF 42%，中等量心包积液。CTA未见明显异常。骨穿涂片，增生活跃，可见噬血现象。肝脏穿刺病理，缺血性坏死表现，可见动脉内微血栓，未见血管炎表现；考虑肝脏缺血性梗死可能性大，缺血性胆管损伤可能。

诊断与治疗：考虑SLE复发明确，继发灾难性抗磷脂综合征（CAPS），导致肝脏缺血性梗死、心肌受累、血液系统受累。治疗方面，给予糖皮质激素（静脉甲泼尼龙1g冲击治疗3日，序贯静脉甲泼尼龙80mg/d→口服泼尼松60mg/d）、吗替麦考酚酯0.5g每日2次及抗凝治疗（低分子肝素，之后过渡华法林）。监测血三系较前上升，WBC 5.33×10⁹/L，Hb 111g/L，PLT 152×10⁹/L；凝血功能较前恢复，PT 37.0秒，APTT 68.0秒，Fib 2.46g/L；cTnI持续下降（1.412μg/L→0.064μg/L），复查超声心动图见左室收缩功能正常，LVEF 72%，心尖部运动稍减低（室壁运动较前好转）。3个月后复查肝脏MRI，肝内多发片状异常信号，较前减少，范围较前缩小，强化程度减低。

分析与讨论

患者为青年男性，慢性病程，病史可分成两个阶段：①儿童时期明确诊断SLE，规律服用糖皮质激素控制，4个月前自行停药；②半月前起逐渐出现多个系统受累，包括消化系统（肝酶及胆红素升高，肝内多发占位）、血液系统（血三系减低、凝血功能异常、骨髓中可见噬血现象）、心血管系统（心肌酶、NT-proBNP升高、新发节段性室壁运动异常，左室收缩功能减低）。患者浆膜腔积液，血三系减少，低补体血症，ANA、LA、Coombs试验阳性，SLE复发诊断明确，病情评估为活动明显。其肝多发占位性病变，根据肝穿刺病理结果，考虑SLE继发肝缺血性梗死。

肝梗死是SLE较为少见的合并症，其影像学特征为多发片状低强化灶，沿着汇管束走行。肝为双血供器官，由肝动脉和门静脉共同供血，肝梗死发生率较低。而长期使用糖皮质激素患者由于免疫抑制，易发生感染。因此，SLE继发肝梗死在早期易与肝脓肿混淆，需仔细鉴别二者影像学的不同点。不同于肝脓肿的占位效应，SLE继发肝梗死影像学可见血管穿行征。SLE继发肝梗死的病理基础为血管炎和/或血栓形成。对于本例患者，考虑其SLE活动后继发CAPS，微血栓导致肝梗死形成。

CAPS是一种少见的APS类型，其发生率约占所有APS患者的1%。其中继发性CAPS约占40%，大多数患者继发于SLE。本例患者表现为迅速进展的肝、心肌、血液系统受累，肝脏穿刺病理可见动脉内微血栓，无血管炎表现；病程中出现心肌梗死表现，CTA未见异常，治疗后好转；PLT及凝血功能受累；LA高滴度阳性。根据2003年CAPS的分类标准，患者满足在1周内出现3个及以上脏器和/或系统的微血栓病变，因此考虑诊断CAPS。该病起病急，预后差，相关文献报道其死亡率高达37%，继发于SLE者预后更差，死亡率高达48%。因此需要早期发现，早期治疗。该患者17年SLE病史，未规律用药及随诊，为本次继发CAPS的危险因素。此外，该患者LA高滴度阳性，虽多次复查ACL、抗β_2GP1阴性，但抗膜胶蛋白A5抗体及aPS/PT阳性，也为CAPS发生的危险因素之一。抗磷脂抗体谱包括LA（功能性抗体）、ACL、抗磷脂结合血浆蛋白抗体（包括抗β_2GP1、凝血酶原、蛋白C、蛋白S、抗膜胶蛋白A2和A5抗体）以及抗磷脂–蛋白复合物抗体（抗磷脂酰肌醇、磷脂酰乙醇胺、aPS/PT及波形蛋白/心磷脂复合物）。部分文献也指出aPS/PT在APS的诊断中阳性率及特异度均高于ACL。

治疗方面，CAPS的患者有三个治疗目标：①针对原发病的治疗，对于继发于SLE的CAPS患者，需联合应用糖皮质激素+免疫抑制剂的治疗，抑制SLE活动；②针对血栓事件的治疗，首选华法林长期口服治疗；③抑制细胞因子风暴，使用IVIg、血浆置换、生物制剂等治疗。

综上所述，SLE患者可继发CAPS导致肝缺血性梗死的发生，其影像学与肝脓肿类似，容易混淆，需仔细鉴别，做到早期诊断，早期治疗。其治疗以SLE原发病治疗+抗凝治疗为基础，可联合IVIg、血浆置换等治疗方法。

参考文献

［1］Alanazi T，Alqahtani M，Al Duraihim H，et al．Hepatic vasculitis mimicking liver abscesses in a patient with systemic lupus erythematosus［J］．Ann Saudi Med，2009，29（6）：474-477．

［2］Fields MS，Desai RK．Hepatic infarction：MRI appearance［J］．Cleve Clin J Med，1991，58（4）：353-355．

［3］Ebert EC，Hagspiel KD．Gastrointestinal and hepatic manifestations of systemic lupus erythematosus［J］．J Clin Gastroenterol，2011，45（5）：436-441．

［4］Asherson RA，Cervera R，de Groot PG，et al．Catastrophic antiphospholipid syndrome：international consensus statement on classification criteria and treatment guidelines［J］．Lupus，2003，12（7）：530-534．

［5］Rodriguez-Pinto I，Moitinho M，Santacreu I，et al．Catastrophic antiphospholipid syndrome（CAPS）：Descriptive analysis of 500 patients from the International CAPS Registry［J］．Autoimmun Rev，2016，15（12）：1120-1124．

［6］Schultz M，Wimberly K，Guglin M．Systemic lupus and catastrophic antiphospholipid syndrome manifesting as cardiogenic shock［J］．Lupus，2019，28（11）：1350-1353．

［7］Amengual O，Forastiero R，Sugiura-Ogasawara M，et al．Evaluation of phosphatidylserine-dependent antiprothrombin antibody testing for the diagnosis of antiphospholipid syndrome：results of an international multicentre study［J］．Lupus，2017，26（3）：266-276．

（中国医学科学院阜外医院　李　粲）

专家点评

这是一例非常罕见的以肝缺血性梗死为首发表现的SLE合并CAPS病例。该病例起病急骤，在短短3周内迅速出现了全身多个器官、系统的急性缺血性病变，导致肝缺血性梗死、全血细胞减少、凝血功能障碍、心肌缺血和心功能不全等危重表现。临床医师首先结合患者既往病史、实验室和影像学检查排除感染，而判断SLE病情复发，并及时给予糖皮质激素冲击和免疫抑制剂治疗。然后，聚焦肝多发病灶，积极进行活检穿刺获得决定性的病理学证据，再结合心脏局部室壁运动异常和凝血功能异常，非常警觉地发现了CAPS的蛛丝马迹。尤其难能可贵的是，虽然该患者常规筛查ACL和抗β_2GP1抗体为阴性，但临床医师坚信自己的判断，积极扩大了抗磷脂抗体谱的检测范围，发现该患者存在aPS/PT及抗膜联蛋白A5抗体，使得CAPS终获诊断，患者接受抗凝治疗后病情很快缓解。

反思该病例突然出现如此危重的SLE复发的原因，很可能与患者擅自停用糖皮质激素有关，而其童年接受SLE治疗时，仅应用了糖皮质激素却未应用免疫抑制剂，也可能使得病情控制不充分而在停药后迅速复发。由此可见，SLE的治疗和慢病管理是延续患者终生的话题，做不到位会使得病情迁延反复，需要医患双方充分重视。

最后还需要指出的两个尚未明确的问题：①该患者起病时出现肠梗阻表现，不排除同时存在肠道缺血性病变，CT上除了关注肝内病灶，还应注意有无肠壁增厚、水肿的表现；②患者出现高热、全血细胞减少、肝功异常、纤维蛋白原降低，骨髓涂片发现噬血现象，需要警惕CAPS合并噬血细胞综合征的可能。二者都可出现炎症因子风暴，但治疗原则不同，有条件应该送检NK细胞活性和sCD25以明确。在处理重症SLE时，要注意SLE不仅存在多系统受累，在同一系统内也常合并存在多种合并症，必须仔细甄别。

（北京协和医院　王　迁）

21　多关节肿痛、腰背痛、全身多发包块

病例摘要

患者，男性，54岁。因"多关节肿痛8年，腰背痛、全身多发包块2年"入院。

现病史：患者2007年起出现双手掌指关节持续肿痛，逐渐累及双侧近端指间关节、腕关节、肘关节、肩关节、踝关节、颞下颌关节，伴双手晨僵大于1小时，同时出现双肘关节伸面质韧结节，直径1cm，无痛，无发热、咳嗽、胸闷。就诊外院，查血常规、肝肾功正常；ESR 45mm/h，CRP 53.51mg/L，RF 101.6kU/L；双手正位片未见异常；胸部CT示双下肺轻度间质病变，诊断"类风湿关节炎（RA）"，间断中药、NSAID、来氟米特、雷公藤治疗，关节肿痛、晨僵缓解，但监测ESR、CRP仍持续明显升高，胸部CT示肺间质病变缓慢加重。

2013年9月患者无明显诱因出现腰背部胀痛感，屈曲位可部分缓解，否认肢体无力、麻木、二便异常。外院行腰椎MRI示腰2、腰3水平椎管内硬膜外囊样信号，伴椎管明显狭窄。

2014年初出现双手腕关节多发囊性包块，逐渐增大至数厘米大小，质软无压痛，后逐渐累积近端指间关节、胸锁关节、胸骨柄体交界处，进行性增大，部分可自行消失，局部无皮温升高，无明显关节肿痛，患者无发热。

2014年8月就诊于结核病专科医院，查结核抗体（−），T-SPOT.TB（−）；胸部CT示双侧间质性改变大致同前，所及胸锁关节、胸骨局部骨质破坏，伴局部邻近软组织肿胀。全脊髓MRI提示胸8、胸9椎体改变伴多发周边软

组织异常信号影，考虑椎体感染征象，结核性伴软组织脓肿形成可能性大，腰2、腰3椎体椎管内硬膜外囊样信号同前，颈、胸背部软组织改变，考虑结核伴脓肿形成可能性大。考虑脊柱结核，予以异烟肼、利福平、乙胺丁醇抗结核治疗，并对胸8、胸9椎体及腰3、腰4椎管肿物行手术治疗。椎体组织及椎管内肿物病理，抗酸染色（-），局部坏死组织中见大量泡沫样细胞、胆固醇结晶及风湿小体，结合临床，符合风湿性关节炎。患者术后疼痛好转，继续抗结核治疗。但颈部及上胸部皮下肿胀加重，行全脊柱MRI示颈背部多发椎体水平皮下软组织见不规则异常信号，以长T1、长T2信号为主，抑脂像呈高信号。

2015年10月，予以超声引导下穿刺引流，送检引流液各项病原学检测均阴性，引流口持续不愈合，间断外渗黄色脓液。现为进一步诊治收入病房。患者否认发热、脱发、皮疹、光过敏、口眼干、猖獗龋、口腔外阴溃疡等。病来精神可，睡眠饮食可，二便同前，近期体重无明显变化。

既往史：无特殊。

个人史：吸烟30年，每天10支，不酗酒。

家族史：无特殊。

体格检查：生命体征平稳。双下肺闻及少量爆裂音，双下肢无水肿。胸锁关节、胸骨柄体交界处可见多发包块，质软无压痛，颈部及上背部弥漫性肿胀，边界不清，质软，无压痛，皮温不高，右肩胛区可见引流口窦道，有黄色脓液渗出。双上肢肘关节伸面可触及皮下实性结节，无压痛及皮温升高，肘关节伸展活动受限。左侧腕关节伸面见2包块、右侧腕关节见1包块；双腕活动受限，右手第2～5掌指关节，第2、第3、第5近指间关节可触及囊性包块，质软无压痛，掌指关节活动受限。

诊治经过：入院后完善检查，血常规、尿常规、肝肾功能、尿酸、Ig、补体无异常；便常规及隐血（-）；ESR 85mm/h，hsCRP 90.87mg/L；RF 224.7kU/L，抗CCP抗体368kU/L；ANA、抗ds DNA抗体、抗ENA抗体、ANCA（-）；ASO正常；糖类抗原（CA）系列、血免疫固定电泳（-）；T-SPOT.TB、βD-葡聚糖试验（G试验）（-）。右手指间关节、腕关节、左侧胸锁关节、背部窦道脓液送检（抽干囊液后肿物数天内即恢复原始大小），偏振光显微镜下未见双振光晶体；真菌、奴卡菌、放线菌、分枝杆菌涂片及培养均（－），分枝杆菌核酸测定（－）；心电图、心脏彩超（－）；腹部B超及增强CT（－）；体表肿物超声检查，肩背部混合回声区，考虑脓肿伴部分液化。全身骨显像，第8、第9胸椎病变性质待定，余脊柱异常所见，考虑为良性病变可能性大，四肢大、小关节异常所见，考虑炎性病变可能性大。胸、腰椎增强MRI，示病变大致同前。右手X线及MRI，示骨侵蚀及骨关节周囊袋样包裹性肿物。我院病理科会诊外院活检切片，椎体组织示局灶退变坏死，坏死周边有组织细胞围绕，形态符合类风湿结节；椎管内肿物，可见类风湿结节，其周纤维组织间大量泡沫细胞聚集及胆固醇结晶，考虑黄色瘤样反应。免疫组化结果，显示CD68（＋），S-100（－）；PAS、抗酸、六铵银染色（－）。风湿免疫科专业组查房，考虑患者RA诊断明确，存在类风湿结节、肺间质病变等关节外表现，全身多发包块无感染证据、抗感染无效，考虑为RA导致多发性类风湿囊囊肿（multiple rheumatoid bursal cysts，MRBC），建议予大剂量糖皮质激素联合免疫抑制剂全身治疗，观察囊肿变化，若治疗效果不佳，可于影响功能处予以局部糖皮质激素±甲氨蝶呤治疗，停用抗结核药物。遂予甲泼尼龙40mg口服每日1次，CTX 0.4g静脉注射每周1次，3周后糖皮质激素逐渐减量。治疗后患者全身包块迅速减小至消失，背部窦道愈合，复查ESR、CRP恢复正常。

患者出院后门诊随访，无发热、关节肿痛，包块无复发，ESR、CRP持续正常，复查胸部CT示胸骨周围软组织明显吸收、骨质破坏同前，复查胸腰椎MRI示胸椎椎体病变无明显变化，腰椎无新发病变。糖皮质激素逐渐减量至2片每日1次维持。CTX 累积40g后停用，改为硫唑嘌呤50mg每日1次联合雷公藤20mg每日2次维持，病情稳定。出院2年后，患者右足大指突发坏疽，双手多发关节肿痛伴皮下滑囊囊肿再发，查ESR、CRP再次升高，考虑患者类风湿病情活动并出现类风湿血管炎，加用大剂量糖皮质激素联合依那西普50mg每周1次治疗，患者病情迅速稳定，足趾坏疽部分好转，无新发病变。

分析与讨论

　　患者为中年男性，慢性病程，其临床表现可分为两个阶段。第一阶段为2007～2013年，患者关节肿痛，累及双侧多发大小关节，伴明显晨僵，有无痛性皮下结节，炎症指标升高，RF阳性，胸部CT是间质病变，NSAID及改善病情抗风湿药有效。第二阶段为2013年后，患者出现腰背部痛，影像学是胸椎椎体破坏、腰椎椎管内肿物，手关节、胸骨周围多发囊性包块伴周围骨质破坏，颈背部皮下液性肿物，各肿物及包块的活检、引流液病原学均阴性，抗结核治疗无效。患者第一阶段的是非常典型的RA表现，诊断RA明确，不仅存在关节表现，还存在类风湿结节、肺间质病变等关节外表现。患者既往RA治疗不规律，虽然关节肿痛症状不明显，但无明显感染迹象而ESR、CRP持续偏高，仍考虑存在RA的全身炎症活动。第二阶段的临床表现是患者本次入院的主要原因，可以概括为三个方面：①胸椎破坏，腰椎管内囊性占位；②皮下见多发关节周围皮下囊性包块，右颈背部皮下囊肿；③胸骨、胸锁关节、指骨多发骨破坏。入院针对患者的临床表现，我们进行了以下的鉴别诊断。

　　患者长期不规律改善病情抗风湿药治疗，不除外存在免疫抑制，目前出现全身骨质破坏、皮下脓肿，首先应高度怀疑感染。考虑患者第二阶段病史已近3年、虽病变广泛而无发热、病变局部无红热等炎症表现，普通细菌感染基本除外，应考虑结核分枝杆菌、非结核分枝杆菌、奴卡菌、放线菌以及真菌等。但患者T-SPOT.TB、G试验均（－），多部位取材（椎体、椎管内肿物、多个皮下包括脓液）病原学涂片、培养、核酸检测均（－），抗结核治疗3个月病变无改善，无任何感染证据。为充分除外感染，临床医师特别与细菌室医师进行了沟通，采用了床旁接种、延长培养时间等方法，仍无阳性发现。这就促使我们考虑感染之外的其他可能性。患者年龄偏大、长期吸烟史、多发骨质破坏，亦应除外恶性疾病，特别是多发骨髓瘤及实体瘤骨转移。但本患者无胃肠道症状、便常规及隐血（－）、胸腹部影像学未见占位、CA系列正常、骨扫描未见恶性病变、血免疫固定电泳（－）、胸椎椎体活检未见恶性细胞，恶性疾病无证据。患者手术活检的外院病理报告称"可见风湿小体，符合风湿性关节炎"。风湿小体即Aschoff小体，是一种肉芽肿性病变，是风湿热的特征性改变，且被视为病情活动的指标。风湿小体中心有纤维素样坏死，周围环绕巨噬细胞或多核巨细胞、淋巴细胞和浆细胞。但结合患者发病年龄大、关节肿痛为持续性、发病前无发热上感病史、心脏无病变、ASO正常，不符合风湿热表现，而全身持续性多发囊性包块、骨破坏亦无法用风湿热解释。请我院病理科会诊，提示可见类风湿结节，符合RA表现。类风湿结节是RA最常见的皮肤表现，典型病理表现为中心区纤维素样坏死，外围的栅栏样巨噬细胞包绕，最外层是淋巴细胞包绕。可见，风湿小体和类风湿结节都是特殊的肉芽肿性病变，细胞组成和结构也相似。如果单纯依赖镜下病理表现，二者是有可能混淆的，但如果结合临床表现，则很容易将二者区分开。患者右手小指近指间关节存在虫蚀样骨破坏，病变边缘有细小骨质突出，应除外痛风性关节炎。但患者多次尿酸正常，无足部受累及痛风石，受累关节无红、肿、热、痛等活动性炎症表现，病变周围囊液未见双折光晶体，痛风可能性小。

至此，我们基本除外了感染和肿瘤，而活检病理又提示RA与脊椎病变密切相关。当我们从一元论的角度出发，思考一位长病程RA患者出现全身多发无菌性囊性肿物的病因时，一个少见的情况进入了我们鉴别诊断的视野。MRBC是RA的一种罕见并发症，首先由Yasuda等于1989年命名，至今仅报道10余例，几乎均来自日本，我国尚未见报道。MRBC患者的性别比例与RA相似，滑囊囊肿出现时的年龄为48～79岁，此前均明确诊断为RA。患者的临床表现为全身多发皮下囊性包块，大小数厘米至数十厘米不等，可累及关节外滑囊、关节囊和关节周围的腱鞘，囊内存在无菌性乳糜样囊液，局部占位可导致骨关节破坏。多数患者存在活动性关节炎，但亦可有关节症状不明显者，多数患者存在肺间质病变。患者均RF（+），ESR均增快，囊肿壁活检病理显示滑膜增生、玻璃样变性，可见类风湿结节及黄色瘤样细胞。治疗方面，局部治疗包括手术、囊内糖皮质激素及硬化剂注射，但复发率高，全身性药物治疗可能有效，但仅为个案报道。本患者存在RA基础病，囊肿出现时年龄为51岁，椎管内、皮下、关节周围多发囊性包块，囊液为无菌性乳糜样，存在肺部间质病变，RF（+）、ESR升高，活检病理符合MRBC。患者的临床表现与MRBC高度一致，因此考虑MRBC诊断明确。但患者胸8、胸9椎体病变，周围并未见明确囊性病变，难以用MRBC解释。检索文献，我们发现，自1952年第一次报道以来，间断有类风湿结节累及椎体导致严重病变的报道，结合本患者椎体组织的病理可见类风湿结节，从一元论原则出发，仍考虑椎体病变继发于RA可能性大。患者经大剂量糖皮质激素及免疫抑制剂治疗后，全身囊性包块迅速消失，未见复发，椎体病变稳定，进一步证实了我们基于一元论所作出的诊断。

参考文献

[1] Yasuda M，Ono M，Naono T，et al．Multiple rheumatoid bursal cysts［J］．The Journal of Rheumatology，1989，16（7）：986-988．

[2] Hayashi A，Matsumura T，Komoto M，et al．Multiple rheumatoid bursal cysts that were finally effectively treated by combining surgical resection and sclerotherapy［J］．Journal of Plastic，Reconstructive & Aesthetic Surgery，2012，65（2）：e29-e32．

[3] Kirino Y，Ihata A，Shizukuishi K，et al．Multiple extra-articular synovial cysts complicated with rheumatoid arthritis［J］．Mod Rheumatol，2009；19（5）：563-566．

[4] Baggenstoss AH，Bickel WH，Ward LE．Rheumatoid granulomatous nodules as destructive leions of vertebrae［J］．The Journal of Bone & Joint Surgery，1952，24-A（3）：601-609．

（北京协和医院　吴　迪）

专家点评

本例是一例风湿免疫科极常见的RA并发极不常见的MRBC的有趣病例，诊治的焦点在于明确多部位、多发囊肿的病变性质。在本例的诊疗过程中，临床医师按照常规鉴别诊断思路首先反复多次进行了大量关于感染、肿瘤的排查工作，然后通过广泛查阅文献，仔细比对包块的病理特征，最终获得正确诊断，而对于其中难以为MRBC解释的椎体病变，根据"一元论"的诊断原则，也考虑RA病情活动所致，通过大胆用药，小心观察，最终得到极佳的疗效。

值得一提的是本例RA患者存在多种肺外表现，从病程第一阶段的双肘伸侧类风湿结节及肺间质病变，到第二阶段的全身多发MRBC及椎体类风湿结节，最后又出现了类风湿血管炎所致的肢端缺血性坏疽表现，这在大多数RA患者身上是看不到的，可能代表了一种特殊的RA表型，其发病机制值得进一步深入研究。

（北京协和医院　王　迁）

22 神奇的"伸入"现象
——干咳、纵隔肿物、IgG4升高

病历摘要

患者，女性，28岁。因"干咳4个月"入院。

现病史：患者于2015年12月下旬无明显诱因出现咳嗽，多为刺激性干咳，无咳痰，无畏寒、发热，无夜间盗汗，无胸闷、气促，无心悸、胸痛。接受头孢菌素类药物治疗，咳嗽症状无明显好转，后行肺部CT，提示前纵隔占位，同时实验室检查示ESR快，外周血IgG4增高。2016年2月16日行CT引导下纵隔占位穿刺活检，病理提示间叶性肿瘤，孤立性纤维性肿瘤可能性大；免疫组化提示IgG4局灶阳性。并于3月10日再次行CT引导下纵隔肿物穿刺，病理提示穿刺之纤维组织伴玻璃样变，并见淋巴细胞浸润；免疫组化提示IgG4少数细胞阳性。为求进一步诊治收住院。

既往史、个人史及家族史：无特殊。

体格检查：入院查体无阳性体征。

辅助检查：血常规、尿常规、肝肾功能、ESR、CRP、抗核抗体五项、自身抗体十一项、凝血功能、T-SPOT.TB、β-D-葡聚糖试验（G试验）、半乳甘露聚糖抗原试验（GM试验）均为阴性。骨髓穿刺活检术无阳性发现。血IgG 23.3g/L（参考范围7.0 ～ 16.0g/L），IgG4 2.77g/L（参考范围0.03 ～ 2.01g/L），抗β$_2$-GP1 29.53RU/ml（参考值＜20RU/ml）。胸部增强CT提示前上纵隔不规则软组织肿块，大小约10.35cm×3.41cm，密度不均匀，局部可见囊性低密度区，增强后肿块轻中度强化，低密度区域无强化。PET-CT检查提示前纵隔软组织密度肿块，包绕气管及血管，呈轻度放射性摄取，SUV max 2.6。

诊断与治疗：患者前纵隔占位，拟行手术治疗，外科手术风险极大。结合目前情况，考虑诊断为IgG4相关性疾病可能。

给予泼尼松1mg/（kg·d）及吗替麦考酚酯0.75g每日2次，口服治疗。出院后患者定期随访并复查肺部CT，提示前纵隔肿物逐渐缩小，治疗有效（图3-1）。后患者于2017年1月3日于胸外科行纵隔肿物切除术，术后组织病理学示纤维组织增生及玻璃样变背景，泡沫样组织细胞呈灶性分布，淋巴组织增生及浆细胞浸润，淋巴细胞、浆细胞伸入组织细胞现象（图3-2）。免疫组化染色，组织细胞S-100（＋）；IgG4部分（＋），12/HPF；Ki-67/MIB-1（＋），3%～5%，淋巴细胞。诊断为结外罗萨伊-多尔夫曼病（Rosai-Dorfman disease，RDD）。

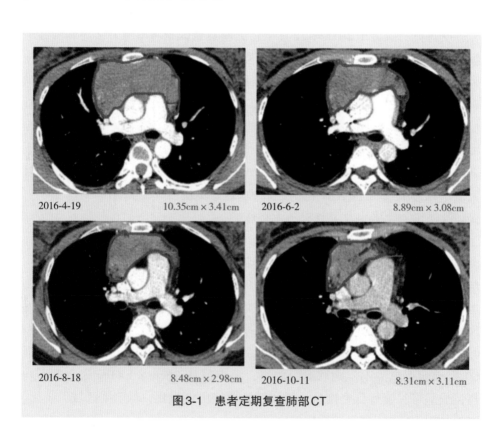

| 2016-4-19 | 10.35cm×3.41cm | 2016-6-2 | 8.89cm×3.08cm |
| 2016-8-18 | 8.48cm×2.98cm | 2016-10-11 | 8.31cm×3.11cm |

图3-1　患者定期复查肺部CT

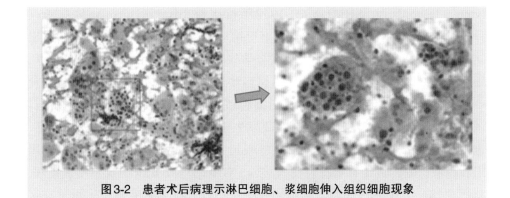

图3-2　患者术后病理示淋巴细胞、浆细胞伸入组织细胞现象

分析与讨论

患者为青年女性，慢性病程，以干咳起病，多次胸部CT提示前纵隔软组织占位性病变，就前纵隔占位病变分析其可能疾病。①胸腺瘤：该患者无肌无力表现，肿块无钙化，增强扫描无明显强化，且多次穿刺病理不符合胸腺瘤表现，暂不考虑。②畸胎瘤：肿块无明显钙化，密度均一，且多次穿刺病理不符合畸胎瘤表现，暂不考虑。③淋巴瘤：该患者无发热、淋巴结肿大等相关情况，且多次病理无淋巴瘤证据，暂不考虑。④IgG4相关性疾病：该患者外周血IgG4升高，病理提示纤维组织增生，且有IgG4阳性浆细胞，需要考虑该病，但患者无腮腺、泪腺、胰腺等其他器官受累表现，病理无席纹状纤维化等典型表现，且IgG4阳性浆细胞仅为少数。⑤其他临床罕见病。该患者手术风险大，不能直接手术切除获取整个肿块组织病理情况，结合临床诊断为IgG4相关性疾病可能，开始糖皮质激素及免疫抑制剂治疗，经治疗后患者肿块明显缩小，从而为手术切除肿块创造了条件，术后病理明确提示为结外RDD。

RDD是一种原因不明、少见的良性组织细胞增生性疾病，主要特征是窦组织细胞增生伴淋巴结肿大，以及组织细胞质内有完整淋巴细胞的现象，故又称窦组织细胞增生伴巨大淋巴结病（sinus histiocytosis with massive lymphade-nopathy，SHML），在1969年首次被Rosai和Dorfman确立为一种独特的疾病实体。该病多发生于淋巴结，25%～43%的病例发生于淋巴结外。RDD的病因仍不清楚，疑似与某些感染性抗原相关，包括EB病毒、细小病毒B19、6型及8型疱疹病毒、多瘤病毒等，其他提及的机制包括免疫功能失调或对传染源或引起组织细胞增殖的抗原的异常过度免疫反应。该病多发于儿童或青年人，病变主要发生于淋巴结内，以颈部淋巴结多见，也可累及结外部位，包括皮肤、上呼吸道系统、眼眶、骨骼、睾丸、软组织和唾液腺等，可伴有全身表现如发热、WBC增多、ESR快及免疫学异常。其病理特征为在淋巴细胞、浆细胞及少量中性粒细胞的背景下，可见许多具有泡状核、丰富细胞质以及淋巴细胞或浆细胞吞噬现象的组织细胞，免疫组化组织细胞蛋白S-100、α_1抗胰蛋白酶、CD68、HAM56表达（＋），但CD1a表达（－）。目前治疗方案不统一，可采用手术切除、全身糖皮质激素治疗、放疗及化疗，大部分患者预后较好，结外重要器官受累患者预后相对差，约7%患者出现死亡。本例患者为纵隔处病变，患者伴有ESR快的全身表现，接受糖皮质激素治疗肿块缩小后获得手术机会，目前仍处于长期随访过程中。

　　本例患者病理免疫组化存在表达IgG4的浆细胞，本病与IgG4相关性疾病之间存在什么联系呢？2016年以来，国内外许多学者关注两个疾病之间的关系，Madhu P Menon等的研究报道，70例RDD患者中，28例存在IgG4阳性浆细胞，其中12例IgG4/IgG阳性细胞比例大于40%，且IgG4阳性的患者对糖皮质激素治疗反应较好，推测该部分患者可能属于IgG4相关性疾病范畴，只是病理形态学有RDD特征。Zhang X等研究结内及结外共15例RDD的IgG4、IgG、FOXP3阳性的辅助性T细胞表达情况及组织学特点，认为一部分RDD具有IgG4相关性疾病的特点，表明这两种疾病有重叠。Liu L等研究结内及结外共32例RDD的IgG4、IgG、FOXP3阳性的辅助性T细胞表达情况，并与胰腺IgG4相关性疾病及反应性增生的淋巴结比较，认为RDD不属于IgG4相关性疾病的谱系，RDD之所以出现IgG4阳性浆细胞及IgG4阳性/IgG阳性浆细胞增高，是由于Th2细胞介导的免疫反应。王立等研究6例模拟IgG4相关性疾病的RDD患者，提示4例患者血清IgG4水平升高，IgG4/IgG 2例40%，2例10%～30%，2例10%，研究提示

RDD临床上可出现与IgG4相关性疾病类似的表现，但在实验室检查、病理特点方面有一定差异，需从病理上除外RDD方可诊断IgG4相关性疾病。故目前二者之间关系尚无定论，有待更进一步研究。

参考文献

［1］Rosai J，Dorfman RF. Sinus histiocytosis with massive lymphadenopathy：a newly recognized benign clinicopathological entity［J］. Arch Pathol，1969，87（1）：63-70.

［2］Foucar E，Rosai J，Dorfman R. Sinus histiocytosis with massive lymphadenopathy（Rosai-Dorfman disease）：Review of the entity［J］. Semin Diagn Pathol，1990，7（1）：19-73.

［3］Sanchez R，Rosai J，Dorfman RF. Sinus histiocytosis with massive lymphadenopathy：an analysis of 113 cases with special emphasis on its extranodal manifestations［J］. Lab Invest，1977，36（4）：349-350.

［4］Raquel G，Laura E，Iram P，et al. Cytological diagnosis of Rosai-Dorfman disease：a case report and revision of the literature［J］. Biomed Rep，2017，6（1）：27-31.

［5］李丹，任立红，伊超. 窦组织细胞增生伴巨大淋巴结病诊疗进展［J］. 中国小儿急救医学，2015，22（2）：123-125.

［6］黄楠，曹代荣，陈潭辉，等. 头颈部淋巴结外Rosai-Dorfman病7例报告并文献复习［J］. 中国医学影像技术，2017，33（2）：207-211.

［7］Ghosh GC，Rebecca G，Joseph E，et a1. Heart failure with multiple cardiac masses：extensive cardiac involvement in Rosai-Dorfman disease［J］. IHJ Cardiovascular Case Reports（CVCR），2018，2（1）：12-17.

［8］Deodhare SS，Ang LC，Bilbao JM. Isolated intracranial involvement in Rosai-Dorfman disease：a report of two cases and review of the literature［J］. Arch Pathol Lab Med，1998，122（2）：161-165.

［9］Galicier L，Boutboul D，Oksenhendler É，et al. Rosai-Dorfman disease：sinusal histiocytosis with massive lymphadenopathy［J］. Presse Med，2017，46（1）：107-116.

［10］Menon MP，Evbuomwan MO，Rosai J，et al. A subset of Rosai-Dorfman disease cases exhibit increased IgG4 positive plasma cells：another red herring or a true association with IgG4 related disease？［J］Histopathology，2014，64（3）：455-459.

［11］Zhang X，Hyjek E，Vardiman J，et al. A subset of Rosai-Dorfman disease exhib-its features of IgG4-related disease［J］. Am J Clin Pathol，2013，139（5）：622-632.

［12］Liu L，Perry AM，Cao W，et al. Relationship between Rosai-Dorfman disease and IgG4-related disease：study of 32 cases［J］. Am J Clin Pathol，2013，140（3）：395-402.

［13］王立，张盼盼，宋硕宁，等. 模拟免疫球蛋白G4相关疾病的罗道病临床分析［J］. 中华风湿病学杂志，2018，22（2）：87-90.

（中国人民解放军总医院　罗　贵）

专家点评

　　这是一个非常有趣的病例，丰富了我们对IgG4相关性疾病的认识。风湿性疾病的诊治过程多是围绕临床症状鉴别展开的，但本例患者的表现很少，影像学和实验室检查的异常却非常突出，用临床线索难以诊断。IgG4升高为我们提示了一个方向，心包内的巨大包块是弄清楚诊断的主线索，要想明确诊断，活检是必须的。本研究做了3次活检，给我们的诊断应该是出乎意料的，RDD，相信很多医师都是第一次听到，因为这是一个根据病理特征命名的诊断名词。

　　诊治过程也很有趣，值得我们借鉴。前后两次穿刺病理不一致，影像学表现不太提示恶性肿瘤，而IgG4升高又有免疫病的色彩，但确诊证据却不足。可以诊断性治疗试试，这也是临床中万不得已时采用的方法，不出所料，治疗有效，肿块明显变小，就是IgG4相关性疾病了吗？显然证据还是不足。临床上如此巨大的纵隔占位，又没有其他器官受累的IgG4相关性疾病的报道。手术切除，既可治疗手段又可明确诊断，一举两得的方法。

　　本例诊断的重点是病理，是医师的医师——病理科专家做出的，特征性的淋巴细胞、浆细胞伸入组织细胞现象，为我们揭示了诊断，认识到这是一种曾有报道的具有特殊病理特征的疾病。那么问题来了，它是不是IgG4相关性疾病，IgG4在疾病中的作用是什么？罗贵医师没有回答这个问题，但复习了文献报告和各个作者的所持观点，这也是我们遇到一个新的疾病、新的问题时可采纳的方法，随着更多的研究和病例，会解释出其中的关联。

总之，病例报告提供了大量信息，使我们认识了一种新的疾病，丰富了我们的临床疾病谱，尤其对IgG4相关性疾病的诊断与鉴别的认识加深了，对临床诊治中使用的方法、技术和诊治思路也有非常好的借鉴作用。

（中国人民解放军总医院　张江林）

23 披着羊皮的狼
——下肢疼痛、发热1例/巨大肾周肿物

病历摘要

病例1

患者，女性，41岁。因"双小腿发凉、疼痛3个月，低热1个月"入院。

现病史：患者于2014年2月无明显诱因出现双侧小腿发凉、疼痛，无皮肤颜色改变，无下肢运动及感觉障碍。2014年4月以来间断低热，体温最高37.5℃，不伴有咳嗽、腹痛、尿痛，无皮疹、关节痛、肌痛等，发热无规律，可自行退热。2014年5月以来，患者偶感左下肢刺痛感，从左踝向左膝放射，左下肢无肿胀、皮温及颜色改变，无运动及感觉异常，为进一步诊治收住院。

既往史：10年前患"皮肌炎"，规律治疗1年，目前无不适。9年前诊断为糖尿病，血糖控制可。1年前腹部超声示双肾结石。否认高血压、传染病、肿瘤性疾病等。

个人史、家族史：无特殊。

体格检查：BP 130/80mmHg，HR 84次/分，体温36.5℃。脊柱四肢无畸形，双下肢关节无红肿及压痛，活动度正常。双下肢皮温、皮肤颜色正常，肌力、肌张力正常。全身浅表淋巴结未及肿大。心律齐，未及杂音，双肺呼吸音清。腹部平坦，无压痛、反跳痛，肝脾未及，双下肢不肿。

辅助检查：血常规、尿常规、肝功能、肾功能、肌酶、电解质、iPTH正常。ESR 7mm/h（参考范围0～20mm/h），CRP 8.34mg/L↑（参考范围＜8mg/L）。ANA、抗dsDNA抗体、抗ENA抗体谱、免疫球蛋白、补体、

RF，抗CCP抗体正常。血、尿免疫固定电泳以及肿瘤筛查未见异常。骨髓涂片未见异常。PPD试验（+++），T-SPOT.TB阳性。胸部CT、腹部B超、头部MRI未见异常。双膝X线，示双侧股骨下端及胫骨上段骨质硬化影。双膝MRI，示双膝关节周围股骨及胫骨异常信号改变，考虑骨梗死。骨显像，示双侧股骨及双侧胫骨近膝关节对称性代谢旺盛灶。PET-CT，示双侧股骨下部、胫骨上部骨内膜增厚，骨松质密度增高，双侧股骨上部骨髓腔内多发葡萄糖代谢增高。CT引导下胫骨活检，HE染色示皮质骨及松质骨，部分骨小梁间纤维增生及纤维母细胞增生，局灶硬化，其内见不规则形组织细胞增生，伴淋巴、浆细胞浸润；部分骨小梁脂肪细胞大片变性坏死，伴粉染无定形泡沫样物质沉积，伴骨小梁破坏。免疫组化，CD20$^+$，CD3$^+$，CD6（KP1）$^+$，CD21$^-$，CD68$^+$（组织细胞）；CD1a$^-$；S-100$^-$（非朗格汉斯细胞）。综上，骨内脂质样物质异常沉积伴组织细胞增生。

诊断与治疗：考虑埃德海姆–切斯特病（Erdheim-Chester disease，ECD）。给予泼尼松60mg每日1次，环孢素75mg每日2次，异烟肼0.3g每日1次预防性抗结核治疗。2年后随访，患者无发热，骨痛好转；复查ESR、CRP正常，骨显像显示双侧股骨及双侧胫骨近膝关节对称性代谢旺盛灶较前明显减淡。

病例2（文献病例）

患者，男性，55岁。因"双侧肾周肿物"就诊，同时发现左侧输尿管压迫积水，置入D-J管。腹部增强CT提示双侧肿物包裹肾脏，左侧及右侧肿物前后径分别为32cm以及28cm，注射造影剂后轻度增强。

既往史：2型糖尿病。

体格检查：腹部可扪及巨大肿物，无压痛，腰围134cm。未触及浅表淋巴结，心肺查体无异常。

辅助检查：血常规，WBC 9.1×10^9/L，NEU 69%，Hb 103g/L，PLT正常。尿、便常规正常。ESR 73mm/h↑（参考范围0～15mm/h），CRP 83mg/L（参考范围<5mg/L）。肝功能、肾功能、凝血功能正常。肿瘤标志物正常。ANA、抗ENA抗体谱、ANCA、C3、C4正常。IgG 28.31g/L↑，IgG4 9.12g/L（参考范围<1.35g/L）。PET-CT提示肾周肿物中等代谢增强，未发现其他

代谢活跃灶。肾周肿物穿刺，病理活检提示大量纤维组织替代肾周脂肪，血管周围大量泡沫组织细胞浸润。免疫组化，CD68阳性，CD1a、S-100阴性。组织中有大量淋巴细胞、浆细胞浸润，IgG4$^+$细胞/CD138$^+$浆细胞＞40%。未见席纹状纤维化、闭塞性脉管炎及肉芽肿形成。应用焦磷酸测序对活检组织进行检测，发现V600E BRAF突变阳性。

诊断与治疗：诊断为ECD，给予V600E BRAF突变抑制剂威罗尼非治疗。然而患者肿物巨大，压迫胃肠道、血管以及泌尿道，患者发生反复泌尿系感染以及严重应激性溃疡，病情进行性恶化，3个月后去世。

分析与讨论

病例1患者为中年女性，慢性病程，以下肢骨痛及低热起病，检查提示炎症指标轻度升高，影像学提示股骨下端及胫骨上段骨质硬化、代谢性旺盛灶。进一步分析骨痛病因：①多发性骨髓瘤，患者血、尿免疫固定电泳及骨髓涂片正常，不支持诊断；②骨肿瘤或肿瘤骨转移，肿瘤标志物、胸部CT、腹部超声等肿瘤相关筛查未见异常，不支持诊断；③甲状旁腺功能亢进症，血钙及iPTH正常，不支持；④骨结核，患者有低热正常，PPD试验和T-SPOT.TB阳性，需考虑，但影像学提示骨硬化，而非骨破坏，不支持。患者临床表现为骨痛，影像学提示骨干、干骺端骨硬化；病理结果为骨内脂质样物质沉积伴非朗格汉斯细胞组织细胞增生。因此患者最终诊断为ECD。

ECD是一种罕见的非郎格汉斯细胞组织细胞增生症，1930年至今，共有600余例报道。好发年龄为50～70岁，男性比女性多见，临床常表现骨痛。影像学常见股骨、胫骨干骺端及骨干，对称性、弥漫性骨硬化。需要强调的是，约50%患者伴随有骨骼外系统受累。头骨及中枢神经系统受累可以出现垂体病变，表现为尿崩症。小脑病变引起共济失调，还可以表现为癫痫、头痛、精神障碍等。眶后病变表现为突眼，往往累及双侧，肿物较大时需要手术治疗。心血管受累可以表现为心包积液、心肌炎、心肌梗死、瓣膜病变及主动脉周围炎；呼吸系统可以有胸腔积液和肺间质病变；

肾和腹膜后病变会出现肾周肿物，肿物外周呈毛绒状，俗称"毛肾"，或肾后性梗阻导致肾盂积水，以及肾动脉狭窄继发肾血管性高血压；皮肤或眼眶周围可以出现黄斑瘤。

朗格汉斯细胞组织细胞增生症与非朗格汉斯细胞组织细胞增生症可以通过以下特点鉴别：前者好发于儿童，后者常见于成人；前者以中轴骨溶骨样改变为主，后者则常见四肢骨硬化性改变；前者皮肤受累多见，后者较少。组织病理中免疫组化是主要鉴别点，前者为 CD68、CD1a、S-100 均阳性的朗格汉斯细胞组织细胞浸润；后者则为 CD68 阳性，CD1a 及 S-100 阴性的非朗格汉斯细胞组织细胞增生。

由于 ECD 可以表现为肾周肿物、眶后占位、肺间质病变等，亦可伴有血清学 IgG4 升高，组织病理活检 $IgG4^+/IgG^+ > 40\%$，因此可以模拟 IgG4 相关性疾病。然而 IgG4 相关性疾病无长骨骨硬化改变，病理特点为席纹样纤维化、嗜酸性粒细胞浸润、闭塞性脉管炎。而 ECD 病理改变除了有泡沫样非朗格汉斯细胞组织细胞增生，还可以通过基因测序发现 V600E BRAF 突变阳性，见于 55%ECD 患者。病例 2 患者以肾周肿物起病，未见长骨受累，血清学 IgG4 升高，肿物病理活检提示 $IgG4^+/IgG^+ > 40\%$，需考虑 IgG4 相关性疾病。但肿物病理未见席纹样纤维化、嗜酸性粒细胞浸润及闭塞性脉管炎，却可见泡沫样非朗格汉斯细胞组织细胞增生。再加上基因测序发现 V600E BRAF 突变阳性，因此最终诊断为 ECD。

治疗方面，文献中报道可应用糖皮质激素联合免疫抑制剂治疗，此外还可以选用靶向药物。IL-1R 阻滞剂和 IFN-α（天然 IL-1R 阻滞剂）可以抑制骨硬化的发生。TNF-α 抑制剂能够调节组织细胞募集。BRAF 抑制剂（威罗尼非）能够直接抑制基因突变发生，阻断始动因素。病例 1 患者应用糖皮质激素联合环孢素治疗 2 年后，骨痛、发热症状消失，骨显像提示病变明显好转。病例 2 检测到 V600E BRAF 突变阳性，应用 BRAF 突变抑制剂威罗尼非治疗，但遗憾的是，肾周肿物巨大，压迫严重，并发症反复发作，错过治疗时机，预后较差。

以上病例提示我们，骨痛患者出现长骨骨硬化改变，需考虑 ECD。ECD 还可以伴随有骨骼外多系统受累，如垂体病变、眶周占位、肾周肿物、肺间质病变等，同时伴有血清 IgG4 水平升高，病理 $IgG4^+/IgG^+ > 40\%$ 时与

IgG4相关性疾病难以鉴别，充分比较临床及病理特点有助于分辨两种疾病。

参考文献

[1] Chester W. Über lipoidgranulomatose [J]. Virchows Arch Pathol Anat, 1930, 279: 561-602.

[2] Arnaud L, Hervier B, Neel A, et al. CNS involvement and treatment with interferon-alpha are independent prognostic factors in Erdheim-Chester disease: a multicenter survival analysis of 53 patients [J]. Blood, 2011, 117: 2778-2782.

[3] Haroche J, Arnaud L, Amoura Z. Erdheim-Chester disease [J]. Curr Opin Rheumatol, 2012, 24: 53-59.

[4] Haroche J, Amoura Z, Dion E, et al. Cardiovascular involvement, an overlooked feature of Erdheim-Chester disease: report of 6 new cases and a literature review [J]. Medicine (Baltimore), 2004, 83: 371-392.

[5] Lachenal F, Cotton F, Desmurs-Clavel H, et al. Neurological manifestations and neuroradiological presentation of Erdheim-Chester disease: report of 6 cases and systematic review of the literature [J]. J Neurol, 2006, 253: 1267-1277.

[6] Alper MG, Zimmerman LE, Piana FG. Orbital manifestations of Erdheim-Chester disease [J]. Trans Am Ophthalmol Soc, 1983, 81: 64-85.

[7] Sheidow TG, Nicolle DA, Heathcote JG. Erdheim-Chester disease: two cases of orbital involvement [J]. Eye (Lond), 2000, 14: 606-612.

[8] Serratrice J, Granel B, De Roux C, et al. "Coated aorta": a new sign of Erdheim-Chester disease [J]. J Rheumatol, 2000, 27: 1550-1553.

[9] Gupta A, Kelly B, McGuigan JE. Erdheim-Chester disease with prominent pericardial involvement: clinical, radiologic, and histologic findings [J]. Am J Med Sci, 2002, 324: 96-100.

[10] Arnaud L, Pierre I, Beigelman-Aubry C, et al. Pulmonary involvement in Erdheim-Chester disease: a single-center study of thirtyfour patients and a review of the literature [J]. Arthritis Rheum, 2010, 62: 3504-3512.

[11] Brun AL, Touitou-Gottenberg D, Haroche J, et al. Erdheim-Chester disease: CT findings of thoracic involvement [J]. Eur Radiol, 2010, 20: 2579-2587.

[12] Dion E, Graef C, Haroche J, et al. Imaging of thoracoabdominal involvement in Erdheim-Chester disease [J]. AJR Am J Roentgenol, 2004, 183: 1253-1260.

［13］Droupy S，Attias D，Eschwege P，et al. Bilateral hydronephrosis in a patient with Erdheim-Chester disease［J］. J Urol，1999，162：2084-2085.

［14］Opie KM，Kaye J，Vinciullo C. Erdheim-Chester disease［J］. Australas J Dermatol，2003，44：194-198.

［15］Veyssier-Belot C，Cacoub P，Caparros-Lefebvre D，et al. Erdheim-Chester disease. Clinical and radiologic characteristics of 59 cases［J］. Medicine（Baltimore），1996，75：157-169.

［16］Emile JF，Charlotte F，Amoura Z，et al. BRAF mutations in Erdheim-Chester disease［J］. J Clin Oncol，2013，31：398.

［17］Myra C，Sloper L，Tighe PJ，et al. Treatment of Erdheim-Chester disease with cladribine：a rational approach［J］. Br J Ophthalmol，2004，88：844-847.

［18］Braiteh F，Boxrud C，Esmaeli B，et al. Successful treatment of Erdheim-Chester disease，a non-Langerhans-cell histiocytosis，with interferon-alpha［J］. Blood，2005，106：2992-2994.

［19］Haroche J，Cohen-Aubart F，Emile JF，et al. Dramatic efficacy of vemurafenib in both multisystemic and refractory Erdheim-Chester disease and Langerhans cell histiocytosis harbouring the BRAF V600E mutation［J］. Blood，2013，121：1495-1500.

［20］Gianfreda D，Musetti C，Nicastro M，et al. Erdheim-Chester Disease as a Mimic of IgG4-Related Disease：A Case Report and a Review of a Single-Center Cohort［J］. Medicine（Baltimore），2016，95（21）：e3625.

（北京大学第一医院　耿　研）

专家点评

　　作为风湿免疫科医师，肢体或骨骼疼痛、发热是常见到的临床症状，因此，对于这些症状的鉴别诊断至关重要。除了掌握常见疾病之外，也应该熟悉或了解可以引起这些症状的少见或罕见疾病。

　　ECD是一种罕见的非朗格汉斯细胞组织细胞增生症，又称脂质肉芽肿病，异常增生的组织细胞可累及骨骼系统以及全身多个脏器。最常累及长骨的干骺端及骨干，骨痛是其主要的临床表现，影像学常表现股骨、胫骨干骺端及骨干对称性、弥漫性骨硬化。本文中的病例1即以骨痛为主要临床症状，经过X线、MRI、骨扫描及PET-CT检查发现股骨下段及胫骨上段骨皮质及骨髓腔的异常，进而通过CT引导下骨活检明确了ECD的诊断。

本文中的第二例患者诊断存在更大的难度，因为其并无骨骼受累的表现，却以双侧肾周肿物为主要表现，而且血IgG4水平显著升高、组织学见大量淋巴细胞浸润、免疫组化显示IgG4/总IgG比例＞40%，很容易被诊断为IgG4相关性疾病。按照2019年ACR/EULAR最新的IgG4相关性疾病分类标准，该患者至少能够满足22分，已经达到分类标准中20分的最低要求。但是，在该分类标准中还有最重要的一条，即要求不满足任何排除标准才能确诊。而在所列出的排除标准中，就包括组织病理学特征为巨噬细胞/组织细胞病变。本患者的组织病理学显示血管周围大量泡沫组织细胞浸润，其免疫组化为CD68阳性、CD1a阴性、S-100，为非朗格汉斯细胞组织细胞的特征性免疫学表现。此外，基因测序存在V600E BRAF突变（＋），目前认为此基因突变与ECD发病密切相关。因此，此患者最终确诊ECD，而非IgG4相关性疾病。

如前所述，除骨骼常受累外，ECD可以累及多系统脏器，包括神经系统、心血管、呼吸系统、肾等，因此，在出现这些临床表现时需要和多系统受累的自身免疫性疾病相鉴别。当血及组织中IgG4升高时，尤其要和IgG4相关性疾病鉴别。本文提出的2个病例，临床表现完全不同，代表了ECD两种不同的临床表现类型，是本文最大的亮点。此外，对于ECD，组织病理学是明确诊断的金标准，本文2个病例能够成功诊断这一罕见疾病，也最终归功于完成了组织病理学检查。因此，在诊断不明确的情况下，努力创造机会进行组织活检、取得病理标本至关重要。

（北京大学第一医院　郝燕捷）

24 反复发热为哪般？
——大血管炎合并播散性奴卡菌病

病历摘要

患者，女性，65岁。因"间断发热7年余"入院。

现病史：7年前患者无明显诱因出现发热，体温持续在37.5℃左右，伴乏力、干咳，就诊于外院查体发现左桡动脉无脉，血管超声示左锁骨下动脉、左肱动脉内膜增厚，中度狭窄，ESR 80mm/h。诊断为"大动脉炎"，给予泼尼松50mg每日1次联合环磷酰胺0.6g冲击治疗，上述症状好转，体温恢复正常。出院后糖皮质激素规律减量，间断给予环磷酰胺冲击治疗，累积17.2g。6年前患者泼尼松减量至12.5mg每日1次时再次出现发热，体温持续在37.5℃，泼尼松加量至30mg每日1次，体温逐渐恢复正常。此后患者于泼尼松减量至10～15mg/d时反复出现持续低热，上调醋酸泼尼松剂量至40～50mg/d后可好转，后逐渐减量。5年前患者再次因持续低热于外院治疗，给予甲泼尼龙足量+硫唑嘌呤+环磷酰胺联合治疗，后因肝功能异常，停用环磷酰胺及硫唑嘌呤。后调整治疗方案为吗替麦考酚酯0.75g每日2次联合甲泼尼龙治疗，体温逐渐正常。2年前患者因再次发热就诊于我院，予以停用吗替麦考酚酯，换用甲氨蝶呤+甲泼尼龙+雷公藤，患者症状仍无明显缓解。21个月前调整治疗方案为来氟米特+甲泼尼龙+雷公藤，体温逐渐恢复正常。10个月前患者再次出现持续低热，体温持续在37.5℃左右，伴乏力、双下肢水肿，就诊于外院调整治疗方案为甲泼尼龙13mg每日1次+环磷酰胺50mg每日1次，症状逐渐缓解，院外规律应用甲泼尼龙及环磷酰胺。

3个月前患者再次出现持续低热，体温在37.5℃左右，伴干咳、双下肢水肿。2个月前就诊于我院，调整治疗方案为环孢素50mg每日2次+甲泼尼龙13mg每日1次，患者症状无明显缓解，1个月前将甲泼尼龙加至32mg每日1次，上述症状仍无明显缓解。1周前患者上述症状进一步加重，体温最高达38.0℃，伴干咳、双下肢水肿、无力，左侧大腿外侧出现大小约4cm×6cm红色皮下结节，疼痛明显，皮温正常，并逐渐于颈后、右肘部出现皮下结节。

既往史：高血压病史5年，糖尿病病史5年，对磺胺类药物过敏，表现为皮疹、口唇肿胀。

体格检查：体温37.8℃，脉搏70次/分，呼吸18次/分，左上肢BP 115/82mmHg，右上肢BP 167/97mmHg。神志清，面部水肿，左侧大腿外侧可触及大小约4cm×6cm红色皮下结节（图3-3），压痛阳性，皮温正常；颈后可触及大小约3cm×3cm皮下结节2处，皮肤颜色正常，有压痛，皮温正常；右肘部可触及大小约2cm×3cm皮下结节，性质同颈后结节。左侧桡动脉搏动弱，双肺呼吸音清，右肺可及湿啰音，心脏、腹部查体无异常。双下肢重度可凹性水肿。

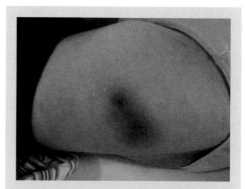

图3-3 患者左下肢外侧皮下结节

辅助检查：血常规，WBC 8.75×10⁹/L，Hb 125g/L，PLT 132×10⁹/L，NEUT% 93.5%。尿常规，尿糖（＋＋＋＋），尿蛋白（－）。肝功 Alb 26.2g/L，余生化正常。HbA1c 11.3%；ESR 28mm/h，CRP 111.0mg/L；RF、ANA、抗ENA抗体谱、抗dsDNA抗体、ANCA、ACL、抗β₂-GP1抗体均阴性，免疫球蛋白七项正常。肿瘤标志物阴性。T-SPOT.TB、病毒八项、术前免疫八项阴性，2次血培养、2次诱导痰培养、1次皮肤分泌物培养阴性。胸片右肺空洞性病变（图3-4）。肺部CT示右肺空洞性病变，双肺多发结节影（图3-5）。

皮肤活检，真皮血管周围及间质内见以中性粒细胞为主的炎症细胞浸润，抗酸染色显示组织内见单个和成团的杆状物。抗酸染色可疑阳性。支

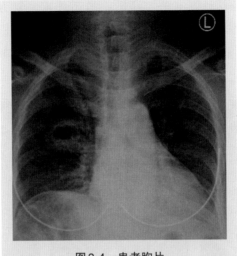

图3-4 患者胸片

注：示右肺空洞。

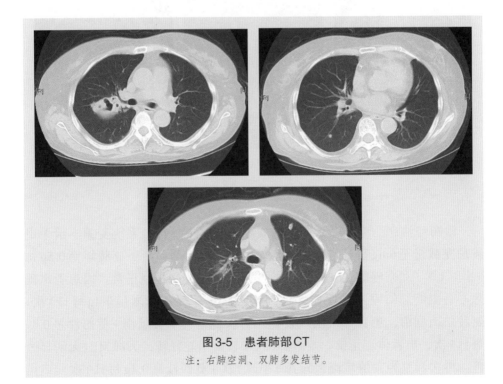

图3-5 患者肺部CT

注：右肺空洞、双肺多发结节。

气管肺泡灌洗液培养，奴卡菌。药敏，米诺环素、复方磺胺甲噁唑耐药，亚胺培南、莫西沙星、利奈唑胺敏感。完善头部及脊柱MRI，提示颅内多发脓肿形成，咬肌、背部、臀部肌肉可见脓肿形成（图3-6）。

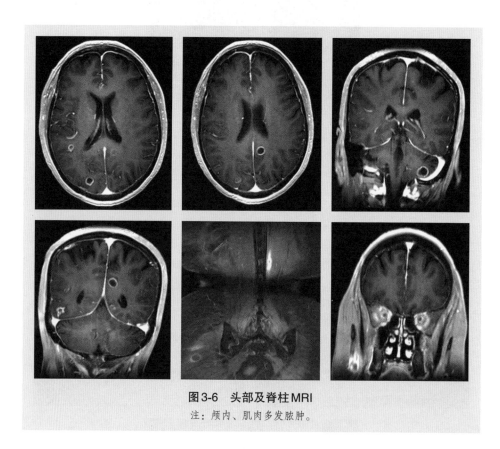

图3-6　头部及脊柱MRI

注：颅内、肌肉多发脓肿。

诊断与治疗：考虑患者播散性奴卡菌病，中枢神经系统受累。给予甲泼尼龙减量至6mg每日1次，停用所有免疫抑制剂，给予亚胺培南0.5g每6小时1次+利奈唑胺0.6g每12小时1次，患者体温迅速正常。因患者出现恶心、呕吐、幻嗅不良反应，将利奈唑胺更换为依帕米星0.4g每日1次，亚胺培南同前，患者再次出现发热。再次调整为亚胺培南+莫西沙星0.4g每日1次，患者体温正常。复查肺部CT较前明显好转，头部MRI无明显改善。再次调整为美罗培南2.0g每8小时1次+莫西沙星0.4g每日1次。广谱抗生素抗感染治疗近3个月后复查皮肤脓肿明显好转，肺CT显著好转，头部MRI部分好转。继续口服莫西沙星0.4g每日1次9个月，复查肺部CT完全好转，头部MRI脓肿消失。

分析与讨论

奴卡菌病是一种罕见的由奴卡菌引起的急性或慢性感染性疾病。奴卡菌属放线菌目，棒状杆菌亚目，为需氧菌。奴卡菌存在于土壤、腐败植物、其他有机质、淡水以及咸水中。奴卡菌属有85多种类型，约25种与人类奴卡菌病相关，其中50%以上的感染与星形奴卡菌群相关。既往人们认为星形奴卡菌为单一菌种，后来的研究发现星形奴卡菌并非单一菌种，而是一系列相关细菌的组合，故称为星形奴卡菌复合群。其他与人类感染相关的包括巴西奴卡菌、新奴卡菌、鼻疽奴卡菌、豚鼠奴卡菌、假巴西努卡菌以及最近报道的老兵奴卡菌与塞拉多尼亚奴卡菌。奴卡菌一般认为是机会致病菌，主要在免疫功能低下的人群中致病，但也见于免疫功能正常的宿主。在发达国家，60%以上的奴卡菌感染见于免疫抑制宿主，男女比例为3∶1。奴卡菌感染的发生率低，因此关于奴卡菌感染的文献报道极为有限，大部分为个案报道。

奴卡菌可经呼吸道及破损皮肤进入人体，也见于手术及插管导致的医源性感染，人-人之间传播未见报道。70%的病例表现为肺部感染，其次为中枢神经系统感染、皮肤感染以及放线菌瘤，此外可播散至其他脏器如肾、消化道、关节、心脏、眼、骨骼等。肺奴卡菌病典型的临床表现为咳嗽伴或不伴咳痰，可出现咯血，其他表现包括发热、呼吸困难、寒战、出汗、乏力、体重下降及全身不适。胸部影像学可出现肺实变、结节影、肿块影以及胸腔积液，可继发胸壁感染。活检以及痰及支气管肺泡灌洗液的病原学培养对诊断至关重要。需特别注意与肺结核，肺部其他细菌、真菌、病毒感染以及肿瘤相鉴别。中枢神经系统奴卡菌病以脑脓肿最为常见，主要临床表现有头痛、精神症状、意识障碍、恶心、呕吐，罕见脑膜受累体征以及癫痫发作。皮肤受累的常见表现包括结节、溃疡、脓肿以及瘘管形成，常见于下肢。放线菌瘤主要见于足部及下肢，绝大多数患者为男性，尤其是男性农民。受累部位局部体积增大，质地较韧，表现为结节、瘘管、脓肿，内含大量包含奴卡菌的浆液脓性渗出物。

近10余年来复方磺胺甲噁唑逐渐成为治疗奴卡菌病的一线治疗药物。治疗皮肤型奴卡菌病需抗感染1～3个月，治疗肺及播散性奴卡菌病需抗感染6～12个月。治疗中枢神经系统奴卡菌病至少需12个月，根据治疗反应可酌情延长治疗时间。近年有研究认为应用复方磺胺甲噁唑治疗奴卡菌病耐药率高达42%，但同时也有研究认为如果达到最低抑制浓度磺胺的耐药率仅为2%。但如何确定最低抑制浓度则较为困难。尽管有如上争议，复方磺胺甲噁唑目前仍然是奴卡菌病的标准一线治疗。其他可选择的抗生素包括氨基糖苷类、四环素类、阿莫西林、碳青霉烯类、喹诺酮类、利福平、噁唑烷酮类等。亚胺培南用于磺胺耐药以及中枢神经系统受累的重症患者。有研究显示，美罗培南对星形奴卡菌及巴西奴卡菌有效。肺奴卡菌病可应用磺胺联合莫西沙星治疗。奴卡菌脑脓肿可应用莫西沙星单药或莫西沙星联合磺胺治疗。对多种其他抗生素耐药的奴卡菌病患者应用利奈唑胺有效，有多篇个案报道提示利奈唑胺应用于中枢神经系统受累以及危重症奴卡菌病患者有效，平均应用时间长达6～12个月。复方磺胺甲噁唑、利福平、莫西沙星、美罗培南、利奈唑胺可通过血脑屏障。

本例患者为中老年女性，因诊断大血管炎长期应用糖皮质激素及免疫抑制剂，7年来糖皮质激素最低剂量约3片，因反复发热多次于门诊增加糖皮质激素剂量，长期应用各种免疫抑制剂，为免疫抑制宿主。患者3个月来再次发热，再次增加糖皮质激素剂量并调整免疫抑制剂，体温进一步升高，并伴有皮下痛性结节及全身症状。入院后完善检查，发现右肺空洞影伴双肺多发结节，经支气管肺泡灌洗液培养诊断奴卡菌病。患者无中枢神经系统症状体征，常规完善头部MRI发现多发脑脓肿，进一步检查发现肌肉脓肿。皮肤活检支持皮肤奴卡菌感染表现。患者皮肤脓肿及肺部病变均符合典型奴卡菌病特点，并伴有相应临床表现，而患者多发脑脓肿累及大脑、小脑多个部位却无临床症状体征，较为少见，提示播散性奴卡菌病在部分脏器形成脓肿可以暂时不出现临床表现。但对于容易累及的脏器不能因为没有症状而放弃筛查。奴卡菌病一线治疗方案为复方磺胺甲噁唑，而本例患者对磺胺过敏，无法选用一线治疗药物。皮肤、肺、中枢神经系统均受累，结合文献经验及药敏结果，先后为患者选择亚胺培南联合利奈唑胺，后因药物不耐受调整为亚胺培南联合莫西沙星，因中枢神经系统影像学缓解欠佳调整为美罗培南联合莫西沙星，缓解满意。考虑治疗费用负担以及广谱抗生素长期联合二重感染风险等诸多因素，于治疗3个月后调整为莫西沙星单药治疗，总治疗时间1年。患者临床症状完全缓解，影像学完全吸收，治疗效果满意。

风湿免性疫疾病患者长期应用糖皮质激素及免疫抑制剂者属免疫抑制宿主，发生各种机会性感染的风险高，患者发生任何新发症状时需高度警惕，不能未经检查即认为患者为原发病复发而调整治疗方案，需及时完善相关检查重点排查感染。对于患者新出现的特殊症状、特殊体征需高度重视。本例患者播散性奴卡菌病诊断明确，但因对一线治疗药物过敏，同时合并中枢神经系统受累，治疗药物选择困难，经验有限，通过本例患者的诊治过程对奴卡菌病的治疗积累了宝贵的经验。

参考文献

［1］McTaggart LR，Richardson SE，Witkowska M，et al．Phylogeny and identification of Nocardia species on the basis of multilocus sequence analysis［J］．J Clin Microbiol，2010，48（1）：4525-4533．

［2］Brown-Elliott BA，Brown JM，Conville PS，et al．Clinical and laboratory features of the Nocardia spp．based on current molecular taxonomy［J］．Clin Microbiol Rev，2006，19（2）：259-282．

［3］Minero MV，Marı́n M，Cercenado E，et al．Nocardiosis at the turn of the century［J］．Medicine，2009，88：250-261．

［4］Hui CH，Au VW，Rowland K，et al．Pulmonary nocardiosis re-visited：experience of 35 patients at diagnosis［J］．Respir Med，2003，97（6）：709-717．

［5］Kanne JP，Yandow DR，Mohammed TL，et al．CT Findings of Pulmonary Nocardiosis［J］．AJR Am J Roentgenol，2011，197（2）：266-272．

［6］Brown-Elliott BA，Biehle J，Conville PS，et al．Sulfonamide resistance in isolates of No-cardia spp．from a US multicenter survey［J］．J Clin Microbiol，2012，50（3）：670-672．

［7］Jodlowski TZ，Melnychuk I，Conry J．Linezolid for the treatment of Nocardia spp．In-fections［J］．Ann Pharmacother，2007，41（10）：1694-1699．

（北京大学第三医院　张警丰）

专家点评

　　感染是风湿病患者死亡的重要因素，很多风湿病患者长期应用糖皮质激素及免疫抑制剂，感染的风险明显增加，尤其是机会性感染。

　　发热是诸多风湿病活动的临床表现之一，同时也是感染最常见的症状，因此当风湿病患者出现发热时，鉴别是风湿病合并感染还是原发病活动至关重要。本例患者为长期应用糖皮质激素及免疫抑制剂的大动脉炎患者，反复因发热、炎症指标升高被判断为原发病活动，从而多次增加糖皮质激素剂量并调整免疫抑制剂方案，而治疗反应并不理想。

　　当患者再次出现类似情况时，我们发现患者同时出现痛性皮下结节伴脓性分泌物，提示我们难以用原发病活动解释病情全貌，经过全面的检查发现本患者同时出现皮肤、肌肉、肺和中枢神经系统受累，最终确诊为播散性奴卡菌病。该病发病率低，常常出现误诊、漏诊，延误诊断是导致预后不良的重要因素。本患者药敏结果提示磺胺耐药且患者有磺胺过敏史，因此治疗过程颇为波折，所幸患者经过积极治疗，临床表现完全好转，原有病灶完全消失。

　　本病例再次提醒风湿免疫科医师对于发热务必高度重视，一定要仔细询问病史、详细查体、审慎分析，充分排查感染，切忌先入为主判断为原发病活动。同时对于疑难罕见病例，充分的多学科协作诊治是非常重要的。

（北京大学第三医院　赵金霞）

25 口腔、外阴溃疡，憋气，下肢水肿

病历摘要

患者，女性，25岁。因"口腔、外阴溃疡15年，憋气1年，左腿肿胀3个月"入院。

患者2000年起反复出现口腔、外阴溃疡。2009年患虹膜炎。2011年因黏膜溃疡加重，伴发热、结节红斑，外院诊为"白塞综合征"。先后给予中等量泼尼松、沙利度胺、甲氨蝶呤（MTX）治疗，黏膜溃疡、下肢皮疹、葡萄膜炎反复发作，视力进行性下降。2013年4月调整环孢素（CsA）75mg 每日2次+环磷酰胺（CTX）100mg 每日1次，后因血WBC减少停用CTX，给予英夫利昔单抗 200mg×3次，泼尼松规律减量，患者黏膜溃疡、下肢皮疹消失，虹膜炎好转。2013年6月，泼尼松减至小剂量时出现发热、口腔溃疡，血WBC、PLT减少，肝功能异常，EBV-DNA 8000copies/ml，考虑巨噬细胞活化综合征（MAS）。治疗调整为甲泼尼龙80mg每日2次，CsA 75mg每日2次，患者黏膜溃疡好转、体温降至正常，EBV滴度下降。

2014年5月，泼尼松减量至30mg每日1次时出现干咳、声音嘶哑、气短，耳鸣、听力下降，低热，查血炎症指标升高，EBV 700copies/ml，自身抗体（−）眼科检查结膜充血、虹膜炎活动；喉镜见声门下狭窄；气道重建，咽喉及气管上段软组织密度影，管腔狭窄，气管壁增厚；骨显像，前肋与肋软骨交界处点状放射性增高区。诊为复发性多软骨炎，停用CsA，给予甲泼尼龙 500mg×3日，并行气管切开。糖皮质激素规律减量，CTX 0.4g静脉注射每周1次+MTX 12.5mg口服每周1次。复查喉镜，声门下狭窄明显好转。

2015年5月，泼尼松减为15mg每日1次时，患者发热最高体温40℃，伴畏寒及左膝关节内侧肿痛。膝关节CT，示膝关节周围肌肉及软组织肿胀，未见骨质破坏。停用CTX及MTX（CTX累积约17.8g），抗感染及抗病毒无效。因左膝关节周围肿痛、触痛明显，致左下肢制动。1个月内体重减轻15kg。

2015年8月患者入院查EBV-DNA 100 000copies/ml，眼科检查无虹膜炎活动，喉镜示气管形态正常。左膝关节MRI（平扫+增强），示左膝关节上方软组织异常强化灶。2次左膝关节周围软组织穿刺，病原学阴性；病理均为凝固性坏死，其中可见小圆细胞轮廓。后在全麻下行左大腿远端软组织病灶切开活检术，病理回报，纤维血管脂肪组织见异型细胞浸润，伴大片坏死；结合免疫组化考虑为ALK阴性间变性大细胞淋巴瘤（ALCL）。患者随后转至血液科行2程ECHOP方案化疗，因淋巴瘤恶化在当地去世。

分析与讨论

本例患者为青年女性，以皮肤黏膜、眼受累起病，属于难治性白塞综合征病例，曾使用TNF-α抑制剂有效，后因EB病毒感染停用。在联合使用免疫抑制剂期间，糖皮质激素减量后出现气道和肋软骨、前庭功能受累，眼病活动，临床符合复发性多软骨炎。至此，可符合口腔和生殖器溃疡伴软骨发炎（mouth and genital ulcer with inflamed cartilage，MAGIC）综合征。

MAGIC综合征属罕见病，由Firestein在1985年首次报道，临床表现为白塞综合征和复发性多软骨炎的重叠。自命名至2016年，中英文病例报道共26例，除黏膜溃疡、软骨炎等Firestein报道的临床表现外，还出现了前庭功能损伤、血栓形成、眼内炎等表现，由于疾病罕见，目前尚无公认的分类标准。26例患者中，14例女性，21例白塞综合征诊断先于多软骨炎11～14年。100%出现皮肤黏膜损伤，包括口腔溃疡、外阴溃疡、毛囊炎、结节红斑、紫癜、荨麻疹、白细胞破碎性血管炎、浅表坏疽等；66.6%眼受累，表现为葡萄膜炎、结膜炎和角膜炎；软骨炎则表现为耳和鼻软骨炎、关节炎，肋软骨和气管支气管受累，其中耳郭软骨（100%）和大关节炎（81%）最为常见，6例患者接受软骨活检，符合多软骨炎病理表现的占4例，软骨病变患者中有2例出现气道受累。此外，6例患者诊断主动脉瘤，其中4例主动脉弓受累。7例患者血清HLA阳性，包括HLA-B27、HLA-DR4、HLA-B51。

MAGIC综合征的发病机制未明，推测与HLA-DR4、HLA-B51、血管炎和对Ⅱ型胶原等弹力纤维组织的自身炎症反应有关。治疗以糖皮质激素为基础，大多数脏器损伤对大剂量糖皮质激素反应良好，难治性病例则需要传统免疫抑制剂或生物制剂。最为常用的传统免疫抑制剂为CTX和MTX，此外硫唑嘌呤、环孢素和吗替麦考酚酯亦有报道。英夫利昔单抗、阿达木单抗、托珠单抗被用于治疗合并动脉瘤的病例，其中使用托珠单抗的病例治疗失败。文献报道病例有2例死亡，1例死于肺炎，1例死于术后心力衰竭。

本例患者因软组织肿物诊断了ALCL，为仅占成人非霍奇金淋巴瘤病例3%的少见类型，ALK阴性者预后差，侵袭性高，淋巴结外受累广泛，诊断时多已至进展期。此为首例MAGIC综合征合并淋巴瘤的病例，白塞综合征和复发性多软骨炎的共同发病机制，细胞毒药物的使用，均可能参与了MAGIC综合征发展过程，活动性EBV感染更增加了本例复杂性，对于临床诊断"综合征"且难治的患者，需警惕合并肿瘤的可能。

参考文献

［1］Firestein GS，Gruber HE，Weisman MH，et al. Mouth and genital ulcers with inflamed cartilage：MAGIC syndrome. Five patients with features of relapsing polychondritis and Behcet's disease［J］. The American journal of medicine，1985，79（1）：65-72.

［2］Orme RL，Nordlund JJ，Barich L，Brown T. The MAGIC syndrome（mouth and genital ulcers with inflamed cartilage）［J］. Archives of dermatology，1990，126（7）：940-944.

［3］Le Thi Huong D，Wechsler B，Piette JC，et al. Aortic insufficiency and recurrent valve prosthesis dehiscence in MAGIC syndrome［J］. The Journal of rheumatology，1993，20（2）：397-398.

［4］Cheng X. Oral and genital ulcer with chondritis syndrome［J］. Chinese Journal of Practical Internal Medicine，1994，14（10）：627-628.

［5］Belzunegui J，Cancio J，Pego JM，et al. Relapsing polychondritis and Behcet's syndrome in a patient with HIV infection［J］. Annals of the rheumatic diseases，1995，54（9）：780.

［6］Imai H，Motegi M，Mizuki N，et al. Mouth and genital ulcers with inflamed cartilage（MAGIC syndrome）：a case report and literature review［J］. The American journal of the medical sciences，1997，314（5）：330-332.

［7］Gertner E. Severe recurrent neurological disease in the MAGIC syndrome［J］. The Journal of rheumatology，2004，31（5）：1018-1019.

［8］Kim MK，Park KS，Min JK，et al. A case of polychondritis in a patient with Behcet's disease［J］. The Korean journal of internal medicine，2005，20（4）：339-342.

［9］Caceres M，Estrera AL，Buja LM，et al. Transverse aortic arch replacement associated with MAGIC syndrome：case report and literature review［J］. Annals of vascular surgery，2006，20（3）：395-398.

［10］Kotter I，Deuter C，Gunaydin I，et al. MAGIC or not MAGIC—does the MAGIC（mouth and genital ulcers with inflamed cartilage）syndrome really exist? A case report and review of the literature［J］. Clinical and experimental rheumatology，2006，24（5 Suppl 42）：S108-S112.

［11］Nanke Y，Kamatani N，Kobashigawa T，et al. Two Japanese cases with MAGIC syndrome（mouth and genital ulcers with inflamed cartilage）［J］. Clinical and experimental rheumatology，2006，24（5 Suppl 42）：S113-S114.

［12］Ng CS，Hogan P，McKenzie S，et al. Mouth and genital ulcers with inflamed cartilage（MAGIC）syndrome complicated by aneurysmal aortitis［J］. Journal of clinical rheumatology：practical reports on rheumatic & musculoskeletal diseases，2007，13（4）：221-223.

［13］Sharma A，Bambery P，Wanchu A，et al. Relapsing polychondritis in North India：a report of 10 patients［J］. Scandinavian journal of rheumatology，2007，36（6）：462-465.

［14］Hidalgo-Tenorio C，Sabio-Sanchez JM，Linares PJ，et al，Jimenez-Alonso J. Magic syndrome and true aortic aneurysm［J］. Clinical rheumatology，2008，27（1）：115-117.

［15］Kumar N，Leep Hunderfund AN，Kutzbach BR，et al. A limbic encephalitis MR imaging in a patient with Behcet disease and relapsing polychondritis［J］. AJNR. American Journal of Neuroradiology，2009，30（7）：E96.

［16］Mekinian A，Lambert M，Beregi JP，et al. Aortic aneurysm in MAGIC syndrome successfully managed with combined anti-TNF-alpha and stent grafting［J］. Rheumatology（Oxford，England），2009，48（9）：1169-1170.

［17］Geissal ED，Wernick R. A case of severe MAGIC syndrome treated successfully with the tumor necrosis factor-alpha inhibitor infliximab［J］. Journal of clinical rheumatology：practical reports on rheumatic & musculoskeletal diseases，2010，16（4）：185-187.

［18］Nascimento AC，Gaspardo DB，Cortez TM，et al. Syndrome in question. MAGIC syndrome［J］. Anais brasileiros de dermatologia，2014，89（1）：177-179.

［19］Terreaux W，Mestrallet S，Fauconier M，et al. Failure of tocilizumab therapy in a patient with mouth and genital ulcers with inflamed cartilage syndrome complicated by aortic aneurysm［J］. Rheumatology（Oxford，England），2015，54（11）：2111-2113.

［20］Kaneko Y，Nakai N，Kida T，et al. Mouth and Genital Ulcers with Inflamed Cartilage Syndrome：Case Report and Review of the Published Work［J］. Indian journal of dermatology，2016，61（3）：347.

［21］Hapgood G，Savage KJ. The biology and management of systemic anaplastic large cell lymphoma［J］. Blood，2015，126（1）：17-25.

（北京协和医院　刘金晶）

专家点评

　　这是一例极为罕见的 MAGIC 综合征合并淋巴瘤的病例报道。疾病分为三个阶段：第一阶段患者以典型的白塞综合征症状起病，包括口腔溃疡、生殖器溃疡、虹膜炎及皮肤结节红斑，而且对糖皮质激素和多种免疫抑制剂治疗反应不佳，加用英夫利昔单抗后方获缓解；第二阶段在糖皮质激素减量过程中，患者又出现了复发性多软骨炎的典型表现，包括气管软管和肋软骨炎症、耳鸣和听力受损以及结膜虹膜炎，经大剂量甲泼尼龙冲击及 CTX、MTX 联合治疗后好转；第三阶段是患者出现发热、消瘦和左膝软组织肿物的表现，经病理证实为化考虑为 ALK 阴性的 ALCL，2 程化疗后病情复发去世。病情波诡云谲，诊断过程一波三折，确实给临床医师造成了不小的挑战。

　　不论白塞综合征抑或复发性多软骨炎，都是风湿免疫科医师临床常见的疾病，然而在做出这两种疾病的诊断时，都需要注意细致排查其潜在的病因。拟诊为白塞综合征的患者最终常发现合并分枝杆菌感染、骨髓增生异常综合征等感染或血液系统肿瘤，而复发性多软骨炎也常常合并系统性红斑狼疮等其他结缔组织病。这是临床医师需要特别警惕的问题，而此例二者合并称为"MAGIC 综合征"就更是如此。正如本例作者的体会："对于临床诊断综合征且难治的患者，需警惕合并肿瘤的可能。"

此外，EBV 病毒感染在此例患者的病程中贯穿始终，并且可能与病程中曾经出现的 MAS 和最终发展淋巴瘤在发病机制上密切相关，其在本例患者病情演进是否起了关键性作用，有待未来更多的病例观察和研究。

（北京协和医院　王　迁）

26　冷热无常现原形
——冷球蛋白血症性血管炎

病历摘要

患者，男性，58岁。因"多关节肿痛6年，手足耳郭破损肿痛3年"入院。

现病史：患者缘于2010年11月遇冷后出现双手、双足关节肿痛，皮肤颜色发紫，伴晨僵约1小时，活动受限，每当天气变暖后症状缓解，天气变冷时再次出现。上述症状并逐年加重，曾在当地医院诊断为"骨关节炎"，接受药物（具体不详）治疗，症状时有反复，并逐渐出现双侧耳郭、双手背部和左足跗趾皮肤发黑、破溃、压痛、渗液，皮损结痂，接受口服中药及外用云南白药膏等治疗无好转，并逐渐加重。病程中无发热、咳嗽，无视力下降、复视、头痛、眩晕，无呼吸困难、口干、口腔溃疡等不适。本次就诊时一般状态良好，体重自发病来无明显变化。

既往史、个人史及家族史：无特殊，否认家族中有传染病及遗传病史。

体格检查：痛苦面容，双侧耳郭外缘皮肤发黑、破溃、压痛，皮损结痂；双手掌指关节伸侧、左足跟上缘皮肤破损，皮损结痂；双足网状青斑；左足跗趾末端皮肤发黑、破溃、压痛，无渗液。

辅助检查：血常规，血红蛋白119g/L、WBC 7.15×10⁹/L、PLT 219×10⁹/L；CRP 22.4mg/L、ESR 95mm/h；补体C3 1.37g/L、补体C4 0.0346g/L、IgG 38.3g/L；尿常规、血生化、肿瘤标志物、感染指标（T-SPOT.TB、G试验、GM试验、EBV、CMV、HBV、HCV、梅毒、HIV）、自身抗体谱（ANA、抗dsDNA抗体、ANCA、抗Sce-70抗体、抗Jo-1抗体、抗Sm抗体、抗UIRNP抗体、抗SSA抗体、抗SSB抗体、APF、AKA、抗CCP抗

体、ACL、抗β_2-GP1抗体）均阴性。心电图、肺CT、超声心动图、腹部超声（肝胆胰脾肾）、四肢动静脉血管超声、骨扫描均正常。采集患者共15ml新鲜外周静脉血，分装到已预热至37℃的无抗凝剂的2个血清管内，迅速放置于37℃恒温水浴箱保温24小时后，提取静置后分层出的患者血清，分装至2个文氏管，再同时置于4℃环境下冷藏，72小时后观察到血清管底部析出晶体样物质，然后重新置于37℃恒温水浴中24小时，晶体样物质重新溶解于血清中。最终诊断为"冷球蛋白血症性血管炎（cryoglobulinemia vasculitis，CV）"。后完善骨穿检查，骨髓涂片示骨髓增生活跃，三系均可见，浆细胞占3.2%，部分细胞染色质较疏松。骨髓活检，可见少量造血细胞，三系均可见，浆细胞稍易见。白血病免疫分型，检出1.49%的异常浆细胞，符合骨髓瘤免疫表型。蛋白电泳，IgG-λ。

诊断与治疗：经血液科会诊后，诊断为"意义未明的单克隆免疫球蛋白血症"，给予口服泼尼松片50mg每日1次、硫酸羟氯喹片 0.2g每日2次、甲氨蝶呤片10mg每周1次、沙利度胺片200mg每晚1次，并静滴前列地尔、盐酸罂粟碱改善微循环等治疗，皮疹、关节疼痛症状明显好转。

分析与讨论

患者为中年男性，慢性病程，主要表现为多关节肿痛和手足耳郭皮肤破损，伴左足跚趾末端坏疽，且上述表现与气温冷暖明显相关。病程中无发热、脱发、光过敏、口腔和外阴溃疡、肢端遇冷变色等结缔组织病相关表现。初始实验室检查排除了感染和肿瘤性疾病，但ESR、CRP炎性指标升高，诊断首先考虑血管炎。根据2012年CHCC血管炎分类诊断标准，按照受累血管的大小进行鉴别诊断：①患者无大血管和中等血管受累证据，所以大动脉炎、巨细胞动脉炎、结节性多动脉炎、川崎病诊断依据不足。②小血管炎主要分为ANCA相关性血管炎、免疫复合物性血管炎、变异性血管炎、单器官性血管炎、与系统性疾病相关血管炎、与可能病因相关血管炎。又因患者ANCA检测阴性，嗜酸性粒细胞计数和IgE正常，表现为皮肤、关节非单一器官受累，同时又无感染和其他系统性疾病依据，所以综合病史及相关实验室检查结果，目前唯有CV不能完全除外，所以选择完善了冷球蛋白的检测，而检测结果证实了该诊断。

　　冷球蛋白是指在4℃条件下凝集沉淀，而37℃后可溶解的免疫球蛋白，主要由免疫球蛋白和补体组成。冷球蛋白血症是指人体血液中含有冷球蛋白的一类疾病。在一定条件下，冷球蛋白沉积于血管内，诱发免疫复合物沉积，进而导致多系统多器官受累，即CV。根据病因及冷球蛋白成分可将此病分为3型：Ⅰ型（单克隆冷球蛋白），由单克隆Ig构成，以IgG或IgM常见，亦有IgA和轻链，多见于淋巴增殖性疾病，如多发性骨髓瘤、巨球蛋白血症等。Ⅱ型（单克隆和多克隆的混合型冷球蛋白），又称原发性混合性冷球蛋白血症，由多克隆Ig及单克隆IgM或IgA构成，多见于持续性病毒感染，尤其是HCV和HIV感染。Ⅲ型（混合多克隆冷球蛋白），冷球蛋白均由多克隆Ig构成，多继发于结缔组织病。原因不明者称特发性冷球蛋白血症。CV的常见临床表现有雷诺现象、网状青斑和肢端发绀，多于遇冷后明显；多关节痛、肌痛和无力，关节痛多见于掌指、近端指间关节和踝关节，多为对称性、非游走性；视力下降、复视、头痛、头晕、眩晕、耳聋；下肢红色斑疹、可触性紫癜、梗死和溃疡，少数甚至发生肢端坏疽；周围神经损害引起的感觉、运动障碍；呼吸困难、咳嗽、胸膜炎等。实验室检查示冷球蛋白阳性，轻度贫血，ESR增快，补体C3、C4轻度下降或正常。CV广泛累及心血管、泌尿、呼吸、消化、神经、内分泌、运动等多系统。

　　该患者有遇冷后手足关节肿痛，手、足、耳郭皮肤破损，伴左足踇趾末端坏疽，且上诉表现与气温冷暖明显相关。实验室检查示ESR增快、CRP升高、补体C4下降、轻度贫血。HCV、HBV、HIV筛查均为阴性，ANA等自身抗体检测也为阴性，所以Ⅱ型和Ⅲ型CV诊断依据不足。而骨髓涂片、骨髓活检、白血病免疫分型和蛋白电泳的结果指向患者为血液系统疾病，因异常增生的浆细胞数尚未达到多发性骨髓瘤的诊断标准，经血液科会诊后，诊断为意义未明的单克隆免疫球蛋白血症，也就是Ⅰ型CV。

　　目前，国内对CV的研究较少，多以临床个案报道为主。对CV的认识有待提高，对CV的诊断和治疗也有待规范。1933年Wintrobe等首先在1例多发性骨髓瘤患者血清中发现了一种在低温（4℃）发生沉淀，37℃左右又溶解的蛋白质；1947年Lerner等将其命名为冷球蛋白，当血中冷球蛋白增高（＞25mg/ml）可引起冷球蛋白血症。血清冷球蛋白测定是CV的确诊方法。因受检测条件及方法的限制，临床上尚未普遍开展此项检查，使诊断CV存在一定的困难。这也提示我们，临床上尤其对风湿免疫相关疾病，应进行冷球蛋白筛查。

　　本病的治疗和预后主要基于基础疾病的不同而不同。意义未明的丙种球蛋白血症的治疗主要包括糖皮质激素+烷化剂、利妥昔单抗、硼替佐米、沙利度胺或来氟米特、血浆置换。恶性血液病的治疗主要包括治疗血液病、综合化学疗法、血浆置换。Ⅱ型/Ⅲ型CV的治疗主要包括：①HCV阴性者，糖皮质激素+利妥昔单抗、烷化剂、血浆置换；②HCV阳性者，抗病毒治疗、聚乙二醇干扰素和利巴韦林、利妥昔单抗、血浆置换。该患者因诊断为意义未明的单克隆免疫球蛋白血症，所以给予1mg/kg的糖皮质激素和沙利度胺片200mg每晚1次等治疗后，皮疹和关节肿痛症状明显缓解，提示治疗有效，也更加印证了诊断的准确性。

　　综上所述，CV是一类在肝炎病毒感染、结缔组织病或恶性肿瘤性疾病患者中并不少见的疾病，可累及多个器官或系统，皮肤、关节受累较普遍。积极治疗原发病能延缓CV病情及器官损害。在肝炎病毒感染、结缔组织病或恶性肿瘤性疾病的患者中，如有皮肤、黏膜异常，伴骨骼、肌肉等其他脏器受累，应注意筛查冷球蛋白，做到早诊断早治疗，进而提高患者预后。

参考文献

［1］Ramos-Casals M，Stone JH，Cid MC，et al. The cryoglobulinaemias［J］. Lancet，2012，379（9813）：348-360.

［2］García-Carrasco M，Ramos-Casals M，Cervera R，et al. Cryoglobulinemia in systemic lupus erythematosus：prevalence and clinical characteristics in a series of 122 patients［J］. Semin Arthritis Rheum，2001，30（5）：366-373.

［3］Ramos-Casals M，Muñoz S，Medina F，et al. Systemic autoimmune diseases in patients with hepatitis C virus infection：characterization of 1020 cases（The HISPAMEC Registry）［J］. J Rheumatol，2009，36（7）：1442-1448.

[4] Damoiseaux J. The diagnosis and classification of the cryoglobulinemic syndrome [J]. Autoimmun Rev, 2014, 13 (4-5): 359-362.

[5] Terrier B, Cacoub P. Cryoglobulinemia vasculitis: an update [J]. Curr Opin Rheumatol, 2013, 25 (1): 10-18.

（中国人民解放军总医院　孙　飞）

专家点评

　　CV是小血管炎中的一种相对罕见表型，临床医师往往对本病缺乏认知或忽视。由于冷球蛋白的检测条件较为苛刻，临床上尚未普遍开展此项检查，使得诊断CV更加困难。在临床工作中，当肿瘤、病毒性肝炎和风湿免疫性疾病患者出现皮肤损害，尤其是糜烂、破溃甚至坏疽等提示小血管病变时，应警惕CV的存在，及时进行冷球蛋白筛查。同时，对于冷球蛋白血症患者还应积极查找其背后的病因，包括血液系统肿瘤、病毒感染和系统性结缔组织病等。对冷球蛋白的成分进行分析也有助于查找病因。本例因条件所限，未能开展成分分析。本病的治疗除了系统性血管炎本身，还须针对基础病因开展相应处置，因此同相关专科如血液科、感染科的协作非常有必要。

（中国人民解放军总医院　朱　剑）

27 风起于青苹之末
——下肢肿痛、少尿、意识障碍

病历摘要

患者，男性，34岁。因"双下肢肿痛12年，PLT减少5年，少尿、头痛、视力下降1个月"入院。

现病史：12年前患者出现双下肢肿痛，超声提示双下肢深静脉血栓，未规律诊治。2012年患者症状再发，当地医院查PLT最低2×10^9/L，WBC、Hb正常，给予甲泼尼龙80mg每日1次、IVIg、利妥昔单抗等治疗后PLT可恢复。2年前患者就诊于我院，查血常规，WBC 6.93×10^9/L，Hb 108g/L，PLT 56×10^9/L；凝血功能检查，APTT 49.7秒；ACL 83 000U/L，抗β_2-GPI抗体大于200 000RU/L，狼疮抗凝物（LA）2.87；ANA、抗ENA抗体阴性。诊断抗磷脂综合征（APS），给予口服华法林3mg每日1次、羟氯喹0.2g每日1次。患者未规律随诊，1年前自行停药。1个月前患者突然出现尿少，每日700～800ml，伴下肢水肿。同时1周内出现视力下降，头痛伴恶心、呕吐。就诊当地医院，BP 220/110mmHg，查血常规，WBC 11.21×10^9/L，Hb 90g/L，PLT 61×10^9/L；尿常规，隐血（＋）、蛋白（＋）；血生化，Cr 361.1μmol/L；心电图见V2～V6导联T波倒置；眼底镜可见散在微血管病变及视网膜散在斑片状渗出影。考虑肾衰竭、心力衰竭，给予床旁血滤、抗感染、抗凝等治疗，症状缓解不明显。为进一步诊治收入院。

体格检查：体温36℃、BP 126/108mmHg、HR 80次/分，贫血貌，周身水肿，双肺未及啰音。

辅助检查：血常规，WBC 7.30×10^9/L，Hb 86g/L，PLT 23×10^9/L；网织红细胞5.52%；血涂片，可见破碎红细胞；Coombs试验（－）。ESR

51mm/h，hsCRP 49.85mg/L，补体正常，ANA（＋）S1：80，抗dsDNA抗体、抗ENA抗体、抗肾小球基底膜（GBM）抗体、ANCA均（－），ACL＞120 000U/L，抗$β_2$-GP1抗体172 000RU/L，LA 2.80。肾脏，血Cr 399μmol/L；24小时尿蛋白2.45g。心脏，cTnI 0.2～0.3μg/L，NT-proBNP最高50 454ng/L。心脏彩超，示心肌病变，左室收缩功能重度减低，左室射血分数（LVEF）35%，左房增大，少量心包积液。神经系统，腰穿示脑脊液压力235mmH$_2$O，WBC $2×10^6$/L，蛋白0.78g/L，病原学、细胞学均阴性；头部MRI示双侧半卵圆中心、右侧侧脑室前角旁及双侧额叶白质内多发斑点状异常信号影（图3-7）；头MRA未见异常，头部MRV提示左侧横

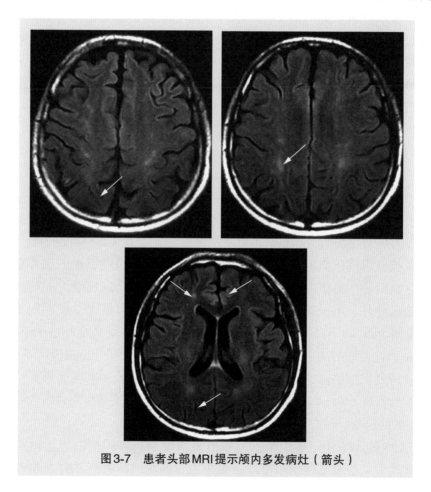

图3-7　患者头部MRI提示颅内多发病灶（箭头）

窦及乙状窦静脉窦血栓不除外。眼科检查，双眼玻璃体混浊，视盘红，局部动脉细，散在出血。血管评估，门静脉、肠系膜上动静脉、双肾静脉、肝静脉、下腔静脉肝后段超声未见明显异常；双侧股总、股浅及腘静脉血栓形成伴再通。

诊断与治疗：考虑灾难性抗磷脂综合征（CAPS），累及肾、心脏、神经系统、眼部，给予糖皮质激素（甲泼尼龙1.0g每日1次，共3日，序贯甲泼尼龙80mg 1次每日静脉滴注共2周，病情稳定后改为泼尼松60mg每日1次并每周减5mg）、血浆置换（单膜，每次应用血浆2000ml，共10次）、环磷酰胺（0.4g每周1次，累积剂量2.0g后因肝功能损害停用）、吗替麦考酚酯（停用环磷酰胺后开始，0.5g每日1次）、羟氯喹0.2g每日2次、抗凝（华法林口服，监测INR 2～3）等治疗。患者水肿、头痛、视物模糊等症状好转，血Cr逐渐下降至249μmol/L，PLT、Hb恢复正常，日常活动无胸闷、憋气，好转出院，门诊随诊1年，患者病情稳定，症状缓解，监测Hb、PLT正常，血Cr稳定。

分析与讨论

患者为青年男性，慢性病程，急性加重，病史分为两个阶段。自2004年患者起病至此次病情加重前为第一个阶段，主要表现为深静脉血栓、PLT减少及抗磷脂抗体高滴度阳性。根据2006年APS的分类标准，患者原发性APS诊断明确。对于原发性APS，国际上推荐的治疗以抗凝为主。本患者除血栓事件外，另一个突出表现为PLT减低。文献报道APS患者PLT减低的发生率为20%～53%。其发病机制类似于抗体介导的免疫性血小板减少，因此除了抗凝治疗外，应予免疫抑制治疗。本患者用药及随诊均不规律，导致病情复发加重进入第二阶段，表现为突然进展的多系统受累，包括血栓性微血管病（TMA），合并肾、心脏、神经系统、眼部病变，结合病史考虑CAPS的诊断。

CAPS是APS中一类少见且危重的特殊亚型，临床上以短期内广泛小血管血栓形成导致迅速的多脏器衰竭为主要表现，1992年 RA. Asherson首先提出该病，故又称为Asherson综合征。2003年CAPS的分类标准提出在1周内出现3个以上脏器系统损害，病理上出现小血管栓塞表现，血清抗磷脂抗体阳性的患者，可诊断CAPS。本患者符合该分类标准，考虑CAPS诊断成立。该病起病凶险，预后差，死亡率曾一度高达50%，在积极治疗干预下死亡率仍有30%。既往文献报道其在APS中发病率为1%，2017年发表的一项随访18年的APS长期预后研究，发现CAPS的发病率为5%（6/115），这提示我们对APS患者需更多关注CAPS的发生。

鉴于CAPS少见和危重的特点，2000年欧洲开始了一项全球范围的CAPS注册队列研究，截至2014年共纳入500例CAPS患者。该研究发现，CAPS的发病多存在明确诱因，约半数为感染，其余包括恶性肿瘤、手术等。本患者的既往治疗不规律，3个抗磷脂抗体高滴度阳性，均可能为此次CAPS发病的诱发因素，其他包括感染等诱因在病程中并不突出。受累系统占前3位的为肾（73%）、肺（60%）、神经系统（56%），其余常见的包括心脏（50%）、皮肤（47%）、肝（39%）等。67%患者有PLT减低，14%存在明确TMA。本患者主要受累系统包括心脏、肾、神经系统等，同时存在明确TMA表现，这些均符合文献报道的CAPS临床特点。CAPS患者中约60%为原发性APS，约30%为系统性红斑狼疮（SLE）继发。患者既往诊断为原发性APS，此次发病后发现ANA阳性，无其他SLE特异性抗体及临床表现，但仍需在今后密切随诊有无SLE可能。

目前CAPS的病理生理机制尚不明确，目前的推论主要包括两方面：一方面是血栓性病变，且主要是微小血管受累，表现为TMA，肾、心脏、皮肤等多个脏器的微血栓形成等。这与本例患者的临床表现是相符合的。2007年Asherson等认为存在包括CAPS在内的一类APS的亚型，以微血管病为主要表现，发病机制类似于血栓性血小板减少性紫癜（TTP），这种亚型被称为微血管病性抗磷脂综合征（MAPS）。另一方面是强烈的炎症反应，与抗磷脂抗体导致的细胞因子风暴有关。2013年曾有文献总结出一类称为"高铁蛋白综合征"的疾病，包括巨噬细胞活化综合征（MAS）、成人斯蒂尔病（AOSD）、CAPS及感染性休克等，均具有铁蛋白急剧升高、明显的炎症反应的特点。

治疗方面，第一，针对广泛血栓形成，抗凝治疗是CAPS治疗的基础；

第二，针对炎症反应，糖皮质激素是CAPS治疗的关键，对严重CAPS病例尤其是SLE继发APS者，需要联合免疫抑制剂如环磷酰胺的治疗；第三，从清除自身抗体和抑制细胞因子风暴的角度，血浆置换和/或IVIg也是CAPS重要的治疗手段，尤其对于合并TMA的患者尤为适合。这三种治疗手段构成了CAPS的经典"三联"治疗。应用"三联"治疗的患者存活率最高，可达70%左右。对于少数复发病例，利妥昔单抗、依库珠单抗可作为治疗选择。前者通过抑制B细胞的活性抑制了大量细胞因子的生成，而后者作为补体C5的单抗，通过阻断补体介导的膜攻击复合物形成，达到抑制炎症反应级联风暴的效果。同时，对于有明确诱因的CAPS患者，针对诱因的治疗，比如去除感染等也是必须的。

综上所述，早期诊断、尽早治疗、联合治疗对CAPS患者至关重要。本患者发病从诊断到治疗都比较及时、规范，应用了抗凝、糖皮质激素联合免疫抑制剂、血浆置换的三联治疗，及时控制了病情。这也提示我们对CAPS患者早期诊断、联合强化治疗是非常重要的。

参考文献

[1] Miyakis S, Lockshin MD, Atsumi T, et al. International consensus statement on an update of the classification criteria for definite antiphospholipid syndrome（APS）[J]. J Thromb Haemost, 2006, 4（2）: 295-306.

[2] Erkan D, Aguiar CL, Andrade D, et al. 14th International Congress on Antiphospholipid Antibodies: task force report on antiphospholipid syndrome treatment trends [J]. Autoimmun Rev, 2014, 13（6）: 685-696.

[3] Cervera R, Tektonidou MG, Espinosa G, et al. Task Force on Catastrophic Antiphospholipid Syndrome（APS）and Non-criteria APS Manifestations（Ⅱ）: thrombocytopenia and skin manifestations [J]. Lupus, 2011, 20（2）: 174-181.

[4] Asherson RA. The catastrophic antiphospholipid syndrome [J]. J Rheumatol, 1992, 19（4）: 508-512.

[5] Asherson RA, Cervera R, de Groot PG, et al. Catastrophic antiphospholipid syndrome: international consensus statement on classification criteria and treatment guidelines [J]. Lupus, 2003, 12（7）: 530-534.

［6］Cervera R，Tektonidou MG，Espinosa G，et al. Task Force on Catastrophic Antiphospholipid Syndrome（APS）and Non-criteria APS Manifestations（I）：catastrophic APS，APS nephropathy and heart valve lesions［J］. Lupus，2011，20（2）：165-173.

［7］Carmi O，Berla M，Shoenfeld Y，et al. Diagnosis and management of catastrophic antiphospholipid syndrome［J］. Expert Rev Hematol，2017，10（4）：365-374.

［8］Cervera R，Piette JC，Font J，et al. Antiphospholipid syndrome：clinical and immunologic manifestations and patterns of disease expression in a cohort of 1,000 patients［J］. Arthritis Rheum，2002，46（4）：1019-1027.

［9］Taraborelli M，Reggia R，Dall'Ara F，et al. Longterm Outcome of Patients with Primary Antiphospholipid Syndrome：A Retrospective Multicenter Study［J］. J Rheumatol，2017，44（8）：1165-1172.

［10］Rodríguez-Pintó I，Moitinho M，Santacreu I，et al. Catastrophic antiphospholipid syndrome（CAPS）：Descriptive analysis of 500 patients from the International CAPS Registry［J］. Autoimmun Rev，2016，15（12）：1120-1124.

［11］Cervera R，Rodríguez-Pintó I，Colafrancesco S，et al. 14th International Congress on Antiphospholipid Antibodies Task Force Report on Catastrophic Antiphospholipid Syndrome［J］. Autoimmun Rev，2014，13（7）：699-707.

［12］Asherson RA，Pierangeli SS，Cervera R. Is there a microangiopathic antiphospholipid syndrome?［J］. Ann Rheum Dis，2007，66（4）：429-432.

［13］Rosário C，Zandman-Goddard G，Meyron-Holtz EG，et al. The hyperferritinemic syndrome：macrophage activation syndrome，Still's disease，septic shock and catastrophic antiphospholipid syndrome［J］. BMC Med，2013，11：185.

［14］Rodriguez-Pintó I，Espinosa G，Cervera R，et al. Catastrophic antiphospholipid syndrome：The current management approach［J］. Best Pract Res Clin Rheumatol，2016，30（2）：239-249.

［15］Kazzaz NM，McCune WJ，Knight JS. Treatment of catastrophic antiphospholipid syndrome［J］. Curr Opin Rheumatol，2016，28（3）：218-227.

（北京协和医院　白　炜）

专家点评

　　SLE、APS这些结缔组织病更容易发生于年轻女性，然而一旦发生在男性，病情常更危重、更难治。该例患者APS诊断明确，其高凝倾向最初仅表现为下肢深静脉血栓形成。对于APS出现过血栓事件的患者，可能需要终身抗凝，而该患者依从性差，不但没有遵嘱定期复诊，而且自行停药，这就为后来的暴发埋下了定时炸弹。CAPS是APS中最凶险的一型，其高凝倾向不再局限于大血管，而是以微血管血栓形成为主，病理特点类似TMA/TTP，病情进展迅速，病死率高，而治疗也不再局限于充分抗凝，而需要针对患者体内继发的炎症瀑布反应进行积极的糖皮质激素、免疫抑制剂甚至血浆置换治疗。作者对该患者病情的把握非常正确，治疗上也稳、准、狠，使得患者的病情得到了很好的控制，最大限度地改善了预后。通过对该患者诊治过程的展现和总结，既可以提高广大风湿免疫科医师对APS抗凝力度和时长的把握，也可以提高对CAPS的认识——早期识别，重锤出击，方可扭转乾坤，真正让患者获益。

（北京协和医院　王　立）

第四届病例串串烧优秀集锦

病历摘要

　　患者，男性，40岁。因"下肢麻木无力11个月，加重2个月"入院。

　　现病史：3年前，患者出现下肢麻木和腰部疼痛。当地医院腹部CT显示在左肾门和腹主动脉周围多个腹膜后肿物。在接下来的4个月内，病变进展并导致左肾积水和第2腰椎椎体骨质破坏。患者在当地医院进行了三次活检（两次为第2腰椎椎体，一次为腹膜后肿物），所有病理学检查均提示为IgG4相关性疾病（IgG4 related disease，IgG4-RD）。开始服用甲泼尼龙（20mg/d）4个月。同时，在最初出现症状7个月后（4个月前），胸部CT发现右肺有一个小结节，糖皮质激素治疗后症状没有改善。2个月前，患者双下肢出现麻木、感觉减退、麻木和疼痛，当地医院予以静脉注射甲泼尼龙（250mg/d）7日，随后降至40mg/d。并且对患者进行了腰1/2椎板切除和减压手术，但症状仍旧没有改善。1个月前出现双下肢瘫痪，肌力0～1级，双侧部分感觉减退。为进一步诊治收入我院。

　　既往史：否认高血压、传染病、肿瘤性疾病等。

　　体格检查：BP 120/70mmHg，HR 70次/分，体温36.6℃，全身浅表淋巴结未及肿大，心律齐，未及杂音，双肺呼吸音清。腹部平坦，无压痛、反跳痛，肝脾未及，双下肢近端肌力0～1级，远端1～3级，肌张力不高，双下肢肌肉萎缩，双下肢针刺觉减退，双侧腱反射未引出，双侧巴宾斯基征阴性。

　　实验室检查：ESR＞140mm/h，CRP 92.15mg/L。血清IgG为18.03g/L，

IgG4为2570mg/L。细菌、结核感染或血液和痰培养真菌感染均为阴性。

诊断与治疗：由于胸部CT显示肺内结节逐渐增大，形态不除外恶性病变，为明确诊断行胸腔镜肺切除术。术前将糖皮质激素迅速减至甲泼尼龙12mg/d。出乎意料的是，病理诊断为肺部炎性成肌纤维细胞瘤（inflammatory myofibroblastic tumor，IMT），免疫组化检测ALK阳性。手术第3日，患者下肢无力和麻木疼痛症状开始好转。术后半年，甲泼尼龙减至8mg/d，患者下肢肌力已经恢复到5级，可自己行走。

分析与讨论

本例患者临床表现符合IgG4-RD特点：①多脏器受累；②血清IgG4水平升高；③病理IgG4阳性浆细胞浸润。然而，在诊断IgG4-RD时也有许多不典型的特征。首先，在IgG4-RD中椎体受累是非常罕见的。国内外文献仅有一两个案报道椎体破坏。此外，患者对中高剂量糖皮质激素治疗的反应差，这在IgG4-RD中并不常见。还有就是在治疗过程中肺部病变有进展。因此，对原发性IgG4-RD的诊断提出了质疑。为了明确病因，决定对这位在过去6个月内接受过两次大手术的瘫痪患者进行又一次手术——胸腔镜肺活检。病理结果出乎意料是IMT。

IMT是一种由分化的肌成纤维细胞和大量炎性细胞浸润组成的间充质肿瘤。我院以往的回顾性分析发现，500例IgG4-RD患者中有12例出现炎性假瘤（inflammatory pseudo tumor，IPT）。该患者肺部病变的鉴别诊断包括IMT和IgG4-RD相关IPT。长期以来，肺部IMT被认为是IPT的同义词。Sozhu等人提出，IgG4相关的IPT应满足：①组织中淋巴细胞和浆细胞＞120/HPF；②非典型细胞＜3/HPF；③IgG4阳性浆细胞＞60/HPF；④IgG4阳性细胞/IgG细胞＞50%。否则应考虑IMT，尤其是当ALK表达阳性时。

一些IMT是与副肿瘤综合征相关的功能性肿瘤。完全手术切除是治疗IMT的首选方法。本例患者在肺部IMT切除术后症状明显好转，因此考虑本例患者的IgG4-RD相关的腹膜后纤维化、椎体破坏和硬脊膜受累是IMT

的副肿瘤综合征的表现。

近年来，有越来越多的恶性肿瘤模拟IgG4-RD的病例报道。在临床实践中，血清IgG4水平或组织病理学IgG4阳性细胞浸润可在多种疾病中发现，即模拟IgG4-RD。此病已被报道在感染性疾病、肿瘤相关副肿瘤综合征、Castleman病、罗道（Rosai-Doffman）病等发现。我们呼吁更多关注非典型IgG4-RD背后的疾病，也需要更多的临床和生物标志物来鉴别原发性和继发性IgG4-RD。

参考文献

［1］Emanuele BC，John HS．IgG4-related disease［J］．Curr Opin Rheumatol，2017，29（3）：223-227.

［2］Okazaki K，Umehara H．Current Concept of IgG4-Related Disease．IgG4-Related Disease［M］．In：Okazakik．Springer，Cham，2016：1-17.

［3］Narla LD，Newman B，Spottswood SS，et al．Inflammatory pseudotumor［J］．Radiographics，2003，23（3）：719.

［4］Zhu L，Li J，Liu C，et al．Pulmonary inflammatory myofibroblastic tumor versus IgG4-related inflammatory pseudotumor：differential diagnosis based on a case series［J］．Journal of Thoracic Disease，2017，9（3）：598-609.

［5］Krause ML，Yi ES，Warrington KJ．Pulmonary IgG4-related disease and colon adenocarcinoma：possible paraneoplastic syndrome［J］．Int J Rheum Dis，2017，20（5）：654-656.

［6］Wang Y，Zhu J．Caution is need in diagnosing IgG4-related disease：a possible paraneoplastic syndrome［J］．Arthritis & Rheumatology，2017，69（3）：681-682.

（北京协和医院　张上珠）

专家点评

IgG4-RD是近年来新命名的一组疾病群谱，随着对该病研究的深入，临床认识的提高，逐渐发现该组疾病临床上与Castleman病、木村病、罗道病甚至某些恶性肿瘤等很多疾病有着非常相似的临床表现。这些疾病在疾病进程中都可以出现血清IgG4的升高，甚至在活组织病理中也会出现IgG4阳性浆细胞的浸润，所以容易误诊为IgG4-RD。但是由于不同疾病的诊断、治疗、预后可能有所不同，目前认为IgG4-RD与这些疾病是重叠或被模拟的关系，需要在临床中进行鉴别。该患者就是这样的情况，虽然符合IgG4-RD的多数临床特点，但对糖皮质激素的治疗反应较差，治疗的过程中病情仍然在进展，而IgG4-RD通常对糖皮质激素治疗反应好，多数情况下中等剂量即可获得较好疗效。因此，在诊断IgG4-RD时，应综合考虑患者的病情，即使符合IgG4-RD的分类标准，也需要警惕或除外Castleman病、木村病、罗道病、恶性肿瘤等情况，同时在治疗过程中密切随诊，在疗效欠佳时需及时评价和订正诊断，以减少误诊误治的情况，最大限度地让患者获益。

（北京协和医院　王　立）

29 狼人爱吃糖
——消瘦、多饮多尿、皮肤变黑、血三系低

病历摘要

患者，男性，53岁。因"消瘦、食欲减退7个月，多饮、多尿4个月"入院。

现病史：患者于7个月前无明显诱因出现食欲减退、消瘦，体重减轻5kg，行胃肠镜、胸腹部CT未见异常。半年前起反复发作性大汗、手抖，一度意识丧失，当地就诊测血糖2.1mmol/L，静脉输入高糖后意识恢复。此后患者逐渐出现多饮、多尿症状，每日饮水5～6L，排尿4～5L，夜尿2～3次，伴颈部、双手、双肘皮肤变黑。至3个月前，查尿常规：比重1.034，尿糖＞（＋＋＋＋），酮体（＋）；24小时尿蛋白定量406mg。监测空腹血糖13～15mmol/L，餐后2小时血糖约25mmol/L，HbA1c 13.34%，空腹和餐后血清胰岛素水平、胰岛素C肽水平显著升高。曾于外院静脉持续泵胰岛素治疗，效果不佳。同时查血常规，WBC 1.51×10⁹/L，NEUT# 0.78×10⁹/L，Hb 94g/L，PLT 45×10⁹/L，Ret 0.38%。骨穿提示有核细胞增生减低，幼稚细胞比例减低。为进一步诊治收住院。

既往史：否认高血压、传染病、肿瘤性疾病等。

体格检查：BP 87/60mmHg，HR 70次/分，体温36.6℃，双手、颈部黑棘皮征，全身浅表淋巴结未及肿大，心律齐，未及杂音，双肺呼吸音清。腹部平坦，无压痛、反跳痛，肝脾未及，双下肢轻度可凹性水肿。

实验室检查：血常规，WBC 1.83×10⁹/L，NEUT# 1.40×10⁹/L，Hb 82g/L，PLT 57×10⁹/L。尿常规，尿比重≥1.030，pH 6.0，尿蛋白0.3g/L，尿糖≥55mmol/L，酮体微量。肝肾功能正常。C3 0.16g/L，C4 0.03g/

L。HbA1c 15.9%，C肽（空腹）4.09ng/ml。1型糖尿病相关抗体，IAA、GADA、ICA（－）。ANA谱，ANA（＋）S 1:320，（＋）胞质型 1:320，抗dsDNA抗体（＋）IF 1:10/ELISA 283mU/L，抗SSA/Ro 52抗体（＋＋＋），抗rRNP抗体（＋＋）；狼疮抗凝物、ACL、抗β₂-GP1抗体（－），Coombs试验（＋），ANCA（－）。

诊断与治疗：入院后监测指血血糖＞33.3mmol/L（上限），给予静脉盐水补液、胰岛素8U/h→16U/h持续静脉泵注治疗降糖效果不佳。考虑系统性红斑狼疮（SLE）诊断明确，血液系统受累，继发B型胰岛素抵抗。给予甲泼尼龙1g/d静脉输液3日冲击治疗，序贯泼尼松60mg每日1次，环磷酰胺（CTX）每周0.6g静脉输注，辅以降糖药物（静脉胰岛素60U/d序贯联合阿卡波糖、达格列净、瑞格列奈和二甲双胍），监测空腹血糖约14mmol/L，餐后2小时血糖约16mmol/L。随诊半年后，患者的泼尼松减量为15mg/d，CTX序贯为吗替麦考酚酯0.75g/d，逐步减停降糖药物，血糖恢复正常。

分析与讨论

患者为中年男性，慢性病程，以低血糖起病，后转为顽固性高血糖伴黑棘皮征，空腹胰岛素水平显著升高，符合严重胰岛素抵抗。进一步分析病因：①极度肥胖和脂肪营养不良，但患者体型消瘦、没有脂肪萎缩，不支持诊断；②A型胰岛素抵抗，又称矮妖精貌综合征，常染色体隐性遗传，儿童起病，常有特殊面容，该患者中年起病，不支持诊断；③除外上述病因，考虑B型胰岛素抵抗可能性大，该病是由于体内存在胰岛素受体抗体而引起的一种临床综合征。因B型胰岛素抵抗常继发自身免疫病、血液系统肿瘤，结合患者WBC、PLT减少，低补体血症，ANA、抗dsDNA抗体、Coombs阳性，符合2012年系统性红斑狼疮国际协作组（SLICC）分类标准。因此最终诊断为SLE继发B型胰岛素抵抗。

B型胰岛素抵抗是由抗胰岛素受体的自身抗体引起，常与自身免疫性疾病和血液系统肿瘤相关，前者最常见的是SLE。患者通常表现出三联征，即血糖稳态失调（高血糖或低血糖）、广泛的黑棘皮症，女性还出现卵巢功能异常和雄激素增多症。实验室检查表现为胰岛素抵抗，即极度高血糖、高胰岛素和C肽血症、外源性胰岛素降糖效果差；还可出现高脂血症和低甘油三酯血症。患者常出现严重的高血糖，也可表现为低血糖。目前机制不清，有研究发现血清抗胰岛素受体抗体浓度不同对胰岛素起到双相作用，高抗体滴度时起拮抗胰岛素作用，而低抗体滴度则起激活胰岛素作用。近期有研究认为该抗体一方面可通过酪氨酸激酶途径激活胰岛素受体；而另一方面，持续暴露高浓度抗体，耗竭了胰岛素受体，导致细胞表面受体数量下降，因而出现持续的胰岛素抵抗。皮肤的改变与胰岛素水平过高，刺激皮肤的角质细胞及成纤维细胞增生有关。性激素异常与胰岛素协同促性腺激素刺激卵泡生成雄激素有关。确证诊断可通过查胰岛素受体抗体协助诊断，但目前国内暂无常规方法检测。

治疗方面，目前文献报道多以病例报道为主，糖皮质激素剂量为大剂量或冲击治疗，免疫抑制剂以CTX为主，还有报道硫唑嘌呤、钙调磷酸酶抑制剂治疗有效，对于顽固性、难治性病例还可使用血浆置换、IVIg、生物制剂等治疗，近期使用利妥昔单抗治疗有效的报道有所增加。本病例中，SLE继发的B型胰岛素抵抗导致低、高血糖交替，经过糖皮质激素和免疫抑制剂治疗后，血液系统稳态恢复正常，间接提示抑制分泌异常抗体的B细胞导致临床缓解。

B型胰岛素抵抗是一种极为罕见的疾病，目前全球报道不超过100例，常继发于淋巴瘤和自身免疫病如SLE，还可继发于感染或药物，但较罕见。2014年《柳叶刀》杂志曾报道了一例继发于SLE的B型胰岛素抵抗患者，也以高、低血糖交替，皮肤变黑起病，合并血液系统受累，经过利妥昔单抗治疗半年后，患者肤色和血糖均恢复正常。一项B型胰岛素抵抗的队列研究中，46%的患者合并SLE，作者回顾文献发现合并SLE者高达50%，半数以上SLE患者存在肾脏受累，多表现为蛋白尿。经检索PUBMED和万方医学数据库1997～2018年SLE合并B型胰岛素抵抗的病例，加上北京协和医院既往诊断的3例患者共29例。这些患者中女性占71.4%，平均发病年龄44岁，亚洲人居多占28.6%，血糖紊乱的表现方面高血糖最多占50%，低血糖占21.4%，高、低血糖交替占28.4%。SLE的系统受累中，肾脏（60%）和血液系统（15%）多见，肾脏受累中蛋白尿最常见（45%）。治疗方面，有35.7%的患者使用糖皮质激素冲击治疗，50%使用大剂量激素治疗，免疫抑制剂最常用的是CTX占40%，其他药物还包括吗替麦考酚酯、硫唑嘌呤、钙调磷酸酶抑制剂，有28.6%的患者使用利妥昔单抗后病情改善。经过对SLE原发病的治疗，完全缓解者占68.6%，无效者占5.7%，平均缓解时间为10.7个月（0～48个月）。

本病例提示我们，SLE患者合并血糖稳态失衡、极度胰岛素抵抗，还需警惕合并B型胰岛素抵抗，条件允许时可完善胰岛素受体抗体的检测进行明确。因此，合并结缔组织病的B型胰岛素抵抗，原发病治疗为主，可选用糖皮质激素和CTX等药物，若疗效不佳还可考虑生物制剂等方案。

参考文献

［1］Willard DL, Stevenson M, Steenkamp D. Type B insulin resistance syndrome［J］. Current Opinion in Endocrinology & Diabetes and Obesity, 2016, 23（4）: 318-323.

［2］Dons RF, Havlik R, Taylor SI, et al. Clinical disorders associated with autoantibodies to the insulin receptor. Simulation by passive transfer of immunoglobulins to rats［J］. J Clin Invest, 1983, 72（3）: 1072-1080.

［3］Fujita N, Yamasaki H, Yamakawa K, et al. Decrease in the insulin receptor protein level by anti-insulin receptor antibodies: roles of tyrosine kinase activity and receptor internalization［J］. Acta Diabetologica, 2002, 39（4）: 221-227.

［4］Mohammedi K, Roussel R, El DO, et al. Type B insulin resistance syndrome associated with an immune reconstitution inflammatory syndrome in an HIV-infected woman［J］. J Clin Endocrinol Metab, 2011, 96（4）: e653-e657.

［5］Daniel A L, Houlihan JL, Blum JS, et al. Type B insulin resistance developing during interferon-alpha therapy［J］. Endocr Pract, 2009, 15（2）: 153-157.

［6］Bourron O, Caron-Debarle M, Hie M, et al. Type B Insulin-resistance syndrome: a cause of reversible autoimmune hypoglycaemia［J］. The Lancet, 2014, 384（9953）: 1548.

［7］Arioglu E, Andewelt A, Diabo C, et al. Clinical Course of the Syndrome of Autoantibodies to the Insulin Receptor（Type B Insulin Resistance）［J］. Medicine, 2002, 81（2）: 87-100.

（北京协和医院　孙伊多）

专家点评

　　SLE是风湿病中临床表型最为复杂、最具有挑战性的疾病。风湿免疫科医师往往已熟悉SLE常见的脏器受累表现，却仍需要不断认识少见的临床表型，如皮肤受累常见的蝶形红斑、亚急性皮肤型红斑狼疮、盘状狼疮，而又有少见的大疱性皮疹；如血液系统受累常见的WBC减少、PLT减少，而又有少见的巨噬细胞活化综合征（MAS）；如肾脏受累常见的狼疮性肾炎，而又有少见的血栓性微血管病变（TMA）……SLE内分泌系统受累的表现罕见，尤其像本例以高、低血糖交替为首要特征，对风湿免疫科医师确是一团雾水、扑朔迷离。此时借助内分泌科医师的诊治经验，从顽固性高血糖胰岛素难以控制入手，再通过测定基础胰岛素水平升高、抗胰岛素抗体阴性，获得了胰岛素抵抗的诊断，进而结合血液系统受累和典型的血清学证据，SLE继发B型胰岛素抵抗终于"水落石出"。稍有遗憾的是目前国内并无胰岛素受体抗体的检测方法，未能从自身抗体层面进一步确证SLE与B型胰岛素抵抗的相关性。治疗方面，本例也充分体现了风湿免疫科医师在原发病诊断确实基础之上的"胆大心细"。在强化控制血糖的同时，以糖皮质激素冲击的方法积极治疗原发病SLE，使患者转危为安，最终甚至脱离了降糖治疗，可谓医患"皆大欢喜"。值得大家借鉴的是，关注SLE的罕见表型，早期识别、早期干预能显著改善患者的预后，进而在我国不断积累相关病例进行研究，将会使"中国制造"的经验惠及全球的SLE患者。

（北京协和医院　李梦涛）

30 "丝绸之路"上的陷阱

病历摘要

患者，女性，43岁。因"反复口腔溃疡、下颌肿大伴气短21个月，加重3个月"入院。

现病史：患者于21个月前无明显诱因出现多发口腔溃疡，分布于牙龈、舌侧面及下唇黏膜，2～3个，最大约1cm×1cm，表面凹陷、覆白苔，伴疼痛，愈合后可留有瘢痕，未予诊治，自行服用维生素C及口腔溃疡敷贴治疗，效果不佳。同时发现舌体肥大及下颌部肿块，伴声音嘶哑，下颌肿块约5cm×3cm，无腮腺反复肿大，无牙齿片状脱落，完善喉镜无异常，未进一步诊治。伴双下肢水肿，活动后气短，常于上2层楼后出现，休息数分钟好转；伴肌肉发硬，肩部及躯干为著，未予重视。16个月前患者无明显诱因出现腹部绞痛，伴血便，每日5～6次，为暗红色血块，每次量1～2ml，无发热，持续3～4日不缓解，伴眼红、眼痛及眼部磨砂感，伴视物不清，就诊于当地医院，肠镜示降乙结肠慢性炎症、溃疡形成，诊断为"溃疡性结肠炎"，给予美沙拉嗪0.75g每日3次及兰索拉唑30mg每日1次治疗，患者腹痛及血便症状好转，用药半月后自行停药。后腹痛及血便症状未再发作，但逐渐出现腹胀及轻度吞咽困难，常于进食后出现，口腔溃疡无好转，下颌肿块、周身肌肉发硬及双下肢水肿加重，并出现外阴水肿，就诊于外院。完善CRP 49.70mg/L，ANA 1∶100，超声心动图示肺动脉压42mmHg，肺部CT示双肺间质性病变，双侧胸腔积液，心包少量积液，诊断"白塞综合征"，给予甲泼尼龙40mg静点，沙利度胺50mg每晚1次，柳氮磺吡啶0.5g每日3次，泮托拉唑肠溶胶囊20mg每日2次及利尿治疗，患者口腔溃疡、下肢水肿及周身肌肉发硬症状稍好转。后继续服用甲泼尼龙24mg/d、沙利度胺、柳氮磺吡治疗，甲泼尼龙逐渐减量至4mg。

1年前患者无明显诱因出现淋浴及摩擦后皮肤出血点，比针尖稍大，以眼周为著，吞咽困难及腹胀症状逐渐加重，舌体肥大及下颌肿块逐渐增大，仍有反复口腔溃疡，就诊于外院，诊断"未分化结缔组织病"，给予地塞米松5mg/d静点及中药治疗，患者舌体肥大及口腔溃疡症状稍好转。后患者口服甲泼尼龙12mg/d治疗，并逐渐减量至4mg/d。3个多月前患者感冒后活动后气短加重，轻微活动后即出现呼吸困难，影响穿衣、如厕等正常生活，夜间无法平卧，常需端坐位缓解，伴肌肉硬化加重，累及全身，双下肢及外阴水肿再次加重，伴尿量减少，每日200～400ml，为进一步诊治收住入院。

既往史：双侧腕管综合征术后5年。

体格检查：生命体征平稳，全身肌肉肿胀发硬，下颌部肿块，大小约8cm×5cm，质硬，活动度差。颌下、颏下淋巴结触诊不满意，余浅表淋巴结未触及，心律齐，P2大于A2，双肺底可闻及Velcro啰音，腹部发硬，肝脾未触及，肠鸣音正常，双下肢可凹性水肿，肌力5级，病理征阴性。

辅助检查：血常规、肝肾功能、电解质、凝血检查均正常。血气分析，PaO_2分压75.0mmHg（↓），SPO_2 95.6%。尿常规，蛋白（+），24小时尿蛋白0.38g（↑）。ESR 31mm/h（↑）；CRP 2.29mg/L。免疫球蛋白、补体无异常。自身抗体谱及抗dsDNA抗体，阴性；抗内皮细胞抗体及HLA-B51，阴性。BNP 406ng/L（↑）；NT-proBNP 2186.0ng/L（↑）；心电图示肢体导联QRS低电压，ST段改变，房性早搏；超声心动图示双房扩大，左室舒张功能减退，肺动脉收缩压63mmHg，心室心肌呈磨玻璃样改变，右心功能减低，三尖瓣轻度反流，EF 57.1%。浅表淋巴结超声示双侧颈部/腹股沟区/腋窝淋巴结肿大（部分呈类圆形改变）；唾液腺超声示双侧颌下腺、腮腺形态饱满，实质回声增粗、欠均匀，颏下肌层肥厚。蛋白电泳，M蛋白10.1%，6.6g/L；轻链λ型M蛋白（尿），阳性；IgG-λ型M蛋白（血），阳性；形态学示浆细胞比例偏高，占17%。骨髓穿刺活检标本示浆细胞易见。

诊断与治疗：患者入院后完善检查，考虑目前白塞综合征诊断证据不足，且无法解释下颌肿块、肌肉肿胀和发硬及肺、肾等多系统损害，合并M蛋白阳性，骨穿浆细胞比例升高，故临床高度怀疑淀粉样变性。但完善肩部穿刺活检、骨髓活检及肠镜活检的刚果红染色均为阴性。最后与患者反复沟通，进行第三次病理组织活检——腹壁脂肪，结果回报刚果红染色阳性，AL-λ（+++），最终诊断原发性AL型淀粉样变性，转诊血液科，给予地塞米松+美法仑方案化疗。

讨论与分析

患者为中年女性，有反复口腔溃疡，可疑外阴溃疡及肠道溃疡，临床上需考虑白塞综合征诊断。但白塞综合征无法解释患者病情全貌，且患者出现M蛋白阳性，结合患者有器官肿大，多系统受累（肾、肺、心脏），超声心动图有提示淀粉样变性的"心肌磨玻璃样改变"，故临床高度怀疑淀粉样变性。但白塞综合征这种慢性炎症疾病也可导致淀粉样变性（AA型），故该患者为白塞综合征继发淀粉样变性抑或是原发性淀粉样变性，当时尚未可知，故而需病理结果进一步明确。

该患者先进行了骨髓及既往肠镜活检标本的刚果红染色，均为阴性。因该患者肩部肌肉肿胀明显，因此接下来进行了肩部肌肉的穿刺活检，但很不幸，刚果红染色也是阴性。这时，我们在诊疗上陷入了困境，临床上高度怀疑淀粉样变性，但苦于3个部位病理活检都没有阳性结果。该如何解决这种困境？回过头来查阅文献，发现淀粉样变性的活检部位选择对结果阳性与否影响很大。在一项194例微创活检的研究中，共有91例（46.9%）最终确诊淀粉样变性。其中阳性率从高至低的部位依次是：舌体75.0%（36/48），腹壁脂肪57.1%（44/77），牙龈57.0%（45/79）。而直肠活检为16.0%（4/25），骨髓活检阳性率仅仅只有8.4%（12/143），因为骨髓标本需要进行脱钙处理从而会影响刚果红染色。此外，多个部位重复活检也会提高诊断阳性率，一个部位活检，13.3%（8/60）；两个活检部位，81.1%（30/37）；3个或以上部位的活检，77.9%（53/68）。这坚定了我们给患者进行第三次活检的信心，经过跟患者的反复沟通，我们选择了阳性率高同时创伤小、操作简便的部位——腹壁脂肪活检，并最终得到了阳性结果，由此诊断该患者为原发性 AL 型淀粉样变性。该病可解释患者病情全貌，故该患者白塞综合征诊断不成立！同时，我们注意到，患者既往 5 年双侧腕管综合征也可能是淀粉样变性所致，所以追溯患者的病史可能比出现口腔溃疡症状的时候更早。

淀粉样变性是一组由多种原因造成的蛋白错误折叠形成含有反向平行 β 折叠片结构的淀粉样物质，在脏器细胞间浸润、沉积，最终导致多组织损伤、进行性多器官功能障碍的疾病。发病率 0.8/10 万（UK），发病高峰年龄段为 60～79 岁。淀粉样变性也可累及皮肤黏膜关节，出现口腔溃疡、关节炎、淋巴结肿大等表现，临床上需与自身免疫病相鉴别。其中 AL 型淀粉样变性是免疫球蛋白轻链异常所致，为原发性淀粉样变性，10%～15% 的多发性骨髓瘤患者可合并该病。临床上有下述情况应警惕 AL 型淀粉样变性：①中老年患者；②出现大量蛋白尿或表现为肾病综合征，蛋白尿以白蛋白尿为其特点，多不伴血尿；③易出现低血压尤其是直立性低血压，或既往高血压而近期血压正常或偏低；④严重肾衰竭时仍存在肾病综合征；⑤肾体积增大，即使慢性肾衰竭终末期，肾体积也无明显缩小；⑥左心室肥厚，不伴高血压或左心室高电压；⑦不明原因 N 端脑钠肽前体升高；⑧其他如非缺血性心肌病变伴或不伴充血性心力衰竭、肝增大伴碱性磷酸酶的显著升高、膀胱或肠道功能不全的自主神经病变、假性肠梗阻和腹泻与便秘交替、眶周紫癜、舌体和腺体增大等表现也应高度怀疑淀粉样变性。

该病的组织学诊断标准：①刚果红染色阳性，高锰酸钾预处理后仍为阳性，在偏振光下呈苹果绿色双折光；②免疫球蛋白游离轻链（κ、λ）抗体免疫组化或免疫荧光检查结果为单一轻链阳性；③电镜下可见细纤维状结构，无分支，僵硬，排列紊乱。

本例患者在口腔溃疡等皮肤黏膜症状之外，出现眶周紫癜、舌体增大、心电图左室高电压、NT-proBNP 升高、尿蛋白阳性等提示 AL 型淀粉样变性的临床症状，最终通过多次病理活检确诊了 AL 型淀粉样变性。该例患者给我们提供的经验教训是：①淀粉样变性有时表现酷似白塞综合征；②白塞综合征糖皮质激素治疗效果欠佳时，需考虑是否存在误诊可能；③在诊断不清时，重复病理活检对最终确定诊断意义重大。

参考文献

［1］张春兰，冯俊，曹欣欣，等. 系统性淀粉样变患者诊断性活检部位的选择［J］. 中国医学科学院学报，2016，38（6）：706-709.

［2］Merlini G，Seldin DC，Gertz MA. Amyloidosis：pathogenesis and new therapeutic options ［J］. J clin Onco，2011，29（4）：1924-1933.

（北京大学人民医院　刘　田）

专家点评

　　白塞综合征是一种常见的自身免疫性疾病，在血管炎的分类中属于变异性血管炎。该病临床表现复杂多样，缺乏特异性的生物标志物，目前对于白塞综合征的分类诊断仍旧是基于临床表现的排除性诊断，如基于患者的口腔溃疡、生殖器溃疡、眼炎及皮肤损害等，但是这些临床表现并不特异，易造成误诊。例如，最常见的症状反复口腔溃疡，除了考虑白塞综合征之外，还需要鉴别系统性红斑狼疮等其他自身免疫病，鉴别结核、疱疹病毒等感染性疾病，还有肿瘤性疾病等。因此，对于一些表现不典型的白塞综合征患者，需要更加小心，提醒自己："这个患者的所有临床表现都可以用白塞综合征来解释吗？这个患者有没有存在其他疾病的可能性？"从而最大限度地避免误诊误治。该例患者有反复口腔溃疡、外阴溃疡和肠道溃疡，乍一看确实符合白塞综合征诊断，但随着检查的完善，出现了越来越多用白塞综合征无法解释的问题，比如器官肿大、M蛋白阳性等，因此，要追根溯源，主治医师高度警惕，及时完善相关检查，最终推翻之前的诊断，确诊淀粉样变性。此外，我们注意到该患者先后经历了3次病理活检才最终确定诊断。通常而言，让一个患者短时间内接受3次组织活检是非常困难的。在这一病例中，主治医师本着对患者高度负责的精神，反复与患者及家属耐心沟通，最终让患者下定决心做了关键性的第三次病理活检，为患者的最终明确诊断打下坚实基础。所以我们在临床实践中，需要强调做好医患沟通和人文关怀，这样诊治时才会事半功倍，同时也提醒大家，病理活检在疾病诊断中的重要作用。

（北京大学人民医院　苏　茵）

31 "三窍演义"
——肉眼血尿、结膜出血、咯血

病历摘要

患者，男性，47岁。因"间断肉眼血尿6个月、结膜出血5个月、咯血4个月"入院。

现病史：患者6个月前出现间断肉眼血尿，不伴腰痛，查膀胱镜可见膀胱后壁黏膜广泛出血，活检示间质内嗜酸性粒细胞浸润，未予特殊治疗。5个月前曾有右眼结膜出血，后自行好转。4个月前出现咯血，外院肺部CT可见双肺多发斑片状磨玻璃影，沿支气管血管束分布。咯血次日行支气管镜检查未见新生肿物，可见右支气管开口片状黏膜充血，肺泡灌洗液含铁血黄素97%阳性；咯血次日复查肺部CT双肺斑片影大部分吸收，当地诊断为"嗜酸性肉芽肿性多血管炎"，为求进一步诊治收入我院。

既往史：否认哮喘、变应性鼻炎等病史，否认反复感染病史。家族史（-）。

体格检查：BP 110/60mmHg，HR 50次/分，结膜未见出血，双肺呼吸音清，未闻及干湿性啰音，心律齐，腹软无压痛，双下肢不肿。

辅助检查：血、便常规无异常，嗜酸性粒细胞比例及数量正常；尿常规隐血（+），RBC 2～6/HP，非变形；生化肝、肾功能正常，血钙2.36mmol/L，心肌损伤标志物正常，BNP 332ng/L；凝血功能检查，PT 12.2秒延长，APTT 30.8秒，Fib 2.3g/L，部分凝血因子活性下降Ⅶ 66.4%，Ⅹ 55.2%，Ⅷ及冯·维勒布兰德因子（von Willebrand factor，vWF）活性正常；炎症指标正常；IgG 5.8g/L，IgA 0.11g/L，IgM 0.18g/L；补体C3 0.833g/L，C4 0.156g/L；ANA（-），抗dsDNA抗体及抗ENA抗体谱（-），

ANCA（-）、抗GBM抗体（-）。血、尿免疫固定电泳阴性，血游离κ178mg/L（参考范围3.3～19.4mg/L），游离λ7.19mg/L（参考范围5.71～26.3mg/L）；尿游离κ191.75mg/L（参考范围0.39～15.1mg/L），游离λ4.9mg/L（参考范围0.81～10.1mg/L）。心电图示新发右束支传导阻滞（4个月前外院查心电图正常）；超声心动图示心脏不大，LVEF 74%，E/E′=23；心肌增强MRI示左心室基底及室间隔不对称性增厚，延时扫描可见心内膜下延迟强化，提示患者存在肥厚型心肌病及局部心肌纤维化。胸CT可见腰椎局部骨皮质不连续。骨髓涂片浆细胞比例27.5%；骨髓活检骨髓组织中大量浆细胞浸润，CK138阳性，κ限制性表达；心内膜活检刚果红染色阳性，κ限制性表达。

诊断与治疗：根据患者临床表现及病理检查，考虑患者多发性骨髓瘤诊断明确，继发心肌AL型淀粉样变性。患者回当地医院行硼替佐米治疗，目前随访2年，患者未再出现出血表现，心功能Ⅰ级，复查骨髓穿刺浆细胞比例<10%。

分析与讨论

患者为中年男性，以膀胱、结膜、肺泡出血为突出表现，伴心肌及心脏传导系统受累，这并非结缔组织病的常见鉴别诊断症状。结合患者表现，我们入院后的鉴别诊断如下。

（1）嗜酸性肉芽肿性多血管炎，患者在外院因膀胱壁活检可见嗜酸性粒细胞浸润，肺内斑片影变化迅速而疑诊嗜酸性肉芽肿性多血管炎，但患者既往无长期哮喘、变异性鼻炎等病史，无皮疹、周围神经病变等表现，血嗜酸性粒细胞不高，炎症指标正常，ANCA阴性，嗜酸性肉芽肿性多血管炎证据不足。

（2）其他可引起肺泡出血及心脏受累的疾病，包括系统性红斑狼疮及Goodpasture病。患者起病相对温和，无疾病特异性表现，相关抗体检测不支持。

（3）出血性疾病，患者表现为多发出血，应考虑凝血功能障碍，进一步检查发现患者PLT及Fib正常，凝血时间中PT轻度延长，进一步查部分凝血因子活性下降，但凝血功能障碍无法解释患者心脏受累。

（4）患者既往无反复感染病史，但入院后检查发现患者所有免疫球蛋白均低于正常，伴血游离轻链κ增多和胸椎破坏，结合骨穿、骨髓活检及心内膜活检结果，考虑多发性骨髓瘤诊断明确，继发心肌AL型淀粉样变性。

凝血功能异常是浆细胞病的常见表现，出血及血栓事件均可出现，但却往往容易被忽视。克隆性浆细胞产生大量M蛋白，可与PLT和凝血因子相互作用，引起凝血因子网络失衡。浆细胞病中的高凝机制包括血液黏滞性增高、Ⅷ因子及vWF增多、获得性蛋白C抵抗、获得性抗凝因子缺乏、纤溶障碍等；出血机制包括获得性血小板功能障碍、获得性血友病、获得性血管性血友病、获得性其他凝血因子缺乏、产生肝素样抑制因子等。本例患者有出血表现，Ⅶ及Ⅹ因子活性下降，属于获得性凝血因子缺乏。此外，浆细胞病中游离轻链产生过多，沉积于心脏，可造成心肌AL型淀粉样变性，引起心脏传导系统异常及心功能下降，尤其是舒张功能。治疗方面，硼替佐米（蛋白酶体抑制剂）是治疗多发性骨髓瘤的首选。

风湿免疫科有时会收治一些症状少见、诊断不清的患者，如何开拓思维、快速诊断，需要我们细致地查体、带有思考性地解读实验室检查以及缜密的鉴别诊断思路。

参考文献

[1] Coppola A，Tufano A，Di Capua M，et al． Bleeding and thrombosis in multiple myeloma and related plasma cell disorders［J］． Semin Thromb Hemost，2011，37（8）：929-945．

（北京大学第一医院　季兰岚）

专家点评

多发性骨髓瘤、淀粉样变性等淋巴增殖性疾病也会出现多系统受累，容易模拟风湿性疾病，在临床中常具有挑战性。多发性骨髓瘤经典四联征包括血钙升高、肾功能不全、贫血和骨痛，本例患者并无上述表现，而是以多发内脏出血为首发症状，这并非风湿免疫科常规鉴别诊断思路，有赖于扎实的内科基础，在排除PLT、血管等因素后，证实患者为获得性凝血因子缺乏。其实凝血功能异常在多发性骨髓瘤中并不少见，典型患者可表现为眶周瘀斑——"熊猫眼"。此外，医师对心电图的细心观察也尤为重要，右束支传导阻滞可见于正常人，由于对血流动力学无明显影响，临床中常容易被忽视。但本例患者右束支传导阻滞为近期新发，引起了医师的关注。后续逐步发现患者心肌受累证据及获得性低免疫球蛋白血症，结合自身抗体阴性，诸多线索均指向淋巴增殖性疾病。抽丝剥茧最终得到正确诊断，使患者得到及时的治疗。

（北京大学第一医院　张卓莉）

32 扑朔迷离的"冻疮"

病例摘要

患儿，女性，1岁9月龄。因"发现皮疹1年1个月，双手肢端坏疽1个月"入院。

现病史：患儿入院前1年1个月（约生后9月龄，2017年1月左右）前出现双手、双足冻疮样皮疹，冬季为著、夏季减轻，逐渐累及双足、面颊及耳郭；生后13月龄（2017年5月）于外院查ANA、dsDNA、ENA谱均正常，补体C3正常，补体C4 0.15g/L，IgG 7.6g/L，IgA 0.22g/L，未行皮肤活检。考虑为"系统性红斑狼疮（皮肤型）？"，给予泼尼松片（5mg每日1次，当时体重9kg），家长自觉皮疹缓解后糖皮质激素口服1个月停药。生后17月龄（2017年9月）因皮疹反复加重再次于当地医院就诊，行手部皮肤活检病理诊断提示符合大疱性表皮松解症，未予特殊治疗。生后20月龄（2017年12月底）患儿出现双手指尖（左手示指及右手中指）坏疽，于外院就诊查ANA滴度1∶80；ENA谱、dsDNA正常。

既往史：无特殊。

家族史：同期查患儿母亲抗SSA抗体阳性，ANA、dsDNA正常；患儿父亲ANA、dsDNA、ENA谱均正常；行皮疹病理检查提示"表皮角化过度，棘层肥厚，真皮血管周围淋巴细胞、组织细胞浸润，真皮内可见嗜伊红染物质沉积，congo（-），AB（-）"，未予特殊治疗后就诊于我院我科门诊，收入院。患儿同胞二哥，现4岁，生后因"宫内窒迫"诊断"脑瘫"，生后9月龄出现双手、双足"冻疮样"皮疹，累及颜面部、鼻尖、耳郭，1岁半（2015年10月）出现双手指端坏疽伴指甲掉落；近3岁出现坏疽手指自行掉落。

体格检查：指端末梢稍凉，面部、手指及足趾末端可见暗红色皮疹，双耳郭可见冻疮样皮疹；左手示指及右手中指指甲近脱落伴甲床萎缩，可见少许残余指甲；双足跟可见暗红色皮疹。

辅助检查：ANA阳性（滴度1:80，斑点型），dsDNA、ENA谱均阴性，抗β$_2$-GP1抗体阳性（IgM 36.9RU/ml，IgA 21.3RU/ml），ACL、狼疮抗凝集物阴性，补体C3、补体C4、免疫球蛋白、CRP、铁蛋白、ESR、SAA均正常；尿常规，阴性；凝血功能D-二聚体1.091mg/L（PT、APTT均正常）。影像学检查（头部CT、肺部CT以及超声心动图），未见异常。

诊断与治疗：入院诊断冻疮样皮疹、肢端坏疽原因待查，结合患儿为幼儿期，伴ANA、抗磷脂抗体阳性，无多脏器受累，有阳性家族史，首先考虑存在皮肤型红斑狼疮、Ⅰ型干扰素病可能。给予泼尼松10mg每日1次[1mg/（kg·d）]。患儿全外显子基因结果回报提示存在*TREX1*复合杂合突变，来源于父母双方，故诊断Ⅰ型干扰素病成立，分型考虑为家族性冻疮样狼疮（familial chilblain，FCL），加用托法替布治疗。随访3个月时，患儿皮疹较前消退、炎性指标正常，但抗β$_2$-GP1抗体仍阳性。

分析与讨论

患儿起病为1岁内小婴儿，起病隐匿，慢性病程，以肢端、耳郭、面颊、足跟等部位冻疮样皮疹为主要表现，严重时伴手指坏疽，故冻疮、坏疽诊断明确。患儿颜面部皮疹以面颊分布为主，伴肢端、指端冻疮样皮疹，结合起病年龄非新生儿期，患儿ANA、抗β$_2$-GP1抗体阳性，无其他脏器受累证据，不支持系统性红斑狼疮及新生儿红斑狼疮，故首先考虑有无皮肤型红斑狼疮以及Ⅰ型干扰素病如Aicardi-Goutières综合征、干扰素基因刺激因子（STING）相关婴儿期起病血管病等（SAVI）可能。此外，需除外儿童期发病可导致冻疮样皮疹的其他疾病，包括：①寒冷性脂膜炎，多见于婴幼儿，由寒冷诱发，位于颜面部，但病理无小叶性脂膜炎证据，不支持；②结节性多动脉炎，病理学无坏死性血管炎证据，亦无多脏器受累证据，血炎性指标阴性，不支持；③冷球蛋白血症，无多脏器受累，且曾查冷球蛋白阴性，故不支持；④其他如血栓栓塞性疾病，感染性疾病及肿瘤性疾病等，均证据不足。结合患儿皮疹突出，起病年龄小，无多脏器受累，无全身炎症反应，有阳性家族史，基因证实存在 TREX1 复合杂合突变，结合文献检索，诊断Ⅰ型干扰素病、FCL。

Ⅰ型干扰素是固有免疫系统的重要组成部分，病毒以及细菌病原可以诱导Ⅰ型干扰素产生增加，从而发挥抗病毒作用。此外，Ⅰ型干扰素具有广谱的免疫调节作用，可以增强树突细胞的抗原提呈作用、促进T淋巴细胞反应以及B淋巴细胞抗体产生、抑制促炎细胞因子产生等。而Ⅰ型干扰素病是近些年发现的一组符合孟德尔遗传规律、以Ⅰ型干扰素通路调节异常从而导致Ⅰ型干扰素慢性增多的疾病。根据受累基因不同而具有临床异质性，但均伴有不同程度的自身炎症、自身免疫现象，伴或不伴免疫缺陷。根据其代谢通路上靶点及疾病表型不同，可以分为：①Aicardi-Goutières综合征，患者具有神经系统症状、肌张力减低、生长发育迟滞，也可以伴有反复发热、皮肤损害以及关节炎，基因变异包括 TREX1、RNASEH2A、RNASEH2B、SAMHD1、ADAR1、IFH1；②FCL，以冻疮样皮疹为主要表现的患者，基因变异包括 TREX1、SAMHD1、TMEM173；③脊椎软骨发育不良；④单基因系统性红斑狼疮。此外，随着基因测序技术的应用，越来越多Ⅰ型干扰素病走进临床医生的视野，包括蛋白酶体相关自身炎症综合征（proteasome associated autoinflammatory syndrome，PRAAS）、干扰素刺激基因15缺陷、Singleton-Merten综合征以及SAVI。

FCL属于Ⅰ型干扰素病中一种。其特征表现为肢端的红斑样皮疹，常由寒冷环境诱发，严重病例可以出现指端的坏死、截断样改变；可伴有关节疼痛、ANA阳性或淋巴细胞减少，但无其他系统受累。组织病理学提示血管周围炎性细胞浸润伴免疫球蛋白或补体沉积；与散发病例不同，FCL多在婴幼儿期或儿童早期起病。FCL致病基因为编码细胞内核酸酶的 TREX1、SAMHD1 基因变异；但文献报道，四代家系共5人均表现寒冷诱发的指端、鼻尖、脸颊等部位紫红色皮疹，发病年龄在2月龄至12岁不等，其中4人均有 ANA 阳性（滴度最高1∶160），其中一例抗C1q抗体阳性，基因测序证实 STING 功能获得性突变同样可以表现为FCL；但值得注意的是，该文献报道的5例患者均未有肺部受累证据，与常见*STING*突变所导致的SAVI临床表现不符。

治疗方面，JAK抑制剂通过阻断JAK-STAT信号转导途径从而发挥良好的治疗效果，包括鲁索替尼、巴瑞替尼、托法替布，常见的副作用可能包括上呼吸道感染、BK病毒尿症等，但目前仍需要更多的临床研究对治疗效果以及长远期的潜在不良反应进行评估。此外，抗IFN-α单克隆抗体可能具有潜在的治疗前景。

本例患儿以冻疮样皮疹受累为首发表现，起病年龄小，伴有自身抗体阳性，但缺乏系统性炎症表现，以及中枢神经系统、呼吸系统受累、骨关节受累表现，易与Ⅰ型干扰素病的其他表现相鉴别。该病仍为罕见疾病，治疗经验仍有待进一步观察和研究，该患儿加用托法替布治疗后有一定缓解，但仍然存在有待进一步解决的问题；包括本患儿长远期治疗效果的随访，以及本患儿自身抗体（抗β₂-GP1抗体）阳性，长远期是否进展为系统性红斑狼疮以及是否可能出现抗磷脂抗体综合征仍不明确。

参考文献

[1] de Jesus AA, Canna SW, Liu Y, et al. Molecular mechanisms in genetically defined autoinflammatory diseases：disorders of amplified danger signaling［J］. Annu Rev Immunol，2015，33：823-874.

[2] Volpi S, Picco P, Caorsi R, et al. Type I interferonopathies in pediatric rheumatology［J］. Pediatr Rheumatol Online J，2016，14（1）：35.

[3] Lee-Kirsch MA, Gong M, Schulz H, et al. Familial chilblain lupus, a monogenic form of cutaneous lupus erythematosus, maps to chromosome 3p［J］. Am J Hum Genet，2006，79（4）：731-737.

[4] Konig N, Fiehn C, Wolf C, et al. Familial chilblain lupus due to a gain-of-function mutation in STING［J］. Ann Rheum Dis，2017，76（2）：468-472.

[5] Bienias M, Bruck N, Griep C, et al. Therapeutic Approaches to Type I Interferonopathies［J］. Curr Rheumatol Rep，2018，20（6）：32.

[6] Khamashta M, Merrill JT, Werth VP, et al. Sifalimumab, an anti-interferon-alpha monoclonal antibody, in moderate to severe systemic lupus erythematosus：a randomised,

double-blind，placebo-controlled study［J］. Ann Rheum Dis，2016，75（11）：1909-1916.

（首都医科大学附属北京儿童医院　孙佳鹏）

专家点评

近些年，儿科医师越来越认识到，在婴幼儿早期出现的持续或复发的炎症反应的可能病因之一是自身炎症性疾病（autoinflammatory disease，AID）。AID是一大类由固有免疫缺陷导致的具有独特临床特征以及免疫学特征的疾病。

Ⅰ型干扰素病作为一组临床上具有孟德尔遗传规律的异质性疾病，其干扰素通路的调节异常与严重的炎症表现以及自身免疫现象密切相关。该通路的激活可表现为不典型、严重且早发的风湿性疾病、皮肤血管病、网状青斑、间质性肺疾病、脂膜炎等。Ⅰ型干扰素病的疾病原型是在1984年报道的Aicardi-Goutières综合征，其经典表现为炎性脑病，颅内钙化等；随着对该类疾病的认识，越来越多"非经典的Aicardi-Goutières综合征"亦被认识，受累人群可能表现为冻疮样皮疹、孤立的颅内钙化、主动脉钙化、迟发痉挛性截瘫、间质性肺疾病等，部分患者临床可能甚至无任何表现。

与其他炎症介质（包括IL-1、NK-κB等）介导的其他AID不同，非荨麻疹皮疹、发作期缺乏WBC计数的升高以及自身免疫现象是干扰素病与IL-1介导的自身炎症反应的重要鉴别点。此外，对于怀疑AID的患儿，如其表现为冻疮样皮疹、狼疮样皮疹的患儿，并且自身抗体阳性，应首先考虑有无Ⅰ型干扰素病的可能，而非IL-1、IL-18等其他炎症介质介导的AID。本患儿具有早发起病的冻疮样皮疹，结合其具有多种自身抗体阳性，故应及时联想到Ⅰ型干扰素病的可能。

但值得注意的是，Ⅰ型干扰素病作为一大类疾病，包括了多种临床表型和分型，轻症可仅有皮疹，严重者亦可出现高炎症状态、间质性肺疾病、脂肪萎缩以及关节挛缩等。本患儿全身炎症的缺如以及无间质性肺疾病、炎症性脑病均有助于我们依次除外IL-1或IL-18等介导的AID以及Ⅰ型干扰素病中的严重表型（如SAVI、PRAAS等），当然诊断及分型仅仅依靠临床表现是不够的，基因检测在此凸显了其重要性。此外，值得注意的是，正由于与Ⅰ型干扰素病中的其他严重表型相比，FCL仅以皮肤受累为突出表现，所以可能被患儿家长忽略，从而导致疾病反复，以致出现不可逆的致残性并发症（如坏疽、断指等改变），因此早期的识别非常重要，需要引起临床医师的警惕，进一步提高对其认识。但由于目前基于Ⅰ型干扰素病的治疗经验多来源于具有更严重临床表现的SAVI、PRAAS等疾病，所以对于FCL患儿的治疗仍需要长远期随访。

对于这些罕见的单基因疾病，我们有理由相信对疾病更深入的研究可能为进一步研究复杂的多基因的自身免疫病建立良好的疾病模型。

（首都医科大学附属北京儿童医院　李彩凤）

第五届病例串串烧优秀集锦

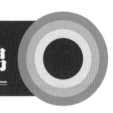

33　壮年贫血又烧脑，持续淡漠为哪般

病历摘要

患者，男性，34岁。因"雷诺现象7年，发热伴腹泻1周，间断抽搐2天"入院。

现病史：患者7年前开始反复出现遇冷后双手指变白、变紫，未予重视及就诊。6年前因左膝关节肿痛于北京某三甲医院诊断"滑膜炎"，对症治疗后好转。1周前患者无诱因出现发热，体温最高38℃，伴腹泻，为黄稀便，每日3～4次，自服多种感冒药后发热无缓解，并出现全身乏力、皮肤黄染。2天前于我院急诊就诊，查血常规，WBC 4.71×10⁹/L，Hb 50g/L，PLT 1×10⁹/L，Ret% 10.54%；肝功能，ALT 107U/L，AST 67U/L，LDH 1472U/L，TBil 99.6μmol/L，DBil 23.9μmol/L，Alb 31g/L；肾功能，Cr 71μmol/L；Coombs（＋＋）。给予厄他培南抗感染及抑酸等治疗。2天前出现间断抽搐、呼吸浅快，给予气管插管并收入院进一步治疗。病程中否认脱发、皮疹、光过敏、反复口腔溃疡、口眼干等。

既往史、个人史及家族史：2年患急性睾丸炎，已治愈。有吸烟史，吸烟20年，平均每日吸烟10支。偶尔饮酒。否认癫痫家族史。

体格检查：体温37.6℃，脉搏113次/分，呼吸19次/分，BP 132/70mmHg。平车推入病房，嗜睡。贫血貌，皮肤黏膜黄染，散在瘀斑及出血点。全身浅表淋巴结无肿大。双肺呼吸音粗，可闻及湿啰音。HR 113次/分，心律齐。腹平软，脾肋下2横指，肠鸣音正常，4次/分。双侧下肢无可凹性水肿。病理征阴性。

实验室检查：血常规，血涂片可见破碎红细胞2%。血浆游离Hb 394mg/L（参考范围0～40mg/L）。结合珠蛋白＜58.3mg/L（参考范围

360～1950mg/L）。尿蛋白（++）。24小时尿蛋白3.32g。便常规（-）。肝功　能，ALT 310U/L，AST 159U/L，TBil 99.6mmol/L，DBil 73.1mmol/L。肾功能、电解质无异常。凝血功能，PT 13.9秒，APTT 163.1秒，PTA 66%，INR 1.29，纤维蛋白原2.58g/L，D-Dimer 0.38mg/L。补体C3 0.679g/L（参考范围0.790～1.520g/L）。Coombs试验（++）。ANA 1:640斑点型，抗RNP抗体（+++），抗SSA抗体（+++），Ro52（++），抗ds-DNA抗体（-）。蛋白S活性测定、蛋白C活性测定、ACL、β₂-GP1及狼疮抗凝血因子试验阴性。VWF裂解酶（ADAMTS13）活性检测＜5%(68%～131%)，ADAMTS13抗体（-）。骨穿刺活检，示骨髓增生活跃，红系增生活跃，血小板少。腰穿脑脊液检查，示脑脊液常规、生化、细菌培养、真菌培养及隐球菌墨汁负染均未见异常。

影像学检查：胸腹部CT，示双侧胸腔积液，左侧甚，左肺下叶可见胸腔积液导致的肺膨胀不全；心包积液；脾大，左肾小结石。头部MRI，示双侧基底节区异常信号，考虑腔隙灶可能（图5-1）。后鼻道异常信号影，

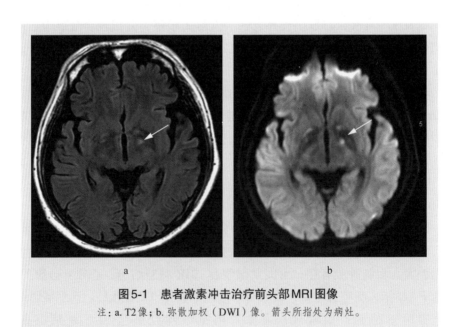

a　　　　　　　　　　　　b

图5-1　患者激素冲击治疗前头部MRI图像

注：a. T2像；b. 弥散加权（DWI）像。箭头所指处为病灶。

考虑分泌物可能性大。

　　诊断与治疗：综合目前临床资料考虑患者系统性红斑狼疮（SLE）、血栓性血小板减少性紫癜（TTP）诊断明确，立即给予甲泼尼龙1g/d冲击治疗5日后减量为80mg每日1次维持，并加用利妥昔单抗500mg每周1次、地塞米松鞘内注射5mg每周1次、隔日血浆置换以及抗感染及其他支持治疗2周后，复查患者血常规示Hb 86g/L，PLT 51×10⁹/L。血涂片示破碎红细胞为0，尿蛋白转阴，ADAMTS13活性62.3%。患者未再发抽搐，但仍有神志淡漠。完善腰穿脑脊液检查未见明显异常；复查头部MRI除新发蝶窦炎症并积液外，余基底节区异常信号基本同前（图5-2）。考虑患者目前神志改变用原发病无法解释，请神经内科会诊，重新阅读头部MRI提示以脑灰质为主的导水管周围信号异常，需考虑营养代谢脑病可能，即维生素B_1缺乏，建议补充大量B族维生素，立即加用维生素B_1 100mg肌内注射，每8小时1次。治疗3日后改为维生素B_1口服，患者神志逐渐好转。

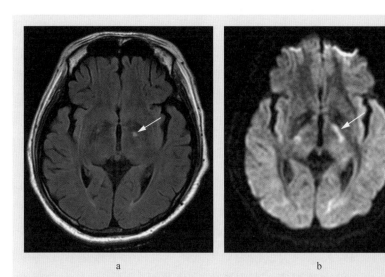

a　　　　　　　　　　　b

图5-2　患者激素冲击治疗及血浆置换后（住院14天后）复查头部MRI

注：a. T2像；b. DWI。箭头所指处为病灶。

分析与讨论

　　血栓性微血管病（TMA）是一组以系统性微血栓形成、PLT减少及微血管病性溶血性贫血为主要表现的临床病理综合征，主要包括TTP及溶血性尿毒综合征两种疾病，临床主要表现为发热、PLT减少、血管内溶血性贫血及靶器官（肾、肺及中枢神经系统等）缺血的症状。目前认为主要发病机制为各种原因（先天异常或感染、肿瘤、妊娠、自身免疫性疾病）引起ADAMTS13活性明显降低，导致vWF清除障碍而出现血管内PLT的异常聚集。约75%的TMA患者可出现中枢神经系统症状，主要机制为颅内小血管内微血栓形成引起脑组织的缺血，可出现头痛、认知功能障碍、精神状况异常、抽搐及局灶性感觉或运动功能缺失等症状。在自身免疫性疾病中，TMA主要见于SLE及抗磷脂抗体综合征（APS），也可见于系统性硬化症继发的肾危象。由于TMA目前尚无诊断标准，因此临床上对于出现可疑的表现时应立即进一步完善ADAMTS13、vWF及补体相关指标以明确诊断。由于TMA主要病因为ADAMTS13缺乏，因此治疗首先应予以血浆置换或血浆输注以补充ADAMTS13并清除异常的vWF，同时积极治疗潜在诱因。近年来，有临床研究提示vWF的拮抗剂caplacizumab和重组ADAMTS13在TTP中有较好的疗效。在SLE、APS等自身免疫性疾病继发的TMA中，治疗还包括糖皮质激素、免疫抑制剂、生物制剂如利妥昔单抗、依帕珠单抗等。

　　Wernicke脑病（WE）是由于维生素B_1（即硫胺）缺乏引起的急性中枢神经系统的代谢性疾病，主要临床表现为精神障碍、眼肌麻痹和共济失调，但仅1/3的患者同时出现上述3种症状，而最常见的症状为精神状态异常，包括定向力障碍、淡漠或精力难以集中。此外，若维生素B_1持续缺乏可导致慢性永久性大脑损害，即以精神症状及近期记忆下降为主要表现的Korsakoff综合征。目前认为，WE是一种较为罕见的疾病，人群中患病率为0.4%～2.8%，其中慢性酒精成瘾是最主要的危险因素，有报道称在酒精成瘾的人群中WE的患病率高达12.5%。此外，WE还可见于其他存在营养不良易患因素的人群，如各种原因导致的吸收不良或者摄入不足、透析相关的维生素B_1缺乏、胃肠道疾病或手术、恶性肿瘤等。尽管有研究表明在非酒精成瘾的患者中WE的患病率为0.04%～0.13%，但是在尸检中发现WE的患病率高达20%，提示WE是一种容易被忽视的疾病。由于维生素B_1的检测需要应用质谱，目前仍广泛采用MRI对WE进行诊断。WE典型的表现是丘脑、乳头体、盖板及中脑导水管和第三脑室周围的对称性的长T2信号，长期饮酒的患者还可出现脑萎缩。然而非酒精性营养不良的WE患者头部MRI表现并不典型，可在基底节外其他部位即大脑皮质、小脑、脑神经核团、红核、尾状核及胼胝体压部等出现对称性或散发的长T2信号。S Appenzeller等报道了3例出现认识功能障碍及精神异常的SLE患者，有妊娠剧吐、慢性腹泻等危险因素，头部MRI提示乳头体周围长T2及高FLAIR信号，考虑存在WE，予以大剂量B族维生素治疗后精神神经症状缓解。因此，临床上对于存在营养不良危险因素的患者，若出现精神症状及较为典型的MRI表现，应想到WE的可能并立即予以大剂量B族维生素治疗。

本例患者在起病初期出现发热、PLT减少、血管内溶血及抽搐，查ADAMTS13活性明显降低，考虑TMA诊断明确，结合病史考虑为狼疮病情活动继发，给予激素冲击、血浆置换及免疫抑制剂治疗后抽搐得到控制。但本例患者在狼疮基本控制后仍遗留精神行为异常，且MRI示持续存在的基底节区异常信号，此时应仔细评估患者的症状及影像学表现。本例患者虽影像学表现并不属于经典的WE，但非长期酗酒的患者影像学表现可不典型，同时结合患者长期未进食和疾病消耗的状态，故仍需WE的诊断，后予以大剂量B族维生素治疗后患者病情逐渐改善。综上所述，出现神经精神症状的SLE患者一定要仔细甄别存在的非免疫因素。

参考文献

[1] Moake JL. Thrombotic microangiopathies [J]. N Engl J Med, 2002, 347 (8): 589-600.

[2] Kappler S, Ronan-Bentle S, Graham A. Thrombotic microangiopathies (TTP, HUS,

HELLP）［J］. Hematol Oncol Clin North Am，2017，31（6）：1081-1103.

［3］ Veyradier A，Meyer D. Thrombotic thrombocytopenic purpura and its diagnosis［J］. J Thromb Haemost，2005，3（11）：2420-2427.

［4］ Babar F，Cohen SD. Thrombotic microangiopathies with rheumatologic involvement［J］. Rheum Dis Clin North Am，2018，44（4）：635-649.

［5］ Knöbl P. Thrombotic thrombocytopenic purpura［J］. Memo，2018，11（3）：220-226.

［6］ Bartunek J，Barbato E，Heyndrickx G，et al. Novel antiplatelet agents：ALX-0081，a Nanobody directed towards von Willebrand factor［J］. J Cardiovasc Transl Res，2013，6（3）：355-363.

［7］ Scully M，Knöbl P，Kentouche K，et al. Recombinant ADAMTS-13：first-in-human pharmacokinetics and safety in congenital thrombotic thrombocytopenic purpura［J］. Blood，2017，130（19）：2055-2063.

［8］ El-Husseini A，Hannan S，Awad A，et al. Thrombotic microangiopathy in systemic lupus erythematosus：efficacy of eculizumab［J］. Am J Kidney Dis，2015，65（1）：127-130.

［9］ Boulanger AS，Paquette I，Létourneau G，et al. Wernicke encephalopathy：Guiding thiamine prescription［J］. Encephale，2017，43（3）：259-267.

［10］ Hutcheon DA. Malnutrition-induced Wernicke's encephalopathy following a water-only fasting diet［J］. Nutr Clin Pract，2015，30（1）：92-99.

［11］ Thomson AD，Cook CC，Guerrini I，et al. Wernicke's encephalopathy revisited. Translation of the case history section of the original manuscript by Carl Wernicke 'Lehrbuch der Gehirnkrankheiten fur Aerzte and Studirende'（1881）with a commentary［J］. Alcohol Alcohol，2008，43（2）：174-179.

［12］ Harper C，Fornes P，Duyckaerts C，et al. An international perspective on the prevalence of the Wernicke-Korsakoff syndrome［J］. Metab Brain Dis，1995，10（1）：17-24.

［13］ Netravathi M，Sinha S，Taly AB，et al. Hyperemesis-gravidarum-induced Wernicke's encephalopathy：serial clinical，electrophysiological and MR imaging observations［J］. J Neurol Sci，2009，284（1-2）：214-216.

［14］ Gasquoine PG. A case of bariatric surgery-related Wernicke-Korsakoff syndrome with persisting anterograde amnesia［J］. Arch Clin Neuropsychol，2017，32（5）：610-617.

［15］ Chamorro AJ，Rosón-Hernández B，Medina-García JA，et al. Differences between alcoholic and nonalcoholic patients with Wernicke encephalopathy：a multicenter observational study［J］. Mayo Clin Proc，2017，92（6）：899-907.

［16］Wicklund MR，Knopman DS．Brain MRI findings in Wernicke encephalopathy［J］．Neurol Clin Pract，2013，3（4）：363-364．

［17］Zuccoli G，Pipitone N．Neuroimaging findings in acute Wernicke's encephalopathy：review of the literature［J］．AJR Am J Roentgenol，2009，192（2）：501-508．

［18］Appenzeller S，Reis F，LTL C，et al．Wernicke's encephalopathy mimicking neuropsychiatric symptoms in patients with systemic lupus erythematosus：a report of three cases and literature review［J］．Lupus，2017，26（2）：195-199．

（北京大学人民医院　甘雨舟）

专家点评

　　SLE是风湿免疫科众多疾病中最常见的容易合并危急重症的疾病之一，医师在实际工作中需要时时保持警惕，并对这些危急重症有较为深刻的认识，包括TMA（狼疮常见TTP）、巨噬细胞活化综合征、继发性血友病等，这些疾病发病率虽不高，但死亡率较高。对这些合并症做到早期识别、早期干预是改善预后、挽救患者生命的关键。这些危急重症还可能是风湿免疫性疾病的首发表现或是首诊时的主要表现。本例患者就存在着被其忽略的症状多年没有就诊，直至发生了重症TTP，临床表现出现包括血液系统、神经系统、肾脏等在内的多系统受累。由于医师对其进行了有目的的排查和确诊试验，因此SLE合并TTP得以很快诊断并予以了及时和有效的治疗。由此提示对风湿免疫病少见合并症有深入了解和警觉意识非常重要。

　　本例患者在治疗好转后，出现持续的神志淡漠，进行了相关辅助检查未发现可解释的病因，临床医师并没有简单地将患者遗留的精神行为异常归于基础疾病即SLE所致，而是努力寻找其他可能原因。这是一种临床常见情况，面对患者复杂的临床表现，在缺少证据的情况下，我们经常在本病与其他病因之间犹豫和徘徊，治疗难以决断。习惯性思维和一元论倾向，有时会导致我们首先考虑基础免疫病活动、病情尚未控制而试验性加强本病治疗。因此，不放弃"二元论"、努力寻找线索可以防止患者的过度治疗及其所带来的风险与危害。本例患者的线索在于影像学异常——头部MRI提示出的异常信号，借助神经内科医师的经验，结合患者神经精神症状及影像学表现，尤其结合患者近期进食状态不佳，给出了"WE"的拟诊断，并予以了试验性治疗取得疗效。由此提示免疫病患者出现神经精神症状时，不能仅考虑免疫相关因素，还一定要排查非免疫因素所致，如代谢性疾病、内分泌系统疾病、药物因素相关以及电解质紊乱等。

神经精神系统受累在风湿免疫病患者中不少见，鉴别诊断也比较困难复杂。本例病例值得借鉴的是，临床上的任何一个疑点都不应放弃，不要忽略在患者身上寻找"危险因素"，当SLE或其他风湿病患者在各种原因导致吸收不良或者摄入不足时，若出现精神症状，除了狼疮脑病，还应想到WE的可能，结合患者较为典型的头部MRI表现，及时予以大剂量B族维生素治疗。

（北京大学人民医院　贾　园）

34 头痛、言语不利、眼动受限、左侧肢体活动障碍

病历摘要

患者，男性，33岁。因"反复头痛、言语不利、眼动受限、左侧肢体活动障碍4年"入院。

现病史：患者4年前上班过程中突然出现左侧口角歪斜、言语欠清晰，就诊于当地医院，头MRI＋DWI示右侧基底节区新发病灶，考虑诊断为脑梗死，给予阿司匹林100mg每日1次，氯吡咯雷75mg每晚1次，立普妥20mg每晚1次，住院期间间断出现全头胀痛，言语不利基本恢复。1个月后突发双眼睑下垂，视野缺损并有复视，步态不稳，就诊外院，查体右眼内收不全，外展不全伴眼震，左眼内收不全，外展正常，双侧病理征阳性，直线行走不能；头部MRI＋DWI示脑桥、中脑导水管旁、右侧半卵圆中心、双侧内囊后肢可见多处新发病灶；腰穿压力240mmH$_2$O，脑脊液蛋白480mg/L、WBC 22×10^6/L，糖、氯化物正常范围，头颈部CTA（－），给予阿昔洛韦、头孢曲松×10日抗感染、降颅压治疗。患者病情逐渐加重，出现构音不清，左侧肢体无力，经北京会诊中心会诊，考虑诊断为颅内多发病灶，免疫介导脑干脑炎可能性大，给予甲泼尼龙1000mg/d，5日冲击并规律减量，构音不清略好转，但视物、左侧肢体无力无明显改善。

2014年4月因头痛就诊当地医院，头部MRI示右侧基底节区、右侧额叶、脑干多发新病灶，给予甲泼尼龙160mg/d，5日后改为泼尼松片60mg/d，并加用甲氨蝶呤（MTX）7.5mg每周1次，头痛减轻，糖皮质激素减量。泼尼松片减量至2片时再次出现头痛，复查头部MRI示病灶较前额叶病灶较前增多。给予IVIg治疗，头痛无好转，就诊于上级医院，复查头部

MRI+增强提示左侧小脑、枕叶多发新发病灶，未见强化；腰穿示压力200mmH$_2$O，脑脊液蛋白650mg/L，WBC 50×10^6/L，糖、氯化物正常。考虑为中枢系统血管炎，给予泼尼松20mg/d，环磷酰胺（CTX）50mg每日2次。1年前复查头部MRI示左侧小脑、枕叶病灶消失，中脑导水管周围可见点状长T1、长T2，FLAIR高信号，腰穿压力200mmH$_2$O，蛋白、细胞、糖、氯化物正常范围。此后泼尼松每20日减量1.25mg。

2015年6月再发头痛，复查腰穿压力280mmH$_2$O，生化正常，泼尼松维持原量不变，将CTX改为吗替麦考酚酯片500mg每日2次治疗。2015年9月10日出现左下肢无力加重，复查头部MRI示脑桥、右侧额叶及右侧基底节区多发异常高信号影，增强后未见强化；腰穿压力245mmH$_2$O，脑脊液蛋白490mg/L，WBC 10×10^6/L，糖、氯化物正常。考虑系统性血管炎反复，继续泼尼松片10mg每日1次、吗替麦考酚酯500mg每日2次治疗，患者左侧肢体无力略好转。2016年2月出现右手不自主抖动，活动时为著，静止时减轻，复查头部MRI左侧基底节区新发病灶，脑桥、右侧额叶、右侧基底节区病灶基本消失，加量泼尼松至50mg每日1次并缓慢减量，同时给予CTX 100mg每日1次，患者手抖症状逐渐消失。

此后患者于2016年5月、2017年10月再发头痛，就诊后复查头部MRI，桥延交界、桥臂以及双侧小脑半球、右侧枕叶及双侧侧脑室后脚旁多发新病灶，腰穿压力升高，蛋白轻度升高，给予糖皮质激素冲击治疗后症状减轻。为明确诊断收入院。患者自幼双手皮疹，无明显瘙痒，于外院皮肤活检示表皮水肿，真皮血管扩张，管壁增厚，管周少量炎细胞浸润，可见大量红细胞外溢。病程中患者无光过敏、口干、眼干、雷诺现象。

既往史：自幼皮肤干燥，出汗较少。诉自幼体育成绩差，较同龄儿童运动能力差。

家族史：3个舅舅因肾病肾衰竭死亡。

体格检查：神清、中度构音障碍，左侧偏盲，双眼外展位，对光反应迟钝，左侧中枢性面舌瘫，双侧肌力、肌张力正常，左侧腱反射亢进，双侧巴宾斯基征阳性，左肢笨拙，行走直线困难。双手掌侧可见针尖样大小红疹，心肺腹查体未见异常。

辅助检查：血、生化、尿、便常规正常，ESR 21mm/h，hsCRP 1.5mg/L，

ASO（－），ANA、ANCA、抗ENA抗体谱均（－），抗磷脂抗体谱（－），蛋白C＋蛋白S（－）。TORCH10项、T-SPOT.TB、HIV、HBV、HCV均（－）。代谢相关，HCY 18.1μmol/L；叶酸、维生素B_{12}正常。脑脊液相关检查，常规WBC总数$8×10^6$/L，单核细胞$6×10^6$/L，多核细胞$2×10^6$/L；生化，脑脊液蛋白0.76g/L，糖2.3mmol/L；细胞学，WBC 500/0.5ml，L% 70%，N% 10%，M% 20%，激活淋巴细胞（＋）。免疫学检查，自身免疫性脑炎相关抗体（－）；MBP 0.86nmol/L；抗（Hu.Yo.Ri）抗体（－）；抗AQP4抗体（－）；TORCH10项＋梅毒抗体IgM吸附试验＋隐球菌抗体定量（－）。头颈部、上下肢动静脉超声未见异常。TCD＋发泡试验栓子监测未见异常。胸部CT、腹盆CT，未见明显异常。头部常规MRI＋T2×WI，示新见右侧小脑半球新发梗死灶；原左侧小脑半球病变FLAIR上呈高信号，DWI高信号消失；左侧小脑半球、左枕叶多发微出血灶；双侧半卵圆中心、侧脑室旁多发点片状高信号，大致同前。皮肤活检，示真皮浅层血管扩张，其周围炎症浸润不明显，考虑毛细血管扩张症。

诊断与治疗：入院后患者间断头痛，存在新发病灶，脑脊液提示存在激活淋巴细胞，给予甲泼尼龙1000mg每日1次×3日，500mg每日1次×3日，后改为口服甲泼尼龙48mg每日1次。应用糖皮质激素后患者头痛明显好转，可停用镇痛药物，几乎无疼痛再次发作。α-半乳糖苷酶结果回报0.1nmol/（h·mg）pr，肌电图未见神经源性及肌源性损伤，SSR异常。基因结果回报，GLA基因外显子7内检测到c1094dup移码突变。诊断Fabry病，停用CTX，甲泼尼龙每周减10mg，逐渐减停。半年后随诊患者，仍间断头痛，左侧肢体无力无明显改善，但经康复治疗可拄拐行走。

分析与讨论

患者为青年男性，急性起病，反复发作，病程较长，以发作性头痛、言语不利、视物异常、左侧肢体无力为主要表现。患者多次头部MRI提示新发病灶，病灶特点为DWI高信号，ADC低信号，部分病灶遗留腔隙性脑梗死，呈长T1长T2，Flair高信号，为急性或亚急性缺血病灶，主要分布于皮质下白质，临床上定位考虑为内侧纵束、小脑，结合影像学定位主要定位于脑干、小脑、皮质下，后循环为主。结合患者头痛、颅压升高，合并脑膜受累，定性诊断方面考虑如下。

（1）患者青少年起病，无高血压、高脂血症、肥胖、吸烟等动脉粥样硬化危险因素，经血管超声检查未见动脉粥样硬化改变，动脉粥样硬化不支持；经完善高凝相关检查，反复行超声心动图、TCD＋发泡试验等结果未见明显异常，青年卒中常见的心源性卒中、反常栓塞可以排除。

（2）青年男性，慢性的反复的卒中样发作、头痛，影像学提示多发的以小血管分布为主的缺血病灶，糖皮质激素治疗似乎有效，且脑脊液检查提示蛋白、细胞升高，考虑中枢性血管炎可能，但患者无肺、肾等系统性血管炎受累证据，病程中炎症指标不高，抗体检查均阴性，病灶分布主要白质受累多见，且SWI未见出血情况，为非坏死病变。进一步行CTA、MRA均正常，为血管炎不支持点。

（3）患者自幼出现自主神经系统异常，皮疹符合毛细血管扩张症，家族中3个舅舅均死于肾脏相关疾病，且为非同期发病，均于40岁左右因肾衰竭去世，病史均持续10余年。结合患者的发病年龄及肾病家族史，遗传性疾病需重点考虑，常见的卒中相关遗传性疾病主要包括皮质下梗死伴白质脑病的常染色体显性遗传性脑动脉病、皮质下梗死伴白质脑病的常染色体隐性遗传性脑动脉病、线粒体脑肌病伴高乳酸血症和卒中样发作（MELAS）和Fabry病。通过绘制家系图，除外了以母系遗传为主的MELAS，进一步完善α-半乳糖苷酶检查及基因检查，最终确诊为Fabry病。

Fabry病，又称Anderson-Fabry病，是仅次于Gaucher病的第二常见溶酶体蓄积性病。这是一种X连锁的先天性糖鞘脂代谢途径缺陷，引起三己糖酰基鞘脂醇（globotriaosylceramide，Gb3）在皮肤、肾、神经系统、心脏、角膜的各种细胞的溶酶体中蓄积，引起各脏器功能损害。其病理过程是Gb3在不同器官的沉积产生首要损害，激活细胞内氧化应激，进而引起细胞内功能障碍、缺血和纤维化，最终引起严重的终末期器官损害和衰竭。这个过程在生命早期即开始发生，可维持很多年的无症状期，即使同一基因型的患者主要器官损害的时间跨度也不同。临床表现始于儿童期，可表现为剧烈的神经性疼痛或肢体疼痛，由应激、极热或极冷以及强体力活动诱发。毛细血管扩张和血管角皮瘤为该病的典型表现，70%以上的患者会出现Fabry病的皮肤表现，平均发病年龄为17岁。肾脏可出现蛋白尿、多尿以及烦渴，或肾功能不全。其他非特异性表现包括热、冷和运动不耐受，少汗，淋巴结肿大以及胃肠道症状（如腹痛和腹泻）。成年期，患者会出现进行性心脏和脑受累，是大多数Fabry病相关死亡的原因。心脏受累包括向心性左室肥厚、心力衰竭、冠状动脉疾病、主动脉瓣和二尖瓣异常以及传导异常。除心脏外，神经系统在成人中也比较容易受累，约25%的患者会发生短暂性脑缺血发作和脑卒中，平均发病年龄为40岁。脑卒中可表现为偏瘫、偏盲、眩晕、共济失调和构音障碍等，均是颅内多发的小血管病变所致，特别是后循环血管，可能是Gb3选择性累及椎基底动脉系统，使其血管壁弹性变差，这可能是Fabry病患者较普通人群更易发生后循环卒中的一个原因，但前循环血管也多存在异常，这些已通过尸检和血管造影得到证实。而上述提及的剧烈的肢体疼痛、冷、热及运动不耐受常是周围神经损害的表现，这往往是一个长期的损害，可能为疾病的首发症状，发生的原因可能为Gb3在神经细胞中堆积，影响一些重要蛋白的功能，如离子通道，从而导致神经损伤和功能紊乱。在明确确定了家族史和典型表型的情况下，如果男性的血浆α-半乳糖苷酶活性较低，通常可以确诊，对于α-半乳糖苷酶活性水平处于临界值的男性和女性，可以进行基因检测。

在本例患者中，出现了以脑卒中为主的中枢神经系统受累及少汗、运动不耐受等周围神经病变外，还存在脑膜受累。Fabry病较少累及脑膜。在1962～2009年的文献总结中可以看到18例Fabry病合并无菌性脑膜炎的患者，多数合并反复脑卒中，部分患者糖皮质激素治疗有效，可能与血管内皮损伤激活炎症信号通路有关。

Fabry病无法治愈。Fabry病的治疗重点在于补充缺失或不足的酶（α-半乳糖苷酶）。所有存在经典型疾病的男性（即α-半乳糖苷酶水平极低或检测不到）都应在诊断后立刻开始酶替代治疗（enzyme replacement therapy，ERT），无论是否有临床表现。女性携带者及存在非经典型疾病的男性（即α-半乳糖苷酶处于临界水平）应在出现临床表现（如肾、神经系统、心血管系统表现）时接受ERT。虽然正在开发新疗法，但其治疗Fabry病的作用很不明确。现已研制出两种重组人α-半乳糖苷酶，即瑞普佳

（Replagal），为α-半乳糖苷酶，采用基因工程处理的人类细胞系生产；法布赞（Fabrazyme），为β-半乳糖苷酶通过中国仓鼠的卵巢细胞系生产。

本例患者提示我们，反复卒中的青年男性，当存在毛细血管扩张症、心脏病变或者自主神经系统异常表现时，应想到Fabry病的可能。对于怀疑Fabry病的患者，可检测血浆α-半乳糖苷酶活性来证实，必要时可进一步完善基因检测。在治疗方面，目前尚无法治愈，但尽早诊断可帮助患者进行产前诊断，实现优生优育。

参考文献

［1］Germain DP. Fabry disease［J］. Orphanet J Rare Dis，2010，5：30.

［2］Branton MH，Schiffmann R，Sabnis SG，et al. Natural history of Fabry renal disease：influence of alpha-galactosidase A activity and genetic mutations on clinical course［J］. Medicine（Baltimore），2002，81（2）：122-138.

［3］Mehta A，Ricci R，Widmer U，et al. Fabry disease defined：baseline clinical manifestations of 366 patients in the Fabry outcome survey［J］. Eur J Clin Invest，2004，34（3）：236-242.

［4］MacDermot KD，Holmes A，Miners AH. Anderson-Fabry disease：clinical manifestations and impact of disease in a cohort of 98 hemizygous males［J］. J Med Genet，2001，38（11）：750-760.

［5］Waldek S，Patel MR，Banikazemi M，et al. Life expectancy and cause of death in males and females with Fabry disease：findings from the Fabry registry［J］. Genet Med，2009，11（11）：790-796.

［6］Viana-Baptista M. Stroke and Fabry disease［J］. J Neurol，2012，259（6）：1019-1028.

［7］Schiffmann R，Kopp JB，Austin HA，et al. Enzyme replacement therapy in Fabry disease：a randomized controlled trial［J］. JAMA，2001，285（21）：2743-2749.

［8］Rozenfeld P，Feriozzi S. Contribution of inflammatory pathways to Fabry disease pathogenesis［J］. Mol Genet Metab，2017，122（3）：19-27.

［9］Schiffmann R，Murray GJ，Treco D，et al. Infusion of alpha-galactosidase A reduces tissue globotriaosylceramide storage in patients with Fabry disease［J］. Proc Natl Acad Sci USA，2000，97（1）：365-370.

［10］Eng CM，Banikazemi M，Gordon RE，et al. A phase 1/2 clinical trial of enzyme replacement in fabry disease: pharmacokinetic, substrate clearance, and safety studies [J]. Am J Hum Genet, 2001, 68 (3): 711-722.

[11] Eng CM, Guffon N, Wilcox WR, et al. Safety and efficacy of recombinant human al-pha-galactosidase A replacement therapy in Fabry's disease [J]. N Engl J Med, 2001, 345 (1): 9-16.

（北京协和医院 韩欣欣）

专家点评

本例是以反复脑血管事件为主要临床表现的青年男性患者，提示临床医师在诊治过程中应尽可能拓展思路，鉴别诊断除了考虑系统性血管炎、抗磷脂综合征等常见风湿免疫病所致的中枢神经系统受累之外，还需要考虑遗传代谢类疾病所致的颅内血管病变可能性。结合青年起病，长期慢性病程，以及毛细血管扩张症、自主神经功能紊乱等其他系统蛛丝马迹的症状和体征，能够给予临床医师一些提示，最终仍需要通过基因突变检测或者蛋白质功能检测进行确诊。

（北京协和医院 赵久良）

35 舞步流转谁人伤
——四肢不自主运动

病历摘要

患者，女性，24岁。因"反复肢体不自主运动4个月"入院。

现病史：4个月前患者无诱因出现右眼角、口角阵发性抽动，右手持物不稳，行走时右踝不自主旋转，不规则、无重复、变幻不定、突发骤止，无发热、意识障碍、四肢强直、双眼凝视、头痛、恶心、呕吐等。当地医院查脑脊液压力、常规、生化、病原学均阴性；头部增强MRI未见明显异常，氟哌啶醇、奥拉西坦治疗后症状部分好转。停药1个月后再次出现口角抽动、手腕扭动、手指挥舞，左侧明显。ANA（H）1:1280，抗dsDNA抗体（-）；PT 13秒、APTT 61.5秒；ACL＞120kU/L，抗β_2-GP1＞200RU/ml，LA 2.16；为进一步诊治收入病房。

既往史：2014年12月曾有发热、双手关节肿痛、胸腔积液、血三系减低（WBC 2.14×10^9/L，Hb 56g/L，PLT 7×10^9/L）；Coombs试验（+）；当时考虑"结缔组织病（CTD）、肺泡出血"，给予机械通气、抗感染、丙种球蛋白、输血治疗后好转。

婚育史：G1P1，否认病理妊娠。

个人史、家族史：无特殊。

体格检查：浅表淋巴结未触及，心、肺、腹体格检查无特殊。神经系统方面，左侧肢体肌张力异常，右侧肢体肌力5级，左侧肢体肌力4级，左膝反射稍强，双侧巴宾斯基征（-）。

辅助检查：血常规、尿常规、肝肾功能基本正常；ESR 32mm/h，CRP、补体、免疫球蛋白、RF、ASO正常。超声心动图、脑电图正常，眼科未见

K-F环；腰穿脑脊液压力145mmH$_2$O，脑脊液常规、生化正常；头部MRI示双侧半卵圆中心点状T2高信号，非特异性改变；头部MRA、MRV正常。PET-CT示右侧纹状体、丘脑SUV值较左侧升高。

诊断与治疗：结合患者青年女性，ANA阳性，血液系统、呼吸系统、神经系统受累，考虑诊断为系统性红斑狼疮（SLE）。治疗方面，给予甲泼尼龙1g/d治疗3日，序贯泼尼松60mg/d、CTX 0.4g每周1次，因患者无明确血栓栓塞事件，给予单药阿司匹林0.1g每日1次抗血小板治疗，氯硝西泮改善神经系统症状。2周后患者肢体不自主运动显著改善，肌力、肌张力正常，3个月后复查PET见右基底节区病灶SUV较前降低。

分析与讨论

本病例的特点如下：①青年女性，慢性病程；②因反复肢体远端不规律、无规则的不自主运动入院；③追溯既往史曾有发热、关节痛、血三系减低及胸腔积液、肺泡出血，IVIg治疗有效；④辅助检查提示ANA、Coombs试验、抗磷脂抗体阳性，头部MRI、MRA及脑脊液检查未见明确异常，PET-CT见右基底节区代谢增高。

患者本次的肢体不自主运动符合舞蹈症表现。成人舞蹈症常见的原因包括遗传相关、脑血管疾病、中枢神经系统感染、内分泌系统及自身免疫相关。患者无亨廷顿病家族史、既往史，血清铜蓝蛋白及外周血涂片正常，可除外亨廷顿病、肝豆状核变性及棘红细胞增多症等遗传相关；头部MRI、MRA、MRV均未见出血、梗死、血管栓塞等表现，不考虑脑血管疾病相关；患者无头痛、病理征，脑脊液检查均阴性，非中枢神经系统感染表现；患者无严重的血糖、血钠异常，无甲状腺功能亢进症等病史，内分泌相关可能性不大；免疫方面包括小舞蹈症、SLE、白塞综合征等均可出现舞蹈症。

结合患者既往SLE病史、抗磷脂抗体阳性，考虑患者为神经精神性狼疮，舞蹈症症状可能与高滴度抗磷脂抗体相关。抗磷脂抗体相关舞蹈症机制尚不完全明确，可能与抗体介导的血栓事件导致基底节区缺血相关，但该患者无基底节区血管栓塞、缺血的影像学证据。除此之外，抗磷脂抗体还可能直接作用于神经细胞，影响神经元结构、功能。有研究在体外用抗β₂-GP1抗体阳性患者的血清处理神经细胞及脑活检组织，发现抗β₂-GP1抗体可结合核盘、轴突纤维、微血管内皮细胞等部位受体。ACL处理小鼠脑组织，发现其可结合胼胝体两侧神经元，还可结合星形胶质细胞，胶质纤维酸性蛋白减少，甚至凋亡增加，导致星形胶质细胞胶质纤维酸性蛋白减少、树突减少甚至消失，进而破坏血脑屏障，增加抗体的中枢透过。此外，还有动物试验发现抗磷脂酰丝氨酸抗体可结合髓鞘、纤毛处等部位受体，优先结合髓鞘致密线（少突胶质细胞质膜），可能因此而造成神经系统损伤。在影像学检查方面，有病例提示抗磷脂抗体阳性患者合并舞蹈症头部MRI可以完全正常，但PET/CT可以出现豆状核高代谢。本病例患者头部MRI反复筛查阴性情况下PET/CT提示右基底节区SUV偏高，符合症状定位，经治疗症状好转后PET/CT亦有所恢复。

此病例提示我们，抗磷脂抗体对中枢神经系统损害不仅表现为血栓事件所致的缺血，还包括抗体直接介导神经元损伤、血脑屏障受损等表现，此时抗凝、抗血小板治疗可能效果有限，而糖皮质激素联合免疫抑制剂抗炎治疗尤为重要。另外，CTD相关早期神经系统损害可能表现为功能改变而非器质性占位，此时PET/CT较常规MRI更敏感，且可能随病情活动变化，可作为病情评估方法之一。

参考文献

［1］Bhidayasiri R，Truong DD．Chorea and related disorders［J］．Postgrad Med J，2004，80（947）：527-534.

［2］Caronti B，Calderaro C，Alessandri C，et al．Serum anti-β2-glycoprotein I antibodies from patients with antiphospholipid antibody syndrome bind central nervous system cells［J］．Journal of Autoimmunity，1998，11（5）：425-429.

［3］Sun KH，Liu WT，Tsai CY，et al．Inhibition of astrocyte proliferation and binding to brain tissue of anticardiolipin antibodies purified from lupus serum［J］．Annals of the Rheumatic Diseases，1992，51（6）：707-712.

［4］Kent MN，Alvarez FJ，Ah-Kau Ng AK，et al．Ultrastructural localization of monoclonal antiphospholipid antibody binding to rat brain[J]. Experimental Neurology,2000,163(1): 173-179.

[5] Safarpour D，Buckingham S，Jabbari B. Chorea associated with high titers of antiphospholipid antibodies in the absence of antiphospholipid antibody syndrome[J]. Tremor Other Hyperkinet Mov，2015，5：294.

（北京协和医院　林丽灵　蒋　慧　赵久良）

专家点评

　　过去30年里，随着抗磷脂综合征（APS）相关研究不断深入拓展，临床医师对于APS的认识和诊治理念已经发生显著改变。最早在2004年悉尼修订APS分类标准会议上专家组就已经提出，APS可能存在血栓事件、病理妊娠以外的抗磷脂抗体相关临床表现，包括网状青斑、浅表性静脉炎、血小板减少症、抗磷脂抗体相关肾脏病变、心脏瓣膜病变（瓣膜赘生物、瓣膜增厚和瓣膜反流等）、溶血性贫血、舞蹈症、认知障碍和横贯性脊髓炎等，这些均非血管性血栓事件所致，但可能与抗磷脂抗体的促凝或促炎状态相关，通常称为"标准外临床表现"。它们与血栓事件和病理妊娠风险，以及疾病预后之间存在密切关联，具有额外的诊断价值，并且可能在诊治过程中影响治疗决策。本病例就是典型的抗磷脂抗体相关标准外临床表现。在临床实践中，对于APS患者应详细询问病史和体格检查，评估有无标准外临床表现；反之，对于出现上述临床表现的患者需积极筛查抗磷脂抗体，警惕APS可能。

（北京协和医院　赵久良）

病历摘要

患儿，女性，14岁。因"发现双下肢皮下结节2个月，头痛、复视1月余"入院。

现病史：患者于2018年9月17日无明显诱因发现双小腿前侧数个黄豆大小皮下结节，表面呈青色，触之质硬，后结节逐渐增大，并转变为淡红色质硬斑块，逐渐向小腿后侧及双侧大腿蔓延，局部无发热、疼痛、瘙痒，未系统诊治。2018年9月24日体育课出汗，自感受凉后出现头痛、流涕，头痛为左侧额部、颞部、后枕部钻痛、跳痛，疼痛VAS评分7～8分（0～10分）。口服布洛芬后，头痛好转可持续4～5小时，有夜间痛醒，伴低热、乏力、食欲减退、出汗增多、睡眠增多、烦躁、月经不调、咳嗽，体温最高37.5℃，咳嗽为干咳。2018年9月28日就诊于当地医院，完善颅脑CT、颅脑MRI平扫未发现明显异常，口服药物治疗（具体不详），症状无改善。2018年10月14日出现双眼复视，虚影在实影外侧，向左侧凝视时虚影与实影距离最大。10月18日再次就诊于当地医院，诊断不详，给予以"苯甲酸利扎曲普坦、加巴喷丁"治疗，症状未缓解。

10月22日就诊于我院神经内科，实验室检查示ESR 24mm/h、结核3项、T-SPOT.TB、ANA等自身抗体均未见异常，给予口服盐酸氟桂利嗪胶囊、复方天麻蜜环糖肽片等治疗，头痛稍缓解。于我院皮肤科行皮肤组织病理活检，病理结果（2018-10-31）回报表皮大致正常，真皮及皮下组织细胞结节状浸润，其内可见多核巨细胞，周围稀疏淋巴细胞浸润，部分形成裸结节。免疫组化CD68（＋）、CD1a（－）、S-100（个别＋）。病理诊断为结节病。11月7日给予甲泼尼龙 40mg 静滴每日1次，用药5日后，头痛、复视症状消失，皮损较入院前减轻。发病过程中，无肢体无力、麻木、疼痛，无眼球疼痛、眼球运动障碍、视野缺损、视力下降。入院时精神状态良好，体力、食欲、睡眠、二便正常，体重无明显变化。为进一步检查及治疗，门诊以"结节病"收入院。

既往史：3年前曾患"面瘫"，给予中药及针灸治疗后好转。从小舌苔较薄，舌皱襞较深。

个人史、家族史：无特殊。

体格检查：双下肢可见散在分布的数个大小不等的青灰色斑片、皮下结节，边界模糊，上覆鳞屑，多数触诊质软，少数触之质硬。神志清楚、言语流利，高级皮质功能正常。脑神经查体未见异常。四肢肌容积、肌力、肌张力、共济运动、四肢深浅感觉未见异常。四肢腱反射对称存在。双侧病理征阴性。

实验室检查：血、尿、便常规均正常，ESR 24mm/h，CRP正常，PPD、T-SPOT.TB、G试验、GM试验、EBV、CMV、ANA等自身抗体均阴性。腰穿，初压150mmH$_2$O，末压120mmH$_2$O，脑脊液常规、生化正常，脑脊液涂片、病原学培养、神经元抗体、AQP4抗体、MOG抗体、寡克隆区带、NMDAR抗体均未见异常。

影像学检查：胸部CT（2018-11-06我院），示左肺下叶少许微小斑索灶，考虑良性可能。颅脑增强MRI（2018-11-15我院），示双侧鞍旁海绵窦区见团片状等T1稍短T2信号，DWI未见异常高信号，增强明显强化，局部边界欠清，形似"蝴蝶"，邻近硬脑膜增厚。综上考虑非特异性炎性病变，结缔组织病及自身免疫性疾病可能性大。

诊断与治疗：综合上述病史及相关实验室检查，诊断神经系统结节病。给予甲泼尼龙40mg/d，头痛头晕明显缓解，双下肢皮疹明显消退。2019年11月糖皮质激素规律减量至甲泼尼龙8mg/d时，再次出现头痛症状，用药方案调整为甲泼尼龙24mg/d、他克莫司胶囊 1mg每日2次后，头痛再次缓解。

分析与讨论

患者为少年女性，亚急性起病，进展性病程，主要表现为双下肢皮下结节、头痛、复视，并伴有低热、乏力、脱发、出汗增多、口干、干咳。实验室检查示ESR等炎性指标偏高，结核、真菌、病毒等感染指标以及ANA等自身抗体均阴性，腰穿提示脑脊液压力轻度升高，脑脊液常规、生化、涂片、病原学培养均阴性，与神经系统免疫相关性疾病的自身抗体也均为阴性，颅脑增强MRI提示双侧海绵窦炎性改变，皮下结节病理提示结节病，糖皮质激素治疗后头痛、复视及下肢皮疹消失，故诊断首先考虑结节病，并累及中枢神经系统。

结节病是一种多系统受累的非坏死性肉芽肿性疾病，目前病因尚不明确。本病好发于40岁以下，发病年龄为双高峰，第一高峰为青年期，第二高峰为50岁以上中年期，女性发病略高于男性。各种器官均可受累，如肺、淋巴结、皮肤、眼、骨关节、心脏、神经系统、肝等。80%～90%患者有肺门淋巴结肿大，30%～50%有肺浸润，33%可有周围淋巴结浸润，常呈无痛性、孤立病变、质韧、可活动。结节病最常见的皮肤病变为结节红斑，表现为无痛、红斑隆起的皮肤损害，多位于前臂及下肢。眼部症状多表现为虹膜睫状体炎伴视力下降。神经系统可累及周围及中枢神经系统，主要表现为脑神经麻痹，面神经最常受累，还可出现结节病脑膜炎。

本病的实验室检查尚无特异性指标，ESR常升高，但无助于评价疾病活动度。约1/3的结节病患者CRP轻度升高，但其不能区分结节病和其他原因所致炎症，且CRP与治疗反应之间的关系尚不明确。部分患者可出现高丙种球蛋白血症和RF阳性。血管紧张素转化酶（ACE）在50%～75%患者中可升高。ACE的活性增强提示"肉芽肿"的负荷增大，可判断病情的活动性，但也有观点认为ACE水平与疾病活动无关。影像学方面，颅脑MRI，尤其是增强MRI，对于诊断具有重要意义，因其有助于确定疾病的病变程度，并与其他疾病进行有效鉴别，尤其是感染和恶性肿瘤。研究显示，神经系统结节病患者既可以累及脑实质，也可以累及脑膜，病变类型既可以表现为局灶性受累，又可以表现为弥漫多灶性受累。

本病的诊断主要分为可能诊断、很可能诊断和明确诊断三种情况。其中，可能诊断定义为临床症状和神经影像学提示神经系统结节病，但感染和肿瘤并不能严格排除，或没有组织病理学证明是系统性结节病。很可能诊断定义为临床症状和神经影像学提示神经系统结节病，并进行充分的鉴别诊断，尤其是感染和肿瘤，有组织病理学证明是系统性结节病。明确诊断定义为很可能诊断+神经系统病理阳性或针对神经系统结节病1～2年观察期的治疗反应。本例患者虽然未能进行神经系统病理学活检，但其临床症状和神经影像学均提示神经系统结节病，并充分排除了感染和肿瘤，且皮肤病理提示结节病，完全符合"很可能诊断"的标准，加上患者对糖皮质激素治疗1年的反应，最终诊断神经系统结节病明确。

既往有研究显示，结节病有一定的自愈性，当结节病表现为结节红斑、急性关节炎时，自愈可能性比较大，但当累及肝、神经系统、上呼吸道时，多易复发，需积极治疗。本病多以糖皮质激素为一线治疗药物，对于复发患者可采用糖皮质激素+免疫抑制剂/TNF-α抑制剂/利妥昔单抗等治疗。该患者在初始糖皮质激素单药治疗时疗效尚佳，但随着糖皮质激素逐步减量出现疾病复发，而重新将糖皮质激素加量并加用免疫抑制剂他克莫司后，疾病再次得以缓解，提示糖皮质激素+免疫抑制剂治疗可能使某些患者长期缓解。

本例患者提示我们，神经结节病是相对罕见病，虽然神经影像酷似"蝴蝶"，即"蝴蝶征"，但并不是神经结节病的特异性表现，而应纳入包含神经结节病在内的炎性疾病的鉴别诊断。神经病理是本病诊断的金标准，但结合临床表现、实验室和颅脑增强MRI检查、除神经之外的组织活检以及对糖皮质激素的治疗反应，同样可以做出明确诊断。糖皮质激素是本病的一线治疗药物，多数患者对糖皮质激素反应良好。

参考文献

[1] Bargagli E，Prasse A．Sarcoidosis：a review for the internist［J］．Intern Emerg Med，2018，13（3）：325-331.

［2］ Marcellis RG，Lenssen AF，Elfferich MD，et al. Exercise capacity，muscle strength and fatigue in sarcoidosis［J］. Eur Respir J，2011，38（3）：628-634.

［3］ Sweiss NJ，Barnathan ES，Lo K，et al. C-reactive protein predicts response to infliximab in patients with chronic sarcoidosis［J］. Sarcoidosis Vasc Diffuse Lung Dis，2010，27（1）：49-56.

［4］ Studdy PR，Bird R. Serum angiotensin converting enzyme in sarcoidosis—its value in present clinical practice［J］. Ann Clin Biochem，1989，26（Pt 1）：13-18.

［5］ Baughman RP. Pulmonary sarcoidosis［J］. Clin Chest Med，2004，25（3）：521-530.

［6］ Ungprasert P，Carmona EM，Crowson CS，et al. Diagnostic utility of angiotensin-converting enzyme in sarcoidosis：a population-based study［J］. Lung，2016，194：91-95.

［7］ Agnihotri SP，Singhal T，Stern BJ，et al. Neurosarcoidosis［J］. Semin Neurol，2014，34（4）：386-394.

［8］ Dutra LA，Braga-Neto P，Oliveira RA，et al. Neurosarcoidosis：guidance for the general neurologist［J］. Arq de Neuro-psiquiatr，2012，70（4）：293-299.

［9］ Agbogu BN，Stern BJ，Sewell C，et al. Therapeutic considerations in patients with refractory neurosarcoidosis［J］. Arch Neurol，1995，52（9）：875-879.

［10］ Scott TF，Yandora K，Valeri A，et al. Aggressive therapy for neurosarcoidosis：long-term follow-up of 48 treated patients［J］. Arch Neurol，2007，64（5）：691-696.

（中国人民解放军总医院　孙　飞）

专家点评

　　结节病临床表现多变，皮肤受累可表现为相对常见结节红斑、斑丘疹，也可有少见的银屑病样、红皮病样皮疹；胸部受累常表现为散在或多发肺部结节、纵隔尤其是肺门淋巴结肿大，又可有少见的肺占位性病变，故该病常和其他疾病相混淆。结节病累及神经系统相对罕见，尤其像本例以单纯中枢神经系统受累为突出表现，对临床医师来说确实存在诊断难度。好在本病例获得了皮肤病理，提示非坏死性肉芽肿，结合颅脑增强MRI，从而得出了神经系统结节病的诊断。稍有遗憾的是未能获取神经组织病理的证据，但结合患者1年多来的治疗反应，我们同样可以得出明确的诊断。神经结节病的影像学表现多样。本例神经影像酷似"蝴蝶"，并不是神经系统结节病特异性的影像学表现。治疗方面，虽然糖皮质激素是结节病的一线治疗选择，但伴有心脏、肝、眼、神经系统等重要脏器受累时，单用糖皮质激素往往难以控制病情，尤其在糖皮质激素减量过程中，可能会出现疾病复发或加重，对这些患者应及时联用免疫抑制剂以改善其预后。

（中国人民解放军总医院　朱　剑）

37 治不好的"抑郁"
——焦虑、抑郁，顽固性呃逆，腺垂体功能减退，中枢性尿崩症

病历摘要

患者，女性，57岁。因"乏力、烦躁不安、情绪低落5月余，间断呕吐2月余"入院。

现病史：患者5个多月前出现乏力、烦躁不安、情绪低落。当地医院诊断抑郁症、焦虑症，给予相应治疗后烦躁不安、情绪低落较前好转，头痛、头晕逐渐加重，当地医院头部MRI提示多发腔隙性脑梗死，脑白质脱髓鞘。2个多月前出现恶心，非喷射性呕吐，对症治疗效果不佳。4～5天后再次出现恶心、呕吐，并出现意识混乱，语言逻辑不清，无法正常对答，头部CT示双侧基底节及双侧额叶多发脑梗死，5小时后神志自行恢复正常，调整抗焦虑、抑郁药物方案，效果不佳。1个多月前进一步就诊，查血常规、尿常规、肝肾功能正常，血钠155.2mmol/L。腰穿脑脊液压力225mmH$_2$O，常规，WBC 30×10^6/L，LY% 79%；生化，蛋白1792.4mg/L（参考范围150～450mg/L），糖2.35mmol/L（参考范围2.5～4.5mmol/L）。自身免疫性脑炎相关抗体均阴性，AQP4阴性。甲状腺功能检查，T$_4$ 60.22nmol/L，FT$_3$ 2.73pmol/L，FT$_4$ 8.43pmol/L，TSH 1.93mU/L；性腺功能检查，PRL 1911mU/L，FSH 2.51U/L，LH 0.14U/L；皮质醇功能检查，8am ACTH 1.37pmol/L，皮质醇48.85nmol/L。头部＋颈椎MRI示鞍区及鞍上、胼胝体、双侧大脑半球、小脑、脑干、颈胸髓表面多发异常信号。PET-CT示鞍区及鞍上、双侧大脑半球及小脑表面、颈胸段脊髓及骶髓见多发等密度软组织影代谢活跃，右侧锁骨上区及纵隔见多发肿大淋巴结代谢活跃。诊断

尚不明确，为进一步诊治收入我科。病程中有口干、偶有眼干，无牙齿脱落，无发热、光过敏、皮疹、口腔溃疡、外阴溃疡、脱发、雷诺现象。自发病来精神、睡眠差，食欲尚可，每5～7天排便1次，大便干结，排出费力，小便正常。

既往史：2002年因子宫肌瘤行子宫全切术。

个人史、婚育史：无特殊。

家族史：有食管癌、高血压、冠心病、脑血管病家族史。

体格检查：体温36.3℃，脉搏72次/分，呼吸20次/分，BP 110/73mmHg（左=右），BMI 20.68，表情忧虑，语速慢，面部表情少，动作迟缓，视野正常，心肺腹查体（-）。双侧膝腱反射对称偏低。双侧巴宾斯基征（-），双下肢Chaddock征（+）。

实验室检查：血常规，WBC 7.7×10^9/L，Hb 131g/L，PLT 134×10^9/L；尿常规，pH 7.5，尿比重1.004。24小时尿蛋白0.04g(4400ml)；肾早损检查，NAG 28.7U/L，α_1-微球蛋白44.1mg/L，肝肾功能正常；电解质钙2.27mmol/L，钠135.17mmol/L→148.09mmol/L→136.23mmol/L→146.68mmol/L。hsCRP 0.17mg/L，ESR 2mm/h。血ACE 10U/L（参考范围18～55U/L）。ANA谱阴性。血Ig、补体C3未见异常，补体C4 0.117g/L。Coombs试验（+），抗IgG（+），血、尿固定电泳（-）。肿瘤标志物未见异常。T-SPOT.TB，A/B抗原10/7 SFCs/2.5×10^5 PBMC。PPD试验，阴性。浅表淋巴结超声（-），眼科会诊，无色素膜炎表现，视野正常。TgAb、TPO-Ab（-）；甲状腺激素检查结果见表5-1。

表5-1　患者甲状腺检查结果

指标	1月25日	2月13日
FT₃ [pmol/L]	1.62（1.8～4.1）	1.18（3.5～6.5）
T₃ [nmol/L]	0.45（0.66～1.92）	0.89（0.92～2.79）
FT₄ [pmol/L]	1.07（0.81～1.89）	10.78（11.78～22.70）
T₄ [nmol/L]	7.0（4.3～12.5）	81.3（58.1～148.6）
TSH [mU/L]	0.108（0.38～4.30）	0.050（0.55～4.78）

性腺激素检查，FSH 0.97U/L，LH＜0.01U/L，PRL 2.15nmol/L，睾酮＜0.003nmol/L；E$_2$、孕酮、βHCG（－），GH 0.009nmol/L。

患者入院后每日入量2500～5000ml、尿量2700～5000ml，血钠134～152mmol/L；血渗透压300mOsm/kg，尿渗透压374mOsm/kg↓（参考范围600～1000mOsm/kg），24小时尿钠66mmol↓（参考范围130～260mmol）、24小时尿氯70.4mmol↓（参考范围110～250mmol）。禁水加压试验结果见表5-2。

表5-2　禁水加压试验结果

时间	体重（kg）	尿量（ml）	血压（mmHg）	心率（次/分）	血渗透压（mOsm/kg）	尿渗透压（mOsm/kg）	尿比重	血钠（mmol/L）
10：00	55.2		96/68	80	282	125	1.004	139.89
11：00	55.2	150	108/74	79	282	107	1.002	－
12：00	54.9	210	103/79	81	291	104	1.003	140.65
13：00	54.7	190	92/69	81	294	126	1.004	－
14：00	54.4	220	99/71	81	297	122	1.004	141.15
14：40	注射垂体后叶素注射液5U							
15：40	53.4	150	101/75	77	298	184	1.006	139.76
16：40	53.3	50	95/61	78	294	485	1.016	140.48

腰穿，脑脊液压力135mmH$_2$O，常规，细胞总数5个/mm^3；生化，蛋白0.61g/L（0.15～0.45g/L）、糖3.68mmol/L（指尖血糖14.4mmol/L）、氯125.4mmol/L；细菌、真菌、TB、病毒抗体（－），培养（－）；脑脊液及血寡克隆区带（＋），且脑脊液中与血区带不同（Ⅲ型），血脑屏障通透性、IgG指数、MBP等未见明显异常。

病理，前纵隔，淋巴结肉芽肿性病变；右锁骨上淋巴结穿刺，穿刺送检为少量淋巴及纤维组织，其中可见散在破碎的上皮样肉芽肿。

影像学检查：甲状腺超声示甲状腺体积稍小，回声欠均。头部增强MRI示双侧额顶叶白质散在缺血灶，轻度脑白质脑髓鞘，双侧额部及左侧顶枕部胸膜增厚伴异常强化。颈椎增强MRI示颈1～胸2脊髓内多发小结节状高强化灶。垂体增强MRI示空泡蝶鞍。扫描范围内脊髓及脑干多发可疑点状异常强化。

诊断与治疗：患者存在中枢神经系统受累，腺垂体功能减退，中枢性尿崩症，结合病理提示，考虑结节病诊断，给予甲泼尼龙48mg每日1次＋甲氨蝶呤每周12.5mg治疗，同时继续给予抗焦虑药物及糖皮质激素替代治疗。随访半年时间，甲泼尼龙逐渐减量至12mg每日1次，患者症状改善，无菌性脑膜炎改善，头部影像学改善。

分析与讨论

患者为中年女性，慢性病程，进行性加重。以焦虑、抑郁等精神症状起病，进而出现顽固性呃逆表现，经过进一步检查提示多发神经系统受累及腺垂体功能减退，无明确感染及肿瘤证据，临床需考虑免疫系统疾病所致多系统受累可能。

本例患者多次检查均未提示特异性抗体，临床表现亦无特殊指向性，因此并非我们常见的系统性红斑狼疮、系统性血管炎、原发性干燥综合征、IgG4相关性疾病等疾病，这给我们诊断带来很大困难。但患者突出表现为两个系统的问题，一为中枢神经系统，一为内分泌系统。

神经系统方面，患者首发症状为烦躁不安、情绪低落，提示可能存在高级皮质功能问题，乏力、食欲减退可能为全身系统性疾病的反应，也可能为躯体化症状，头痛、头晕、视物模糊提示可能存在脑病或因颅内压升高所致；顽固性呃逆可能为消化系统本身问题，亦可能是中枢神经系统本身病变所致；乏力、头痛、头晕等表现同样可用脑、脊髓或神经肌肉受累解释，发作性意识混乱、语言逻辑不清进一步确定脑病确凿，但需进一步明确是否原发于神经系统。进一步查体语速慢，动作迟缓，面部表情少提示定位诊断可能为皮质功能或锥体外系受累，双下肢Chaddock征（＋）提示锥体束受累。影像学检查证实存在延髓、脑桥及脊髓多发病变。脑脊液检查提示存在无菌性脑膜炎。因此本患者神经系统的定位诊断为多系统、多发病变。定位诊断后进一步寻找定性诊断主要为获得性疾病及遗传性疾病。患者中年起病，遗传性疾病可能小，获得性疾病中，患者目前无慢性感染性疾病、恶性肿瘤性疾病及营养代谢性疾病证据，因此考虑自身免疫性疾病可能大。而自身免疫性疾病中患者不符合中枢神经系统脱髓鞘病及副肿瘤综合征表现，继发于系统性疾病如血管炎或肉芽肿性病变可能性最大。

内分泌方面，患者存在低促性腺激素性腺功能减退、继发性肾上腺皮质功能不全、继发性甲状腺功能减退。同时患者存在多饮、多尿，完善检查提示低比重尿、尿渗透压降低，进一步行禁水加压试验提示存在完全性中枢性尿崩症。腺垂体功能减退常见病因中，患者非遗传因素所致，同时无垂体、下丘脑肿瘤等证据，无Sheehan综合征，无手术、创伤、放射性损伤，无感染和炎症，最可能的继发因素为IgG4相关性疾病或结节病。而中枢性尿崩症常见的继发因素中，患者同样无外伤、手术、肿瘤病史，无感染证据，无明确血管病变，这时需考虑肉芽肿性病变——结节病的可能。

我们从不同的角度出发，一步一步抽丝剥茧，最终殊途同归，指向了一个可能的疾病——结节病。我们所熟悉的结节病多为Laeffgren综合征，主要表现为关节炎、虹膜炎、结节红斑，或者是呼吸科医生常见的肺部受累，但本例患者似乎没有我们常见的结节病所具备的任何典型表现。

结节病的发病率为（1～70）/100 000，通过文献回顾我们发现，3%～10%的结节病存在神经系统受累，这与我们平时的临床认知是不同的。但结节病中枢神经系统受累无特异性临床表现及影像学、脑脊液表现，因此诊断并不容易。结节病神经系统受累可表现为脑神经病变、慢性无菌性脑膜炎、脊髓病、脑实质损害、神经内分泌异常、脑积水、脑梗死、周围神经损害等多种多样的形式。神经系统结节病的诊断可分为可能、拟诊和确诊三方面。可能诊断为临床表现和辅助检查提示结节病，包括MRI、脑脊液检查、神经电生理检查支持典型的中枢神经系统肉芽肿性炎症并除外其他原因，同时未见确定病理提示肉芽肿性疾病。拟诊神经系统结节病为临床表现和辅助检查提示结节病，包括MRI、脑脊液检查、神经电生理检查支持典型的中枢神经系统肉芽肿性炎症并除外其他原因，同时有病理证据存在系统性肉芽肿病变伴随结节病。确诊神经系统结节病需要临床表现和辅助检查提示结节病，包括MRI、脑脊液检查、神经电生理检查支持典型的中枢神经系统肉芽肿性炎症并除外其他原因，同时神经系统病理学证据提示神经结节病。

本例患者可用结节病解释相应的临床表现，脑脊液异常及影像学改变，同时纵隔及锁骨上淋巴结病理提示肉芽肿性病变，因此考虑拟诊神经系统结节病。治疗方面，糖皮质激素治疗仍为基本治疗。但在免疫抑制剂选择方面，目前并没有首选推荐，选择较多的免疫抑制剂为甲氨蝶呤或环磷酰胺，同时辅以氯喹或羟氯喹，其他免疫抑制剂如吗替麦考酚酯、硫唑嘌呤等在个案报道中有相应应用。此外，英夫利昔单抗也在一些神经系统结节病治疗中得到应用，其他生物制剂如阿达木单抗及利妥昔单抗也有个别报道。基于此，我们给予患者糖皮质激素联合甲氨蝶呤的治疗，从随访情况来看，治疗效果是比较理想的。

我们平时面对多系统受累的患者，在诊断及鉴别诊断方面往往容易忽视结节病，同时结节病的神经系统受累因在临床中较为罕见，我们并不了解。通过本例患者，我们了解了结节病神经系统受累的相应表现，糖皮质激素联合免疫抑制剂的治疗依然为神经系统结节病治疗的首选。

参考文献

[1] Morimoto T, Azuma A, Abe S, et al. Epidemiology of sarcoidosis in Japan [J]. Eur Respir J, 2008, 31（2）: 372−379.

[2] Cozier YC, Berman JS, Palmer JR, et al. Sarcoidosis in black women in the United States: data from the Black Women's Health Study [J]. Chest, 2011, 139（1）: 144−150.

[3] Ungprasert P, Matteson EL. Neurosarcoidosis [J]. Rheum Dis Clin N Am, 2017, 43（4）: 593−606.

[4] Voortman M, Drent M, Baughman RP. Management of neurosarcoidosis: a clinical challenge [J]. Curr Opin Neurol, 2019, 32（3）: 475−483.

[5] Stern BJ, Royal W, Gelfand JM, et al. Definition and consensus diagnostic criteria for neurosarcoidosis: from the Neurosarcoidosis Consortium Consensus Group [J]. JAMA Neurol, 2018, 75（12）: 1546−1553.

（北京大学第一医院　宋志博）

专家点评

结节病是一种原因不明的以非干酪样坏死性上皮细胞肉芽肿为病理特征的系统性肉芽肿性疾病，病变主要位于胸腔（包括纵隔、肺门淋巴结以及肺组织）。眼和皮肤也是常见受累部位；肝、脾、淋巴结、唾液腺、心血管系统、肌肉骨骼以及神经系统均可受累。结节病神经系统的受累相对少见，而本例患者主要以情绪变化为首发表现，症状隐匿，通过进一步神经科查体以及影像学检查证实存在多部位、多发病变。脑脊液检查提示存在无菌性脑膜炎。借助神经内科的分析思路在寻找副肿瘤综合征方面，通过PET-CT检查发现了淋巴结肿大以及代谢增高的线索。

同时，患者出现恶心、呕吐等消化道症状，多饮、多尿，进一步的实验室检查提示低比重尿伴有高钠血症、甲状腺功能异常。借助内分泌医师的腺体功能以及定位分析，证实病变部位为垂体，表现为低促性腺激素性腺功能减退、继发性肾上腺皮质功能不全、继发性甲状腺功能减退。

最终通过浅表淋巴结病理学证实为"淋巴结肉芽肿性疾病"，推测中枢神经系统的异常代谢结节有可能是结节病累及。糖皮质激素治疗有效，也证实了前期的推测。

本例患者临床表现不典型，查体也未发现特异性的"线索"，在诊治过程中需要有多学科尤其是影像科以及病理科的通力协助，以及临床医师的最终"决策"，才能使患者的诊断得以明确。

值得借鉴的是，中枢神经系统以及内分泌腺体均可以是结节病的受累部位，而且患者可以无任何胸腔内器官受累的表现，属于罕见情况，这一点在临床工作中值得借鉴，不要"盲人摸象"，需要全面综合分析才能得出结论。

（北京大学第一医院　王　昱）

38 "姹紫嫣红开遍"
——系统性红斑狼疮伴颅内静脉窦血栓形成

病历摘要

患者，女性，34岁。因"双手遇冷变白变紫6个月，视物模糊半个月"入院。

现病史：患者6个月前开始出现双手遇冷变白变紫，2个月前出现乏力、脱发、游走性关节痛。1个月前出现眼睑水肿，尿中泡沫增多。半个月前出现视物模糊及左侧肢体麻木，伴头晕、头痛、恶心、呕吐，伴发热，最高体温38℃。于外院查血常规，Hb 105g/L；尿常规，尿蛋白（+++），24小时尿蛋白2.3g；生化检查，CK 1266U/L，Alb 29.3g/L，Cr 60μmol/L，C3 0.34g/L，C4 0g/L，ANA＞1∶1000（颗粒型），抗Sm（+），抗dsDNA抗体（-），Coombs试验（+++）。胸部CT示心包积液，双侧胸腔积液。头部CT未见异常。头部MRI示胼胝体区异常信号，血管畸形？进一步行头MRA检查未见异常。诊断为"系统性红斑狼疮（SLE）、狼疮性脑病、狼疮性肾炎、狼疮性心包炎"，给予甲泼尼龙40mg/d静点及抗感染治疗1日，体温正常，头晕、呕吐、视物模糊无缓解，为进一步诊治收入我院。

既往史：否认血栓病史。

个人史：无特殊。

婚育史：结婚年龄28岁，G1P1，足月顺产，否认流产、早产史。

月经史：无特殊。

家族史：父亲患脑血管疾病，母亲患肺癌。

体格检查：体温37.4℃，脉搏121次/分，呼吸22次/分，BP 112/72mmHg，无皮疹，浅表淋巴结未触及，心音遥远，双下肺呼吸音减低，腹部查体阴性，左侧肢体浅感觉减退，深感觉、肌力、肌张力、腱反射正常，病理征阴性。

辅助检查：血常规，WBC 13.17×10^9/L、Hb 115g/L、PLT 127×10^9/L，尿红细胞（－）、尿蛋白1g/L，24小时尿蛋白1.04g；生化检查，CK 691U/L，Alb 30.1g/L，Cr 35.5μmol/L；凝血功能检查，APTT 34秒，D-二聚体2.97mg/L；CRP 11.2mg/L，ESR 80mm/h，IgG 25.9g/L，C3 29.9g/L，C4 24.1mg/L，ANA 1:1280核颗粒型，抗Sm（＋），抗RNP（＋），抗dsDNA抗体42mU/L，抗心磷脂抗体32PL/mL（后多次复查均阴性），抗β$_2$-GP1、LA（－）。复查头部CT，示"大脑镰右侧低密度，枕部颅板下高密度，出血？静脉窦血栓？"为明确枕骨下病变性质，进一步完善头部MRV，示"右侧乙状窦及横窦血栓形成可能，右侧额叶脑梗，大脑皮质浅静脉栓塞所致？"为明确额叶病变来源，行头部增强MRI，示"右侧额叶脑组织肿胀，其内可见小动脉强化"，见图5-3。完善腰椎穿刺检查，脑脊液压力＞330mmH$_2$O；脑脊液常规，无色透明、蛋白（＋）、细胞数2个/mm^3；脑脊液生化，糖3.3mmol/L、氯126mmol/L、蛋白0.52g/L，脑脊液病原学检查为阴性。患者存在视物模糊，完善眼科检查，示眼压升高（40mmHg）；眼底检查，示视盘水肿；OCT检查，示视神经萎缩；未见明显视神经及网膜水肿。

诊断与治疗：神内及眼科联合会诊考虑视物模糊与眼压升高压迫视网膜导致视神经萎缩相关。诊断为SLE、狼疮性脑病、脑梗死、颅内静脉窦血栓形成、狼疮性肾炎、狼疮性肌炎、狼疮性心包炎，给予甲泼尼龙500mg/d 静脉滴注3日后改为80mg/d静脉滴注，环磷酰胺0.8g每月1次，羟氯喹0.2g 每日2次；加用低分子肝素5000U每日2次皮下注射抗凝，甘露醇脱水降颅压，同时给予心包穿刺置管引流、降眼压、抗感染、抑酸、补钙、控制血糖等支持治疗，患者视物模糊、肢体麻木逐渐缓解，颅内压及眼压恢复正常。

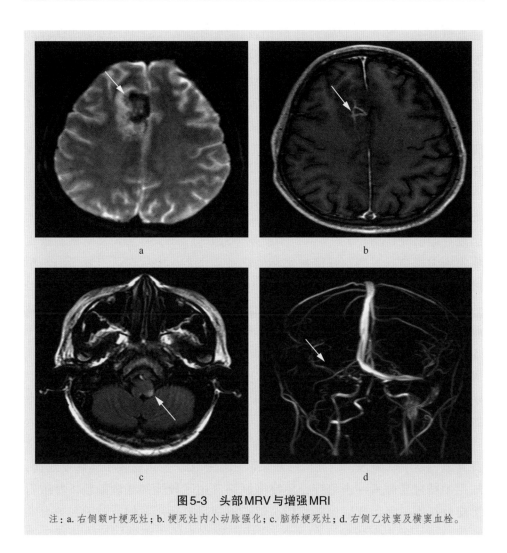

图5-3　头部MRV与增强MRI

注：a.右侧额叶梗死灶；b.梗死灶内小动脉强化；c.脑桥梗死灶；d.右侧乙状窦及横窦血栓。

分析与讨论

颅内静脉窦血栓形成（cerebral venous sinus thrombosis，CVST）是SLE的罕见神经系统表现，发病率约为0.11%。北京协和医院报道了13例SLE合并CVST，4例诊断抗磷脂综合征，3例合并多发脑梗死，均处于疾病高度活动，除静脉窦血栓外SLEDAI平均20分。SLE患者发生CVST的发病机制不明，可能为多因素共同导致：①血管炎致内皮损伤；②抗磷脂抗体或狼疮抗凝物阳性；③狼疮肾炎所致肾病综合征引起的高凝倾向和全身病情活动所致的慢性炎性状态；④面部、中耳或颅内感染均可诱发CVST形成。本例患者颅内病灶多样，动脉及静脉病变同时存在，疾病高度活动，无肾病综合征，不合并抗磷脂综合征，考虑CVST可能主要来源于血管炎导致的内皮损伤。

　　CVST缺乏特异性临床表现，最主要的表现为颅内压增高，如头痛、恶心、呕吐、视盘水肿等。CVST可与其他神经精神狼疮（NPSLE）共存，本例患者即出现CVST合并多部位脑梗死。SLE合并CVST患者脑脊液检查主要为压力增高，早期脑脊液常规和生化基本正常，中后期可出现蛋白轻中度升高。本例患者脑脊液压力大于300mmHg，同时合并眼压升高及视神经萎缩，脑脊液蛋白轻度升高，和文献报道相符。SLE合并CVST患者脑脊液改变并不特异，因此很难通过脑脊液变化与其他NPSLE区分，但脑脊液压力顽固升高有一定的提示意义。MRV是目前最好的无创性脑静脉成像诊断方法，可显示血栓形成部位。上矢状窦是最常受累部位，其次为横窦、直窦。北京协和医院的报道中多数（10/13）患者具有2处以上血栓形成，本例患者也出现乙状窦及横窦同时受累。

　　CVST治疗以祛除诱因和抗凝治疗为主，SLE合并CVST患者多有全身其他脏器活动表现，因此治疗需采取积极手段。本例患者疾病高度活动，加用了糖皮质激素冲击治疗，免疫抑制剂选用了较强的环磷酰胺，并进行了充分抗凝，经治疗后患者临床缓解。本例患者提示我们，对于SLE合并顽固高颅压的患者应警惕CVST，临床上除高颅压表现外还可出现视力改变，CVST可合并其他NPSLE，治疗上应积极控制原发病并抗凝治疗。

参考文献

［1］王立，陈华，钱敏，等. 系统性红斑狼疮合并颅内静脉窦血栓的临床特点［J］. 中华临床免疫和变态反应杂志，2014，8（2）：113-118.

[2] Ferro JM, Canhão P, Stam J, et al. Prognosis of cerebral vein and dural sinus thrombosis: results of the International Study on Cerebral Vein and Dural Sinus Thrombosis (ISCVT)[J]. Stroke, 2004, 35 (3): 664-670.

[3] Singh RK, Bhoi SK, Kalita J, et al. Cerebral venous sinus thrombosis presenting feature of systemic lupus erythematosus [J]. J Stroke Cerebrovasc Dis, 2017, 26 (3): 518-522.

（中日友好医院　何林蓉）

专家点评

SLE神经系统受累相当常见，临床表现复杂多样，病情有时进展迅速，且临床缺乏统一的诊断标准，这些都给诊疗带来一定困难。例如，临床上可以见到一些以发热、头痛、高颅压为表现的狼疮患者，在和病毒感染的鉴别上存在相当的困难，面对此类患者常需要风湿免疫科医师细心的甄别。以CVST为表现的SLE在临床比较少见，此例患者同时还合并多部位的脑梗死。影像学技术的进步有助于我们更好的认识和诊断疾病，这个患者经过多次影像学检查明确了梗死病灶来源于小动脉的血管炎，故而同时存在动脉及静脉的病变。对于SLE合并血栓形成，第一反应常想到是否合并抗磷脂综合征，通过这个病例可以看到本身疾病活动的血管炎也和血栓形成相关。此外，患者还存在明显的视物模糊症状，通过眼科和神经科的多学科协作，明确了视物模糊来源于高眼压相关的视神经萎缩。风湿免疫科疾病存在多系统受累，解决问题常需要其他科室的帮助，特别是对于一些罕见的临床表现，更是需要包括辅助科室在内的多学科的协作。

（中日友好医院　王国春）

病历摘要

患者，男性，62岁。因"多关节肿痛9个月，加重3个月"入院。

现病史：患者9个月前无诱因出现多关节肿痛，逐渐累及双侧肩、肘、腕、掌指关节、近端指间关节、膝、踝关节，晨僵1小时，当地医院X线片示膝关节退行性改变，具体诊治过程不详，症状无缓解。随后出现尿中泡沫，伴乏力、食欲减退，无发热、皮疹、光过敏、脱发及口腔溃疡，无口干、眼干，无肢体麻木，无雷诺现象，无肌痛、肌无力，无咳嗽、咳痰、咯血，无腹痛、腹泻，当地医院就诊。实验室检查，血常规，WBC 3.39×10⁹/L，Hb 92g/L，PLT 332×10⁹/L，肿瘤标志物未见异常；胸部CT，示慢性支气管炎，肺气肿。遂来我院门诊，以"关节肿痛原因待查"收入病房。患者自发病以来，精神可，饮食、睡眠可，体重下降9kg。

体格检查：体温36.3℃，脉搏84次/分，呼吸14次/分，BP 135/70mmHg，贫血貌，无皮疹，浅表淋巴结未触及肿大，心律齐，各瓣膜听诊区未闻及杂音，双肺呼吸音清，未闻及干湿啰音，腹软，无压痛、反跳痛，肝脾未及，双下肢无水肿。双侧肘、腕、掌指关节、近端指间关节、膝、踝关节肿胀、压痛。

实验室检查：血常规，WBC 5.84×10⁹/L，RBC 3.08×10¹²/L，Hb 85g/L，PLT 458×10⁹/L；尿常规，尿蛋白（++～+++），便常规+隐血（－）。肝肾功能未见异常。ESR 88mm/h，CRP 90.7mg/L。IgG 8.08g/L，IgA 0.19g/L，IgM 0.15g/L，RF（－），抗CCP抗体32U/L，HLA-B27（－），ANA（－），ANCA（－）。肿瘤标志物未见异常。甲状腺功能未见异常。T-SPOT.TB（－）。24小时尿蛋白

4.2g，24小时尿轻链κ 13g，血尿免疫固定电泳可见κ链单克隆条带。

影像学检查：骨扫描，示右髋臼显像异常，双肩、双腕、双手小关节、左髋、双膝关节显像异常。髋关节CT平扫+增强，示右髋臼骨质破坏。骨髓穿刺，浆细胞30.5%。

诊断与治疗：多发性骨髓瘤（κ型）。转入血液科进一步治疗，随诊患者，经过化疗后患者关节炎明显缓解。

分析与讨论

患者为老年男性，慢性病程，病史9个月，主要临床表现为多关节肿痛，累及双侧肩、肘、腕、掌指关节、近端指间关节、膝、踝关节，晨僵1小时，抗CCP抗体低滴度阳性，炎性指标ESR、CRP升高，依据类风湿关节炎（RA）2010年ACR/EULAR分类标准，评分为9分，满足RA分类标准。但该标准同时提出，确立诊断除了需满足≥6分这一诊断标准之外，还要注意除外其他原因所致的关节炎。据此，我们进一步追问病史，患者还存在诸多全身症状，表现为乏力、食欲减退、体重下降，且尿中可见泡沫，进一步实验室检查提示中度贫血及大量蛋白尿。依据上述资料，总结患者病历特点为多系统损害（关节炎、肾脏受累、血液系统损害），需进一步分析原因：①其他弥漫性结缔组织病，如系统性红斑狼疮、干燥综合征及血管炎等，进一步完善ANA、ANCA均阴性，诊断依据不足。②肿瘤，老年男性，多系统损害且全身症状明显，恶性肿瘤需高度警惕，包括实体肿瘤和血液系统肿瘤两方面。实体肿瘤方面，完善相关影像学检查未发现证据；血液系统肿瘤方面，尤其是老年人常见的多发性骨髓瘤需注意鉴别，患者IgA、IgM降低，24小时尿轻链κ 13g，血尿免疫固定电泳可见κ链单克隆条带，髋关节CT可见右髋臼骨质破坏，骨髓穿刺可见浆细胞30.5%，最终诊断为多发性骨髓瘤（κ型）。

文献报道以关节炎为首发表现的多发性骨髓瘤少见，但误诊率高，刘燕鹰等报道16例以关节炎为首发表现的多发性骨髓瘤患者中14例最初误诊为RA。一项研究纳入101例多发性骨髓瘤相关淀粉样关节病患者，结果显示78%为多关节炎，19%为寡关节炎，3%为单关节炎。本例患者为对称性多关节炎，与文献报道相符。多发性骨髓瘤常伴发热、贫血、体重下降等全身症状，且易合并肾脏损害、高钙血症等，本例患者存在全身症状和蛋白尿，对诊断有一定提示作用。目前多发性骨髓瘤出现关节炎的机制尚不明确，可能是多因素所致的，Guidelli GM等报道1例以关节炎为首发表现的多发性骨髓瘤，膝关节滑膜病理提示存在淀粉样物质沉积。另外，炎性细胞因子及单克隆免疫球蛋白在关节腔的沉积等机制也可能参与其发生。

血清学方面，多发性骨髓瘤患者RF可阳性，本例多发性骨髓瘤患者RF阴性，但抗CCP抗体低滴度阳性，故RF、抗CCP抗体阳性并不能作为RA与多发性骨髓瘤鉴别的依据。影像学方面，多发性骨髓瘤以骨破坏为主，而RA以骨侵蚀为主，本例髋关节受累，CT示髋臼骨破坏，而非髋关节骨侵蚀。治疗反应上，文献报道此类患者对常规抗风湿治疗效果差，继而进一步完善检查明确为多发性骨髓瘤。

综上所述，多发性骨髓瘤所致的关节炎以对称性多关节炎常见，大小关节均可受累，临床表现模拟RA，甚至部分患者满足RA分类标准，但对于血清学及影像学表现不典型、抗风湿治疗效果差，尤其是伴随全身症状、肾脏损害等情况时需综合分析，注意除外多发性骨髓瘤。

副肿瘤综合征的病程与原发恶性肿瘤平行，随着恶性肿瘤的治疗，副肿瘤综合征的症状也可缓解，本例患者为副肿瘤关节炎，也应以原发病治疗为主。本例患者初期应用消炎镇痛药，但效果不佳，明确诊断后转入血液科进行原发病治疗后关节炎得到控制，这也进一步支持了关节炎为副肿瘤综合征的表现。

本例患者提示我们，以关节炎为首发表现的多发性骨髓瘤虽然少见，但早期极易误诊为RA，究其原因可能有以下几方面：①临床表现酷似RA，鉴别诊断困难；②对全身表现重视不足；③血清学及影像学检查不特异，可能干扰对疾病的正确判断；④对副肿瘤关节炎认识不足。为避免误诊误治，临床医师对此需提高认识，仔细询问病史及体格检查，正确解读血清学及影像学检查，尽管二者对风湿病的诊断很重要，但并非绝对，需结合临床进行综合分析。

对于不明原因的关节炎，下述情况需警惕肿瘤：①全身症状明显；

②自身抗体阴性，伴血常规异常、肾脏损害、高钙血症等；③影像学检查提示非炎性改变，而以骨破坏为主；④常规抗风湿治疗效果差，对于此类患者需尽早完善检查，筛查潜在的恶性肿瘤。

参考文献

[1] 彭元洪，青玉风，钟晓武，等. 以手指肿痛为首发表现的多发性骨髓瘤误诊报告[J]. 临床误诊误治，2016，29（8）：42-44.

[2] 石磊，李小峰，张莉芸，等. 以多关节肿痛为突出表现的多发性骨髓瘤一例[J]. 中华风湿病学杂志，2008，12（11）：796-797.

[3] 刘燕鹰，张莉，刘爱春，等. 以多关节炎为首发表现的多发性骨髓瘤五例临床分析并文献复习[J]. 中华风湿病学杂志，2014，18（3）：195-198.

[4] Elsaman AM, Radwan AR, Akmatov MK, et al. Amyloid arthropathy associated with multiple myeloma: A systematic analysis of 101 reported cases[J]. Semin Arthritis Rheum, 2013, 43（3）：405-412.

[5] Guidelli GM, Bardelli M, Berti G, et al. Amyloid Arthropathy: When the Rheumatologist Meets the Hematologist[J]. J Clin Rheumatol, 2016, 22（5）：285-286.

[6] Pelosof LC, Gerber DE. Paraneoplastic syndromes: an approach to diagnosis and treatment[J]. Mayo Clin Proc, 2010, 85（9）：838-854.

（北京积水潭医院　李宏超）

专家点评

　　RA是累及多关节肿痛的常见病种，同时也是风湿免疫科的主力病种。从基层医院至三甲医院，对RA的诊断似乎已经非常熟悉，实则不然，多关节肿痛的鉴别诊断中包含的内涵仍需要引起临床医师的足够重视。RA不仅累及关节同时有关节外损害和全身症状，因此加大了诊断与鉴别诊断的难。对于病史短于1年，符合对称性、多关节肿痛、小关节受累，炎症指标明显升高，晨僵1小时，虽然满足2010年ACR/EULAR的分类标准，但却未能满足此标准的使用前提"除外其他原因所致的关节炎"。临床上对于诊断病史较短的"早期的类风湿关节炎",要注意仔细地进行排他性检查,尤其是要高度警惕肿瘤的可能。血液科恶性肿瘤不容忽视,如淋巴瘤、白血病、多发性骨髓瘤,甚至存在乳腺癌、骨肿瘤的病例等。副肿瘤综合征的表现与RA的临床表现有类似性,如若先入为主则如同戴着有色眼镜,只见多关节炎及炎症指标升高,容易忽视了对关节外损害的深入探究。身为临床医师,要时刻有"如履薄冰"的警醒,这将引领我们"走在大路上"。

(北京积水潭医院 宋 慧)

40 眼神之神
——突眼、多尿、多饮

病历摘要

患者，女性，41岁。因"鼻塞20余年，双眼突出5年，多尿多饮3月余"入院。

现病史：20余年前无明显诱因出现鼻塞、流脓涕、血涕，渐至鼻变形。12年前左眼角膜发白，逐渐加重，曾就诊于我院眼科诊为巩膜坏死，手术治疗效果欠佳，1年后左眼失明。10年前出现憋气，间断咳嗽、咳痰，活动后明显，慢走平路尚可。5年前出现双眼突出，上眼睑内眦处可及皮下结节，活检病理示"肉芽肿性病变"。入我院后行肺部CT检查可见结节状影；行喉镜示声门下狭窄；实验室检查示血胞质型ANCA高滴度阳性，考虑肉芽肿性多血管炎（GPA），给予糖皮质激素及免疫抑制剂治疗有效，但出院后未规律用药。3个多月前双眼突出症状加重，并出现多尿（24小时尿量6000～10000ml）、多饮（入量5000～6000ml），为进一步诊治收入我院。

体格检查：神清、精神可，BP 120/80mmHg，全身淋巴结未及肿大。满月脸，双眼突出，右侧上下眼睑可分别触及1～2个皮下结节，约黄豆大小，质硬，不能活动，无明显压痛，左眼闭合，上睑下垂，睑球粘连，可见白色附着物覆盖角膜，眼球活动受限。口腔多个牙齿脱落，遗留残根。鞍鼻畸形。双肺呼吸音粗，未闻及明显干湿性啰音。HR 80次/分，心律齐，腹软，无压痛、反跳痛及肌紧张，肝脾触诊不满意，肠鸣音3次/分，双下肢不肿。双手指关节伸侧可见褐色素沉着。

辅助检查：血常规，WBC $6.49×10^9$/L，中性粒细胞60.70%，Hb 135g/L，PLT $394.0×10^9$/L。尿比重1.005。生化检查，ALT 33U/L，AST 19U/L，

血钾3.60mmol/L，Cr 91.6μmol/L，血钠140mmol/L；空腹血糖4～5mmol/L，餐后2小时血糖4～9mmol/L，睡前血糖4～6mmol/L。垂体功能检查，皮质醇102.12nmol/L（↓），FSH 46.99U/L，GH 0.001nmol/L（↓），LH 33.93U/L，血清PRL 0.34nmol/L，TSH 2.00mU/L。鼻旁窦CT示双侧鼻腔、鼻窦异常改变广泛累及周围结构，双侧眼眶内肌锥内外间隙软组织影。肺部CT示右肺上叶后段、左肺下叶外基底段结节影。喉镜示声门下后部环形狭窄，气管上段未见狭窄，窄带成像内镜（NBI）未见新生血管。眼眶MRI示双侧眼眶广泛异常信号，鼻腔狭窄，鼻甲缺如；右侧额、筛窦及双侧上颌窦窦腔变窄，窦壁增厚硬化，双侧蝶骨小翼骨质信号异常，伴左侧眼眶内壁骨质吸收，双侧泪腺脱垂，左侧眼球形态异常，晶状体脱位，形态欠规整，双侧中耳乳突炎。垂体MRI示垂体饱满，垂体柄增粗变形，垂体后叶高信号影消失。听力检查，双耳传导聋。禁水加压试验，支持中枢性尿崩症。

诊断与治疗：患者既往鼻窦炎、肺结节影、分泌性中耳炎、声门下狭窄，眼肿物病理可见肉芽肿，胞质型ANCA高滴度阳性，符合GPA的诊断。近3个多月出现多尿、多饮，尿比重降低，垂体MRI提示垂体病变，禁水加压试验支持中枢性尿崩症，中枢性尿崩症诊断明确，考虑为继发于肉芽肿性血管炎。给予甲泼尼龙200mg×3日，后改为口服，规律减量，并联合环磷酰胺治疗。患者多尿、多饮症状改善。

分析与讨论

垂体受累为GPA罕见的临床表现，国外报道GPA累及垂体仅占1.1%～1.3%。确诊GPA垂体受累不容易，往往耗时较长，甚至达数年之久，说明其病情复杂及临床医师对GPA垂体受累认识不足。目前国内外多为个案报道，系统性分析总结较少，作者曾对本中心GPA垂体受累5例并结合国外文献报道进行综合分析。综合文献发现GPA累及垂体主要见于局限型GPA患者中，同时合并耳鼻喉受累最为常见。本中心共发现5例病例GPA合并垂体受累，耳鼻喉受累发生率高（100%累及耳鼻喉），可能与本中心为全国耳鼻喉重点学科，汇集各地耳鼻喉疑难杂症患者有关。本中心135例GPA患者中，3.7%（5例）存在垂体受累，高于文献报道的1.1%～1.3%。由于耳鼻喉与颅脑解剖关系非常密切，有人推测可能为耳鼻喉等局部病变扩散至垂体所致，这可能是本中心GPA垂体受累发病率高的原因之一。因此，当存在耳鼻喉受累的局限型GPA患者出现垂体异常的任何蛛丝马迹时，应高度警惕GPA累及垂体的可能性。

GPA累及垂体时常累及腺垂体导致尿崩症。尿崩症可单独出现，亦可与神经垂体功能紊乱同时出现，而神经垂体功能紊乱较少单独出现。当患者明确诊断为尿崩症时，需同时评估神经垂体功能有无受累。评价垂体-肾上腺轴受累主要根据ACTH及皮质醇的降低，而长期使用糖皮质激素患者，下丘脑CRH受抑，ACTH分泌亦减少，需注意鉴别。评估下丘脑垂体性腺轴时，需考虑高催乳素血症及药物（如糖皮质激素、环磷酰胺）的影响，因其均可导致性腺功能减退。因此，垂体受累导致性腺功能减退可能被高估。而垂体受累导致生长激素缺乏可能被低估，因为诊断生长激素缺乏是基于胰岛素样生长因子低于正常，而非动态监测，必要时应完善胰岛素耐量试验。该项检查是目前确诊生长激素缺乏的金标准检查。

GPA垂体受累典型表现为多尿、多饮、口渴、喜冷饮、低血糖、低血压、闭经、异常泌乳等，但部分患者垂体受累的临床表现非常不特异，如头痛，常为明确头痛原因完善影像学检查才发现垂体异常。综合文献发现94.4%的患者存在垂体MRI异常。故当怀疑GPA累及垂体或临床症状不典型时，均需完善垂体MRI进一步验证协助诊断。常见的MRI表现为垂体增大、外周强化、中央低信号囊性变、腺垂体高信号消失、垂体柄增粗等，其中累及腺垂体多表现为腺垂体高信号影消失。GPA患者完善垂体MRI发现垂体信号异常时，除考虑原发病累及垂体外，需与其他疾病相鉴别。最常见的垂体疾病为垂体瘤，尽管大部分垂体瘤在MRI为等信号，与GPA垂体受累表现不同，但有一部分垂体瘤亦可出现外周强化中心低信号的类似信号，需注意鉴别。尽管应用糖皮质激素及免疫抑制剂亦能改善垂体影像学异常，但大部分垂体功能紊乱仍持续存在；而垂体功能恢复正常者，大部分垂体MRI均未恢复正常，遗留不同程度的垂体增大、空蝶鞍、腺垂体高信号影消失等。考虑垂体功能恢复与MRI改善并不匹配，难以用垂体

MRI的改善程度来预测垂体的预后。

作者研究发现，治疗后GPA患者耳鼻喉等系统受累改善率高，可能与GPA合并垂体受累多为预后较好的局限性GPA有关，但垂体的功能受损常难恢复，部分患者可能永久性地存在一个或一个以上垂体激素异常，提示垂体预后与系统预后无确定相关关系。曾有文献报道，垂体受累导致尿崩症难以逆转。但是本中心5例患者尿崩症患者经治疗后缓解率可高达80%。进一步探讨本中心尿崩症缓解高的原因。文献报道环磷酰胺疗效佳，如明确诊断，应尽早应用环磷酰胺，故本机构均应用环磷酰胺治疗，可能为尿崩症缓解率高的一个因素。另外，本中心5例患者均应用糖皮质激素联合环磷酰胺治疗，糖皮质激素及环磷酰胺疗程与剂量基本一致，但4例尿崩症缓解、1例未缓解。4例尿崩症缓解的患者发病至治疗平均时间为1.5个月，而另外1例尿崩症未缓解的患者延迟6个月方明确诊断，故推测尿崩症缓解可能与早期治疗有关。GPA累及垂体引发尿崩症与无继发因素的尿崩症预后可能不同，但仍需进一步研究证实。

GPA累及垂体诊断困难，不及时治疗预后差，可导致垂体功能永久性减退。临床应提高警惕，充分重视。早期诊断、早期加强原发病的治疗为关键，以避免垂体功能永久性丧失。

参考文献

［1］De Parisot A，Puechal X，Langrand C，et al. Pituitary involvement in granulomatosis with polyangiitis：report of 9 patients and review of the literature［J］. Medicine（Baltimore），2015，94（16）：e748.

［2］Kapoor E，Cartin-Ceba R，Specks U，et al. Pituitary dysfunction in granulomatosis with polyangiitis：the Mayo Clinic experience［J］. J Clin Endocrinol Metab，2014，99（11）：3988-3994.

［3］Nishino H，Rubino FA，DeRemee RA，et al. Neurological involvement in Wegener's granulomatosis：an analysis of 324 consecutive patients at the Mayo Clinic［J］. Ann Neurol，1993，33（1）：4-9.

［4］Eli IM，Raheja A，Corn HJ，et al. Sellar wegener granulomatosis masquerading as cabergoline-resistant prolactinoma［J］．World Neurosurg，2016，95，622，e621-e622，e625．

［5］Oiso Y，Robertson GL，Nørgaard JP，et al．Clinical review：treatment of neurohypophy-
seal diabetes insipidus［J］．J Clin Endocrinol Metab，2013，98（10）：3958-3967．

（首都医科大学附属北京同仁医院　王艳妮）

专家点评

　　GPA为ANCA相关性血管炎（AAV）最常见的一个类型。典型临床表现为上、下呼吸道及肾脏受累"三联征"。未累及肾脏者称之为"局限型"。实际上，AAV的临床表现十分复杂多样，诊断并不容易，挑战性极大。

　　一方面，AAV的临床表现与受累器官的特性相关且缺乏特异性。局限型GPA以五官受累最多见，并且五官的每一个器官受累表现亦差异很大。这类患者多首诊于五官科，因此，五官科医师站在AAV筛查的第一线。例如，本例以鼻受累在先、眼受累随后、检查发现肺部病变以及病程中的垂体受累，先后经历20余年。

　　另一方面，目前AAV的诊断标准尚待完善。无疑，在意识到AAV的前提下，ANCA检测阳性及或病理发现典型肉芽肿性改变是本病确诊的关键。然而，缺乏对AAV的基本认识、ANCA检测阴性及或病理发现仅为炎症改变为AAV误诊的主要原因。此时，鉴别诊断的基本功将发挥关键的作用。

　　再一方面，风湿免疫科医师多较熟悉GPA的常见表现，对其少见临床表型的认识多欠缺。本例具有典型的神经垂体受累表现，影像学检查及内分泌试验均给予了证实。

　　神经垂体受累与GPA的相互关系分析及治疗效果则是本病例的亮点：①GPA内分泌系统（垂体）受累罕见，但本例表现典型，经治医师思路清晰、确诊迅速；②经文献分析，经治医师对GPA伴垂体受累的发病机制予以了探讨，对AAV的罕见表型，早期识别、早期干预的认识有了进一步提高，值得大家借鉴。

（首都医科大学附属北京同仁医院　王振刚）

附　精彩瞬间

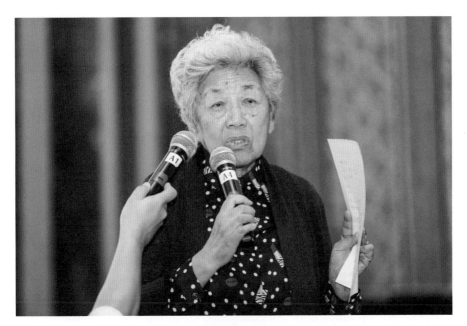

董怡教授点评

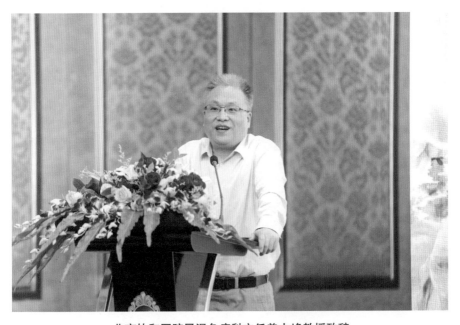

北京协和医院风湿免疫科主任曾小峰教授致辞

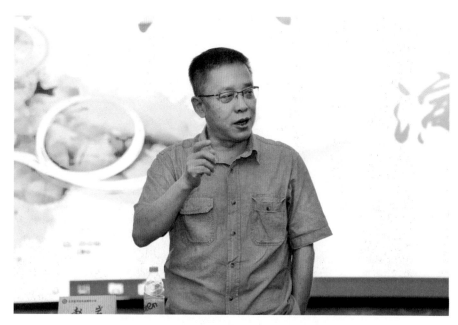

北京医学会风湿病学分会前主委赵岩教授点评

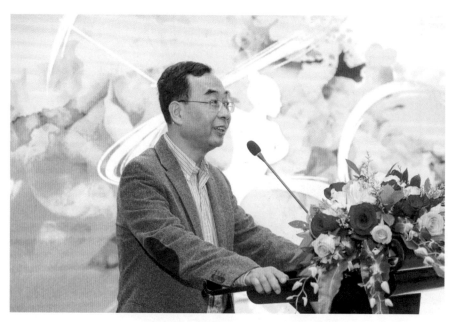

北京医学会风湿病学分会主委李梦涛教授致辞

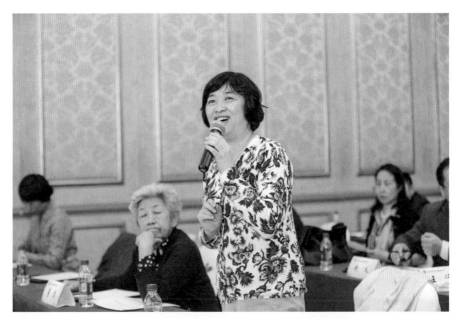

北京医学会风湿病学分会候任主委苏茵教授点评

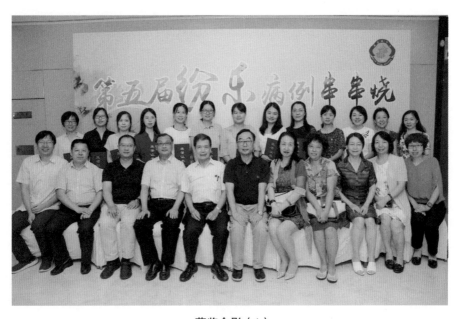

获奖合影（1）

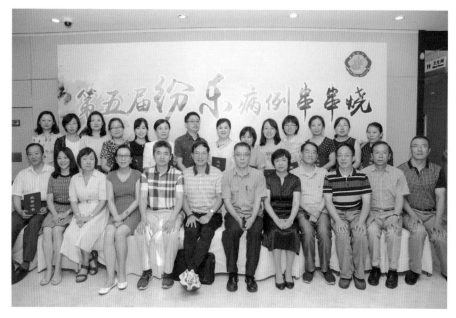

获奖合影（2）

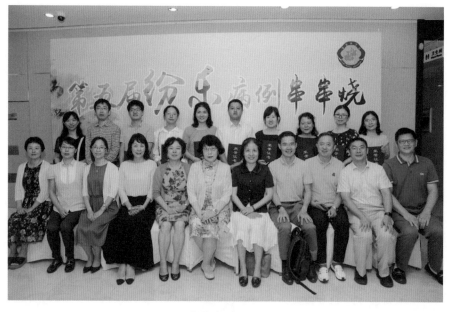

获奖合影（3）

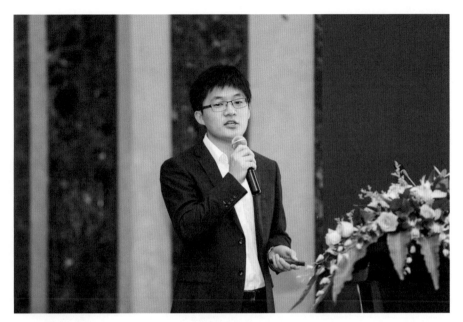

选手精彩演讲（1）

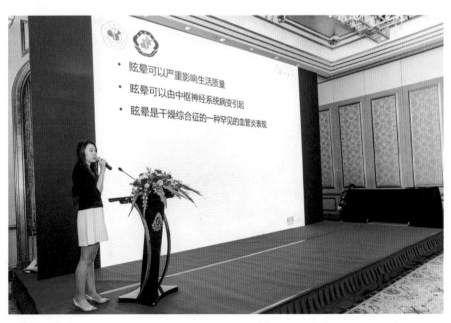

选手精彩演讲（2）

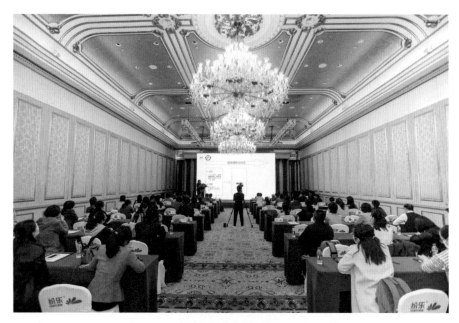

选手精彩演讲（3）

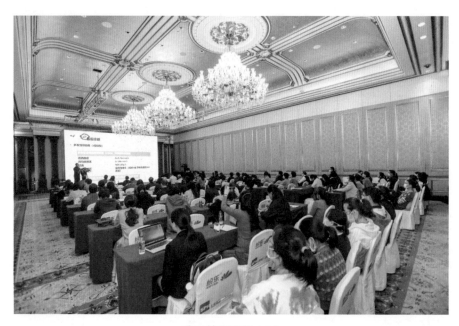

选手精彩演讲（4）

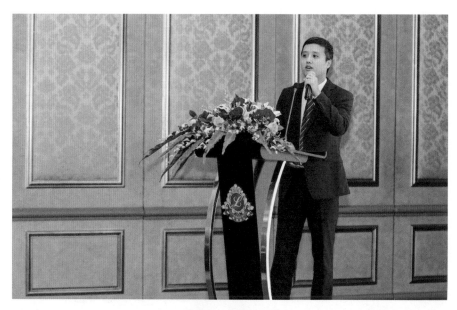

选手精彩演讲（5）

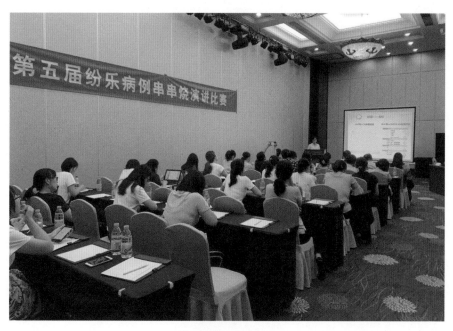

选手精彩演讲（6）

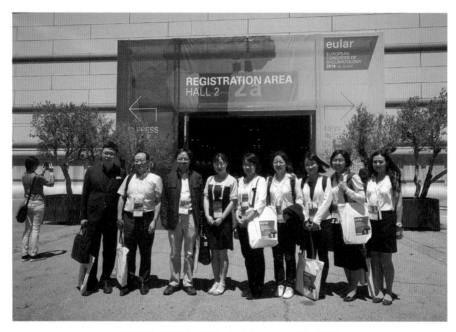

优胜选手刘田、孙伊多参加eular会议留影

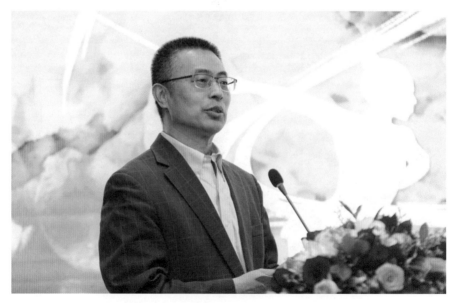

中华医学会北京分会党总支书记王建东教授致辞

常用缩略语（以英文字母为序）

缩略语	英文全称	中文全称
ACE	angiotensin converting enzyme	血管紧张素转换酶
ACL	anticardiolipin antibody	抗心磷脂抗体
ACR	American College of Rheumatology	美国风湿病学会
ACTH	adrenocorticotrophin	促肾上腺皮质激素
AFP	α-fetoprotein	甲胎蛋白
AHA	anti-histone antibody	抗组蛋白抗体
AID	autoinflammatory disease	自身炎症性疾病
AKA	antikeratin antibody	抗角蛋白抗体
Alb	albumin	白蛋白
ALCL	anaplastic large cell lymphoma	间变性大细胞淋巴瘤
ALK	anaplastic lymphoma kinase	间变性淋巴瘤激酶
ALP	alkaline phosphatase	碱性磷酸酶
ALT	alanine aminotransferase	丙氨酸转氨酶
ANA	antinuclear antibody	抗核抗体
ANCA	antineutrophil cytoplasmic antibody	抗中性粒细胞胞质抗体
ANuA	anti-nucleosome antibody	抗核小体抗体
APA	anti-phospholipid antibody	抗磷脂抗体
APF	antiperinuclear factor autoantibody	抗核周因子抗体
APS	antiphospholipid syndrome	抗磷脂综合征
APTT	activated partial thromboplastin time	活化部分凝血活酶时间
AQP4-Ab	aquaporin 4 antibody	水通道蛋白4抗体
ARB	angiotensin II receptor blockers	血管紧张素II受体阻滞剂

续 表

缩略语	英文全称	中文全称
ASO	antistreptolysin O	抗链球菌溶血素O
AST	aspartate transaminase	天冬氨酸转氨酶
BMI	body mass index	体重指数
BNP	brain natriuretic peptide	脑钠肽
BP	blood pressure	血压
BUN	blood urea nitrogen	血尿素氮
CA125	carbohydrate antigen 125	糖类抗原125
CADASIL	cerebral autosomal dominant arteriopathy with subcortical infarct and leukoencephalopathy	皮质下梗死伴白质脑病的常染色体显性遗传性脑动脉病
CAPS	catastrophic antiphospholipid syndrome	灾难性抗磷脂综合征
CARASIL	cerebral autosomal recessive arteriopathy with subcortical infarct and leukoencephalopathy	皮质下梗死伴白质脑病的常染色体隐性遗传性脑动脉病
CCB	calcium channel blocker	钙通道阻滞剂
CCP	cyclic citrullinated peptide	环瓜氨酸肽
CDS	crowned dens syndrome	齿突加冠综合征
CK	creatine kinase	肌酸激酶
CMV	cytomegalovirus	巨细胞病毒
CPPD	calcium pyrophosphate deposition disease	焦磷酸钙沉积症
Cr	creatinine	肌酐
CRH	corticotropin releasing hormone	促肾上腺皮质激素释放激素
CRP	C-reactive protein	C反应蛋白
CsA	cyclosporin A	环孢素A
CT	computed tomography	计算机体层扫描
CTA	computed tomography angiography	计算机体层摄影血管造影
CTD	connective tissue disease	结缔组织病
cTnI	cardiac troponin I	肌钙蛋白I
CTX	cyclophosphamide	环磷酰胺
CV	cryoglobulinemia vasculitis	冷球蛋白血症性血管炎

缩略语	英文全称	中文全称
CVST	cerebral venous sinus thrombosis	颅内静脉窦血栓形成
Dbil	direct bilirubin	直接胆红素
DM	dermatomyositis	皮肌炎
DSA	digital subtraction angiography	数字减影血管造影
dsDNA	double-stranded DNA	双链 DNA
EBV	Epstein-Barr virus	EB 病毒
ECD	Erdheim-Chester disease	埃德海姆 - 切斯特病
ENA	extractable nuclear antigen	可提取核抗原
ESR	erythrocyte sedimentation rate	红细胞沉降率
FCL	familial chilblain	家族性冻疮样狼疮
FDP	fibrinogen degradation products	纤维蛋白原降解产物
Fib	fibrinogen	纤维蛋白原
FSH	follicle-stimulating hormone	卵泡刺激素
FT_3	free triiodothyronine	游离三碘甲腺原氨酸
FT_4	free thyroxine	游离甲状腺素
GADA	glutamic acid decarboxylase antibody	谷氨酸脱羧酶抗体
Gb3	globotriaosylceramide	三己糖酰基鞘脂醇
GBM	glomerular basal membrane	肾小球基 [底] 膜
GGT	gamma glutamyl-transpeptidase	γ- 谷氨酰转肽酶
GH	growth hormone	生长激素
GMS	grocott methenamine silver	六亚甲基四胺银
GPA	granulomatous polyangitis	肉芽肿性多血管炎
Hb	hemoglobin	血红蛋白
HbA1c	glycosylated hemoglobin	糖化血红蛋白
HBV	hepatitis B virus	乙型肝炎病毒
HCQ	hydroxychloroquine	羟氯喹
HCV	hepatitis C virus	丙型肝炎病毒
HDL	high density lipoprotein	高密度脂蛋白

续 表

缩略语	英文全称	中文全称
HDL-C	HDL-cholesterol	高密度脂蛋白胆固醇
HIV	human immunodeficiency virus	人类免疫缺陷病毒
HLA	human leucocyte antigen	人类白细胞抗原
HR	heart rate	心率
HRCT	high resolution CT	高分辨率CT
hsCRP	high sensitivity C-reactive protein	超敏C反应蛋白
HUS	hemolytic-uremic syndrome	溶血性尿毒综合征
IAA	insulin auto-antibody	胰岛素自身抗体
ICA	islet cell antibody	胰岛细胞抗体
IFN	interferon	干扰素
Ig	immunoglobulin	免疫球蛋白
IgG4-RD	IgG4 related disease	IgG4相关性疾病
IL	interleukin	白介素
IMT	inflammatory myofibroblastic tumor	炎性肌成纤维细胞瘤
IPT	inflammatory pseudotumor	炎性假瘤
IVIg	intravenous immunoglobulin	静脉注射免疫球蛋白
LA	lupus anticoagulant	狼疮抗凝物
LDH	lactic dehydrogenase	乳酸脱氢酶
LDL	low density lipoprotein	低密度脂蛋白
LDL-C	LDL-cholesterol	低密度脂蛋白胆固醇
LH	luteinizing hormone	黄体生成素
MAS	macrophage activation syndrome	巨噬细胞活化综合征
MBP	myelin basic protein	髓鞘碱性蛋白
MDA5	melanoma differentiation associated gene 5	黑色素瘤分化相关基因5
MELAS	mitochondrial encephalomyopathy with lactic acidosis and stroke-like episode	线粒体脑肌病伴高乳酸血症和卒中样发作
MHC	major histocompatibility complex	主要组织相容性复合体
MM	multiple myeloma	多发性骨髓瘤

缩略语	英文全称	中文全称
MOG	myelin oligodendrocyte glycoprotein	髓鞘少突胶质细胞糖蛋白
MPA	microscopic polyangitis	显微镜下多血管炎
MRA	magnetic resonance angiography	磁共振血管成像
MRBC	multiple rheumatoid bursal cysts	多发性类风湿囊囊肿
MRI	magnetic resonance imaging	磁共振成像
MRV	magnetic resonance venography	磁共振静脉成像
MSA	myositis specific antibody	肌炎特异性抗体
MTX	methotrexate	甲氨蝶呤
NAG	N-acetyl-β-glucosaminidase	N-乙酰-β-葡萄糖苷酶
NCS	nutcracker syndrome	胡桃夹综合征
NMDAR	N-methyl-D-aspartate receptor	N-甲基-D-天冬氨酸受体
NMO	neuromyelitis optica	视神经脊髓炎
NNS	Nakajo-Nishimura syndrome	中条-西村综合征
NSAID	nonsteroidal anti-inflammatory drug	非甾体抗炎药
NT-proBNP	N-Terminal pro-brain natriuretic peptide	N末端B型钠尿肽原
OA	osteoarthritis	骨关节炎
PACNS	primary angiitis of the central nervous system	原发性中枢神经系统血管炎
PAS	periodic acid Schiff	过碘酸希夫反应
PASP	psoriatic arthritis sine psoriasis	无银屑病的银屑病关节炎
PET-CT	positron emission tomography computed tomography	正电子发射体层显像计算机体层扫描
PLT	platelet	血小板
PRAAS	proteasome associated autoinflammatory syndrome	蛋白酶体相关自身炎症综合征
PRL	prolactin	催乳素
PsA	psoriatic arthritis	银屑病关节炎
PT	prothrombin time	凝血酶原时间
PTH	parathyroid hormone	甲状旁腺激素
RA	rheumatoid arthritis	类风湿关节炎

续　表

缩略语	英文全称	中文全称
RBC	red blood cell	红细胞
RDD	Rosai-Dorfman disease	罗萨伊-多尔夫曼病
Ret	reticulocyte	网织红细胞
RF	rheumatoid factor	类风湿因子
RNP	ribonucleoprotein	核糖核蛋白
rRNP	ribosomal P protein	核糖体P蛋白
SAVI	STING-associated vasculopathy with onset in infancy	STING相关婴儿期起病血管病
SHML	sinus histiocytosis with massive lymphade-nopathy	窦组织细胞增生伴巨大淋巴结病
SLE	systemic lupus erythematosus	系统性红斑狼疮
SLEDAI	systemic lupus erythematosus disease activity index	系统性红斑狼疮疾病活动指数
SOV	single organ vasculitis	单器官血管炎
SpA	spondyloanthropathy	血清阴性脊柱关节病
SS	Sjögren syndrome	干燥综合征
SSA	Sjögren syndrome A antigen	干燥综合征A抗原
SSB	Sjögren syndrome B antigen	干燥综合征B抗原
STING	Stimulator of interferon genes	干扰素基因刺激因子
SUV	standard uptake value	标准摄取值
SWI	susceptibility weighted imaging	磁敏感加权成像
T_3	triiodothyronine	三碘甲腺原氨酸
T_4	thyroxine	甲状腺素
TA	Takayasu arteritis	大动脉炎
TBil	total bilirubin	总胆红素
TC	total cholesterol	总胆固醇
TCCD	transcranial color Doppler	经颅彩色多普勒超声
TCD	transcranial Doppler	经颅多普勒超声
TG	triglyceride	甘油三酯

缩略语	英文全称	中文全称
TgAb	thyroglobulin antibody	甲状腺球蛋白抗体
TIF	transcriptional intermediary factor	转录中介因子
TMA	thrombotic micro-angiopathy	血栓性微血管病
TNF-α	tumor necrosis factor-α	肿瘤坏死因子-α
TPO-Ab	antithyroid peroxidase antibody	甲状腺过氧化物酶抗体
TSH	thyroid stimulating hormone	促甲状腺素
T-SPOT.TB	Enzyme linked immunospot assay of T lymphocytes in tuberculosis infection	结核感染T淋巴细胞酶联免疫斑点试验
TTP	thrombotic thrombocytopenic purpura	血栓性血小板减少性紫癜
vWF	von Willebrand factor	冯·维勒布兰德因子
WBC	white blood cell	白细胞
β_2-GP1	β_2-glycoprotein 1	β_2-糖蛋白1

后 记

以激昂青春筑梦风湿病学发展

风湿免疫病是一类可能累及多系统多器官的全身性疾病，临床表现复杂多样，患者常常"徘徊"于皮肤科、骨科、疼痛科等多个科室，而风湿免疫病学作为"年轻"的临床学科，对疾病认识还在不断深入中，百变的风湿免疫病很容易导致漏诊与误诊。临床医师诊断与鉴别诊断疾病的过程如福尔摩斯探案，需要透过层层迷雾，抽丝剥茧，条分缕析，缜密推理，辩证思考，最终寻得"真凶"，控制疾病。

北京医学会风湿病学分会长期致力于推动青年人才培养，由学会推出的"纷乐病例串串烧"活动聚焦新理念、新技术与新进展，为疑难疾病的临床诊疗及交叉学科的学术交流提供了全新平台。该活动启动至今已举办七届，在北京风湿病分会委员单位的中青年医师中广受追捧，一大批优秀的青年学者脱颖而出。他们个个满怀激情，用青年学者的独特视角，绘声绘色地讲述了不同病例背后的疾病新知识和生动故事，也向大众展示了新时代逐梦青年的青春风采。"纷乐病例串串烧"活动还受到了学会老专家的大力支持，董怡教授、吴东海教授、伍沪生教授等学会的前辈亲临活动现场并参与点评，为青年医师的诊疗过程精准把脉，给出了详尽的建议和指导，极大地启发了青年医师的临床思辨和深入思考。

本书选取了"纷乐病例串串烧"活动中优秀的40个病例汇编成册。这些病例涉及广泛，内容丰富，资料详尽，图文并茂，包含不典型风湿性疾病、疑难复杂疾病、危重症疾病的救治等，囊括了风湿免疫病经典及疑难病例。同时，每份病例都有专家的精彩点评，充分展示了疾病的诊治思路、新理念、新技术和新治疗手段的应用，以及病理学、影像学、呼吸病学及神经病学等多学科的交叉交流在疾病诊治中的重要作用。病例紧密结合日常临床工作与最新学科前沿进展，从多个角度体现了风湿免疫科疑难疾病的诊治水平；同时，既注重遵守临床指南规范又体现了个体化治疗原则，具有重要的实践指导价值。相信这本内容丰富的"教学参考书"会对我国风湿免疫病医务工作者诊治能力的提升有积极的推动作用。

临床诊治不是医学考题，除了分析疾病，更要关注疾病背后的患者。本书选取的优秀病例除了包含疾病诊治的真知灼见和高超的临床思辨之外，还"隐藏"着对患者的人文关怀和审慎诊治的医者仁心。

因版面所限，仍有不少优秀病例尚未收录其中，今后将以其他耳目一新的形式呈现给大家。未来，北京医学会风湿病学分会将继续开展"纷乐病例串串烧"等多样活动，力争发现和培养更多优秀青年人才，为推动我国风湿病事业的发展做贡献。

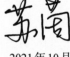

2021年10月